JN059693

# HACCPを支える 食品微生物の自主検査

「見える化」から「見せる化」へ

戸ヶ崎惠一 著

幸書房

# 発刊にあたって

## 「見える化」と「見せる化」

本書の旧版である「HACCP見えるか化推進　自社でもできる食品微生物の検査」を発刊した2014年では明確でなかったHACCPに沿った衛生管理は，2021（令和3）年6月1日施行の改正食品衛生法によって義務化され，一部の例外を除いてほとんどの食品等事業者はHACCPに沿った衛生管理計画を作り，その計画に従って実行し，記録する義務が課せられました．改正の背景には，①HACCPがFAO/WHO合同食品規格委員会（コーデックス）の食品衛生の一般原則の規範に収録され国際標準となっている，②HACCPの導入により，食中毒の発生および食品衛生法に違反する食品の製造等の防止につながるなど食品の安全性の向上が期待される，③食品の輸出に当たり，他国からHACCPによる衛生管理が求められる，④食品の輸入では，輸出国に対してHACCPによる衛生管理を要求できるので不良な食品の輸入を阻止できる，などの理由があげられます．

一方，HACCPに沿った衛生管理の義務化により，食品等事業者は衛生管理の意識や方法を大きく変えざるを得なくなりました．従前の経験値（知）・暗黙知に基づく衛生管理を否定するものではありませんが，すべての衛生管理は「科学的な裏付けに基づいているか」が問われることとなり，経験値（知）は立派な科学的情報ですが，口伝のままでは消費者からの信頼を得ることができないと考えます．本書のテーマの1つでもある「見える化」を展開・発展させ，これからは「見せる化」が必要となります．この改正食品衛生法の趣旨は「法律で規制されるまでもなく，従来から衛生管理には最大限の注意を払って製造しています．そうでなければ，とうに食中毒事故を起こしています」という抗弁で済ますのではなく，適正な衛生管理で製造している証を，「見える化」，「見せる化」する点にあります．私達はそういう時代にいることを知り，衛生対策の妥当性の検証結果とその手段を持たなければ，消費者から「不適切な衛生管理」とジャッジされることになりかねません．ここで扱う食品微生物の自主検査とは，まさしく科学的な検証の手段そのものといえます．

本書では，改めてHACCPと検査の関係をレビューし，食品微生物の自主検査に関する最新の技術開発と合わせ，微生物検査と目的を同じくするATPや残留タンパク質の拭き取り検査を利用した，食品製造施設や設備などの清浄度の判定についても言及しました．

現在，日本の食事情を支える主体は中小規模の食品等事業者です．前述の通り，企業規模の大小に関わらず食品等事業者はHACCPに向き合わなくてはなりません．食品微生物の基礎的素養はHACCPの肝である危害要因分析には必須です．自主的な微生物検査の導入がHACCPのハードルを低くし，正しく自主検査の運用を学ぶことで知らぬ間にHACCPシステムの本質に迫れると確信しています．本書が正にその一助となれば幸いです．

本書は食品微生物の自主検査体制を作る際に知っておくべき諸問題について整理したものであって，検査実技などの指針ではありません．具体的には，検査とHACCPの関係の明確化，自主検査の自社検査と外部委託検査の2つの方法とその違い，検査の必要性の判断，目的の明確化，検査方法の自由な選択，例えば，公定法，食品衛生検査指針法，簡易（プロプライエタリ）法などから選択できることなどを解説してます．また，微生物検査によらない検査，新しい着眼点による最新の検査法についても紹介しています．

そして旧版第II部の自主検査の導入例を割愛して専門性を高めましたが，前述の通り「検査の見せる化」への展開として，検査結果を経営戦略的に利用する点では実例を紹介しました．

なお，食品の微生物検査の実技は“実技”と名のある通り，訓練ですのでOJTが必須ですが，専門性や高度な知識を必要としない簡易な検査システム，例えば，日本細菌検査社製などが市販されています．また，一般社団法人北海道食品産業協議会，公益社団法人日本食品衛生協会食品衛生研究所，一般財団法人東京顕微鏡院，日本べんとう振興協会やNPO日本食品危害研究所などの機関をはじめ，行政主催の実技研修が広く開催されていますので，機会があれば受講されることをお勧めします.

本書では汚染指標菌・汚染指標菌は同一の概念ですので,汚染指標菌に用語を統一しています.また,一般生菌数・細菌数・生菌数についても生菌数に統一して記しています.さらに,簡易（プロプライエタリ）法などの紹介に当たっては必然的に企業名や商品名を記すことになりましたがご了承下さい.

令和3年の改正食品衛生法施行で各種衛生規範が廃止されましたが,本書では衛生規範の記載内容に言及しています.また,令和2年にCodex国際食品規格：食品衛生の一般原則（いわゆるCodex HACCP）の改訂でいくつかの変更点がありましたが,旧版のHACCPプラン（CCP整理表）での記述となっていますのでご注意下さい.

**謝辞**

2014年,「微生物の自主検査に関する考え方や実践的な課題に関する本がない.実際に自主検査をされている企業のドキュメントを含めて1冊の本に仕上げたい」と幸書房の夏野氏から依頼を頂いたことを契機に,出版する運びになりました.9年を経た2023年は2021年のHACCP施行元年から2年が経過し関連情報が大幅に刷新されたことを受け,全改訂版出版の機会を再び頂きました.

ここでHACCPの最新事情については一般社団法人HACCPと経営の光藤理事長やNPO近畿HACCP実践研究会理事監事諸氏から,最新の自主検査情報などについては日本細菌検査株式会社食品科学研究所の山内裕成顧問と嶋田知訓課長から提供して頂きました.プロプライエタリ法については,株式会社AFIテクノロジーを始めとする数社から貴重な情報の提供頂きました.

また,経営戦略として「検査結果を見せる化」を取り入れている「HACCPに沿った衛生管理で玉子焼きを生産する小規模事業者の協議会」の会員各位および株式会社ヤマナシヤの久松和弘社長から,自主検査の目的や実際の検査運用での課題などを公開して頂きました.

旧著（2014年）で自主検査導入の実態についての調査にご協力を頂いた28

社，アイ・ケイ・ケイ株式会社，あづまフーズ株式会社，株式会社いいなダイニング，イズミフード株式会社，有限会社一蘭，尾鷲物産株式会社，株式会社香り芽本舗，株式会社かねふく，株式会社京都タンパク，富栄海運有限会社唐津営業所シーボーン昭徳，株式会社ジャパン・シーフーズ，ジャパンミート株式会社，株式会社松栄堂，株式会社城ケ島水産，株式会社真誠，株式会社瑞逢社，ダイド青果株式会社（2017年廃業），株式会社俵屋吉富，若尾製菓株式会社/タンドール製菓株式会社，ニッショク株式会社，株式会社廣八堂，株式会社フィルド食品，株式会社ベジカフーズベジカ倶楽部事業部，ベストアメニティ株式会社，丸二株式会社，有限会社みはし，株式会社麦の穂，株式会社山田製玉および日本細菌検査株式会社に改めて，深く感謝申し上げます．

最後に，改定版上梓の機会を頂いた幸書房の夏野雅博氏と稚拙な文章で校正などに多大な時間を費やして下さった幸書房のスタッフ一同に厚く感謝申し上げます．

2023年3月

戸ヶ崎惠一

# 推　薦　文

本書の著者・戸ヶ崎恵一さんと私は，今一緒に仕事をしている仲間です．一般社団法人「AKR共栄会」のHACCP委員会で，同会所属のスーパー，小売市場がHACCPに適合しているかどうか認定する作業に取り組んできているのです．同共栄会の前専務理事だった故河田正興さんの紹介がきっかけで知り合いました．五年ほどになります．「共同でものを仕入れ，共同でそれを輸送し，共同で保険をかける」という独自の仕組みを考案し，中小零細企業の守り神にならんとする，この人の思想に私は共鳴しました．同法人に議員時代から20年ほど関わってきています．

今般食品衛生法改正は食品事業者にHACCPに沿った衛生管理を求めたものですが，戸ヶ崎さん曰く，HACCPそのものは1960年代の産物であり決して難解なものではないと私たちに説いています．むしろ，その導入を難しくしているのは平易な言葉と具体性を欠いた専門家の指導にあると指摘します．元々は技術論であったHACCPですが，基本は科学性を備えているか「それって本当？，それで大丈夫？」という検証の考え方で支配されているそうです．

戸ヶ崎さんとお付き合いをするなかで，食品衛生に関する卓越した知見を元に，快刀乱麻を断つ，明解そのもののアドバイスやお振る舞いに感服するばかりですが，ご専門は食品微生物とうかがっています．この「それって本当？，それで大丈夫？」とする検証は細菌検査という専門領域に深く切り込みます．本書はその検証結果をつまびらかにしたものといえるでしょう．余りにも多くのことが旧態然であり更新されずにいたこと，その結果として世界標準から取り残されてしまった点を指摘していますが，「では，どうする？」にも明快なヒントが多面的に記されていますので，自主検査をされている食品事業者には必携のテキストといえます．

また，本書では，適正な衛生管理で製造している証を，「見える化」から，「見せる化」へ進化させることで明らかにする重要性を述べられています．営業戦略視点です．戸ヶ崎さんが食品微生物の専門技術者だけでなく会社経営をされていた経験がなせる業といえるでしょう．

適正な過程を経て一般家庭に提供されようとしていることを，より積極的に公開することが今求められています．この本を手元に置かれ，時に参照されることで，このテーマに〝怖いもの無し〟となられるはずです．

実は私は新聞記者から政治家に転身した人間です．この二つの仕事は，共に情報公開に深い関わりがあります．事実を隠蔽せず，透明化することが常に問われているのです．ただ，「見える化」から「見せる化」への流れが，時に粉飾に繋がることも気をつける必要があります．「過ぎたるは及ばざるが如し」となることもあるのです．政治家の虚飾に充ちた言動に騙されないように，見抜く力も求められます．今更ながら，微生物検査も衛生管理も事業経営も透明性と誠実性が重要ということでしょう．

戸ヶ崎さんも私も，ありのままの自分を表現することに熱心だという点が共通しているように思います．自己開示力と言いましょうか，自身を見せることに正直なのです．「人生は一場の劇なり」と言われます．一度だけのこの人生に思いの丈を込めて演じ抜こうと私は思ってきています．二人を結びつけてくれた河田さんは，昨年秋，新型コロナに生命を奪われました．心底から悲しく悔しい思いを抱きました．その無念さを受けて，彼の残した分まで私たちは元気で生きていこうと誓っています．

元厚生労働副大臣／元衆議院議員　赤松正雄

# 目　　次

## あとがきに代えて

# 第 1 章　HACCP―その歴史と今日的意義

本書は HACCP（Hazard Analysis and Critical Control Point：危害要因分析と重要必須管理工程）の解説書ではありません．本書では中小の食品等事業者が実施する微生物検査と HACCP がどう係わっているのかに焦点を絞った解説書です．

HACCP は「食品の安全性にとって重要な危害要因を特定し，評価し，管理するシステム」で危害要因分析必須管理点と訳されます．文書化されていない経験や勘を排除し，科学的根拠に基づいて明確化した危害要因（微生物）を全工程で管理し，安全な食品を消費者に提供するための手法です[1]．HACCP の全体像を理解するにあたっては，既に多くの優良な成書があります[2-4]．また，HACCP 関連の講習が頻繁に開催されています．日本 HACCP トレーニングセンター，特定非営利活動法人 HACCP 実践研究会や近畿 HACCP 実践研究会などが開催する研修は実践的かつ具体的な内容であると思われるので参考にして下さい（**表 1.1**）．

HACCP の本質を知ることは食品微生物の基礎的知識や検査を行う上で重要です．なぜなら，HACCP は食品の安全性を確保する仕組みであり，食品の安全を危うくする危害要因の多くは食中毒菌（真菌類・ウイルスを含む病原体）だからです．「自社製品の特性で残存しやすい食中毒菌（病原体）には何があ

**表 1.1**　主な HACCP 管理者養成のための講座開催団体

| 団体名 | ホームページ |
|---|---|
| 日本 HACCP トレーニングセンター | http://www.jhtc-haccp.org/ |
| NPO HACCP 実践研究会 | http://www.haccp.gr.jp/ |
| NPO 近畿 HACCP 実践研究会 | www.workshop-haccp.org/ |
| 日本食品分析センター東京本部 | http://www.jfrl.or.jp/ |
| 日本食品衛生協会 | http://www.n-shokuei.jp/index.html |

るか，製品原料で汚染を受けやすい食中毒菌（病原体）には何があるか」などは，知識として得ることはできますが，自社の製品や工程などの食中毒菌（病原体）の汚染実態は検査を通じて初めてわかるものです．実態が見えなければ，HACCPによる安全対策は網羅的となり，負荷ばかりが多くなるのは自明の理といえます．

「食品企業の第一の責任は安全な食を消費者の皆さんに供給することです．これ以外の責任は，比較すれば問題にならないほど小さい」と落[5]は述べています．それ程に「安全」は食品等事業者にとって必須の重大関心事と言えます．

## 1.1　HACCPの歴史

我が国のHACCPは2021年に改正食品衛生法で制度化（義務化）されましたが，それ自体は半世紀以上前の遺産といってよい程に古めかしいプログラムです．元々は1950年代にTQC理論の「QC工程表」がHACCPの原型で，NASA宇宙食の安全確保の仕組みとしてピルスベリー社・米陸軍ネーテック研究所・NASAの共同で開発されたものです．1960年代当時は現在の7原則ではなく，HA（危害要因分析）・CCP（重要必須管理工程）とCL（許容限界）の3原則で構成されていました．QC手法であるランダムサンプリングによる微生物検査では食の安全確保は不十分である点と，食品においては抜き取り検査理論の発想から転換の必要性が強調されています（**表1.2**）．

その後，HACCPの考え方が浸透していく過程で，「モニタリング」と「是正措置の設定」の2原則が追加され，米国科学アカデミーの勧告で設立されたNACMCF（National Advisory Committee of Microbiological Criteria for Foods：食品微生物基準全米諮問委員会）により，1989年に「検証」と「記録」の2つが追加されて，現在の7原則12手順となりました．幸い，HACCPプログラムは詳細を規定せずハードウエアに言及していなかったことで今日まで生き残りました．Codexの食品衛生の一般原則の附属書「危害要因分析重要管理システムおよびその適用のためのガイドライン」として2003年に公開され，食品安全対策の世界標準となりました．2020年改訂では本論の第2章「HACCPシステムおよび運用のためのガイドライン」となり本文に編入され，HACCPは食品安全対策の国際標準として確固たる存在となりました．

**表 1.2　HACCPの歴史**

<table>
<tr><td>1950年代</td><td>QC理論「QC工程表」が「HACCP計画」の原型</td></tr>
<tr><td rowspan="4">1960年代</td><td>NASA宇宙食の安全確保の仕組みとして開発</td></tr>
<tr><td>ピルスベリー社・米陸軍ネーテック研究所・NASAの共同開発</td></tr>
<tr><td>QC手法であるランダムサンプリングによる微生物検査では食の安全確保は不十分</td></tr>
<tr><td>食品においては，抜き取り検査理論の発想から転換が必要</td></tr>
<tr><td colspan="2">どの段階や工程で，どのような微生物が付着混入し，何処でどんな経路をたどって，増殖あるいは死滅するかを徹底して調べ（HA），この分析結果に基いて，どの段階でどのような処理，処置をすれば安全かつ良質な製品を得ることができるという必須管理工程（CCP）を決めて，日常的，計画的に管理していくこととした</td></tr>
<tr><td>1971年</td><td>ピルスベリー社が米全国食品安全保護会議でこのシステムを発表</td></tr>
<tr><td>1989年</td><td>米政府　ガイドライン「HACCP Principals for Food Production」作成</td></tr>
<tr><td>1997年</td><td>Codex委員会がHACCPをガイドラインとして採択し，食品衛生の一般原則の附属書とした</td></tr>
<tr><td>2003年</td><td>改訂され，食品衛生の国際標準の基本として普及</td></tr>
<tr><td>2020年</td><td>Codex委員会が食品衛生の一般原則を改訂　HACCPのガイドラインを本文に編入</td></tr>
</table>

**表 1.3　Codex HACCP 7原則**

<table>
<tr><td rowspan="5">準備</td><td>手順1</td><td>HACCPのチーム編成</td></tr>
<tr><td>手順2</td><td>製品説明書の作成</td></tr>
<tr><td>手順3</td><td>意図する用途及び対象となる消費者の確認</td></tr>
<tr><td>手順4</td><td>製造工程一覧図の作成</td></tr>
<tr><td>手順5</td><td>製造工程一覧図の現場確認</td></tr>
<tr><td rowspan="7">7原則</td><td>手順6原則1</td><td>危害要因分析の実施</td></tr>
<tr><td>手順7原則2</td><td>重要管理点（CCP）の決定</td></tr>
<tr><td>手順8原則3</td><td>管理基準（CL）の設定</td></tr>
<tr><td>手順9原則4</td><td>モニタリング方法の設定</td></tr>
<tr><td>手順10原則5</td><td>改善措置の設定</td></tr>
<tr><td>手順11原則6</td><td>検証方法の設定</td></tr>
<tr><td>手順12原則7</td><td>記録と保存方法の設定</td></tr>
</table>

2020年改訂では，第1章「GHPs（Good Hygiene Practices：一般衛生管理）」と第2章「HACCPシステムおよびその適用のためのガイドライン」で構成されています．変更点は多岐に渡りますが，GHPsとHACCPを一体とするFood Hygiene Systemと言う概念が作られ，GHPsとHACCPの関係性が明確となりました[6,7]．すなわち，食品の特性や製造法によってはCCPを必要としない衛生管理があるにも関わらず恣意的にCCPプランを作る考えに警鐘を鳴し，ISO22000で採用されているOPRP（Operation Prerequisite Program：特に重要な一般衛生）に相当するGHP with Greater Attentionの採用でCCP不要とする衛生管理を可とし，その上で不十分であった場合にCCPを採用する，としたものです．

**表1.4** Codexの食品衛生の一般原則の概要（2020年版）

| **序文　目的，食品安全コミットメント，定義など** | | | |
|---|---|---|---|
| 第1章　Good Hygien Practice（GHP：一般衛生） | | | |
| 項目 | タイトル | 内容 | 扱うプログラム |
| 1 | 危害要因の認識 | 省略 | |
| 2 | 原材料の生産 | 環境衛生，**衛生的生産**，取り扱い・貯蔵・輸送，洗浄，従業員の衛生 | 一般衛生管理<br>**一部でHACCP** |
| 3 | 施設 | 立地，施設・設備，コンテナ・輸送容器・加工・冷蔵・冷凍・貯蔵設備の良好で衛生的な設計および配置 | 一般衛生管理 |
| 4 | 教育・訓練 | 食品取扱い従業員の自覚と責任，教育・訓練プログラム，研修・管理，再教育・訓練 | 一般衛生管理 |
| 5 | 設備・保守管理・衛生 | 保守管理，洗浄プログラム，廃棄物の管理，鼠族・害虫制御，監視など，食品危害，鼠族・害虫，食品を汚染する可能性のある物質の管理 | 一般衛生管理 |
| 6 | 設備・要員の衛生 | 従業員の健康状態，疾病・傷害，従業員の清潔・行動，訪問者の衛生 | 一般衛生管理 |
| 7 | 作業の管理 | **危害要因の管理**，衛生管理システム，受入材料，包装・水，管理・監督，文書化・記録，回収など，食品に関する効果的な管理システムの設計，実施，監視，見直し | 一般衛生管理<br>**一部でHACCP** |
| 8 | 輸送 | 食品を汚染，損傷させない使用・保守管理，輸送車両・コンテナの条件 | 一般衛生管理 |
| 9 | 製品情報・消費者意識 | ロットの識別，包装食品の表示，消費者教育 | 一般衛生管理 |
| **第2章　HACCPシステム及び適用のためのガイドライン** | | | |

なお，この改訂でHACCP 7原則12手順に大幅な変更はありませんので，日本の食品等事業者が新たに対応する緊急性は少ないと考えます（**表1.3**，**表1.4**）．

## 1.2 HACCPの本質

HACCPは人を相手にした食品安全対策の方法論であり，「人は誤りを犯す」ということを前提としています．「人は誤りを犯す」は「安全でない（安全かどうかわからない）製品は必ずできる」ことに換言できます．勘違いや疲労などでミスをしても，安全を危うくする最後の重要な管理工程（CCP）だけは「確実に実行できている」を確認することで，少なくとも安全な製品を出荷できます．すなわち，HACCPは安全な製品作りの仕組みではなく，安全でない製品は出荷しない仕組みと理解しなければなりません．

安全な製品作りの仕組みはCodexのFood Hygiene Systemで示される通りGHPsで対応し，安全でない製品を出荷しない仕組みがHACCPということになります．因みに，GHPsとHACCPを我が国で普及している「食中毒予防の三原則」の言葉に置き換えると，その関係性が容易に理解できます（**図1.1**，**図1.2**）．

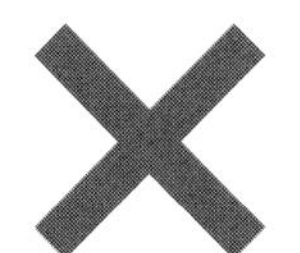

1. HACCPによって安全な製品ができる．
2. HACCPによる衛生管理で安全な商品を作ることができる＝不安のない・安心できる経営ができる．

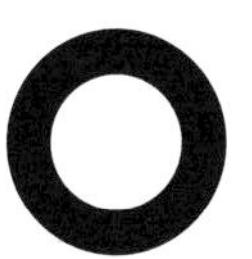

1. HACCPは**安全でない商品（製品）は出荷できない**．
2. HACCPは安全でない商品は出荷できないシステム＝不安のない・安心できる経営ができる．

**重要必須管理点の工程で合格しないと出荷しないことで安全を確保**

**図1.1** HACCPの正しい理解

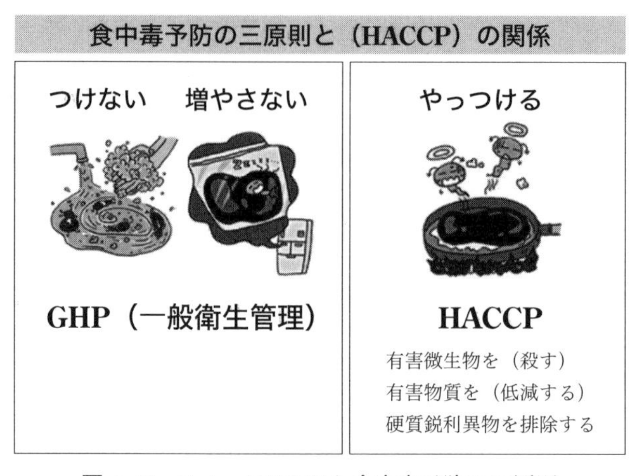


**図1.2**　Codex HACCPと食中毒予防の三原則

## 1.3　安全と安心

### 1.3.1　リスクとハザード

リスクとは望ましくない出来事あるいは状態になる可能性とその影響の度合を言います．一方，HACCPのハザードは危害要因と訳され，望ましくない出来事あるいは状態になる原因を指します．H（ハザード）の定義をNACMCFでは「物理的危害（ガラス片などの混入），化学的危害（毒，農薬などの汚染）と生物的危害＝病原微生物の3つについて，コントロールされなかった場合には疾病や障害を起こすであろうもの＝要因」としています．よって，ハザードを「危害」とするのは適当ではありません．この危害要因とは，危害の大きさ，頻度，重篤性などの積の大小であるリスクと置き換えて差し支えないと思われます．

HACCPでは危害要因を上記の通り3つとしています．危害の重篤性や社会的影響の大きさから実質的な危害要因は病原微生物に集約されますが，病原微生物がいない＝ゼロリスクを求めるものではありません．HACCPを知る上で絶対に誤解してはならない一点です．HACCPはリスクベースなものの考え方に立っています．

「食品衛生法第6条（不衛生食品等の販売等の禁止）」は不衛生食品等の販売

の禁止を規定しています（**図 1.3**）．一昔前の考えでは「病原微生物により汚染され，又その疑いがあり，人の健康を損なうおそれがあるもの」の「疑い」と「おそれ」は「ゼロでなければ疑い，おそれがある」と考える定性的な解釈となりますが，「どれくらいの汚染があれば人の健康を損なうのか」という定量的判断が，HACCP 時代の解釈です（**図 1.4**）．

次に掲げる食品又は添加物は，これを販売し（不特定又は多数の者に授与する販売以外の場合を含む．以下同じ.），又は販売の用に供するために，採取し，製造し，輸入し，加工し，使用し，調理し，貯蔵し，若しくは陳列してはならない．

一　腐敗し，若しくは変敗したもの又は未熟であるもの．ただし，一般に人の健康を損なうおそれがなく飲食に適すると認められているものは，この限りでない．
二　有毒な若しくは有害な物質が含まれ，若しくは付着し，又はこれらの疑いのあるもの．ただし，人の健康を損なうおそれがない場合として厚生労働大臣が定める場合においては，この限りでない．
三　病原微生物により汚染され，又その疑いがあり，人の健康を損なうおそれがあるもの．
四　不潔，異物の混入又は添加その他の事由により，人の健康を損なうおそれがあるもの．

**図 1.3**　食品衛生法第 6 条（不衛生食品等の販売等の禁止）

| ハザードベース | リスクベース |
|---|---|
| 昔の安全観であるが，今でも週刊誌・新聞などの論調で見られる．<br><br>一匹でも食中毒菌がいれば，人の健康を損なうおそれがあるとした考え方．<br><br>安全はゼロリスクである． | HACCP の安全観である．<br><br>何匹の食中毒菌がいたら，人の健康を損なうおそれがあるのかという数量の概念を取り入れた．<br><br>安全は許容可能なリスクに管理． |

**図 1.4**　「ハザード」と「リスク」の考え方の違い

### 1.3.2　安全の定義

安全と安心は混同されがちな言葉ですが，HACCPを理解する上で両者の違いを知らないと混乱が生じます．HACCPは食品の安全を扱う管理プログラムであり，安心は扱いません．というよりは，安心は扱えないのです（**図1.5**）．

「安全（性）とは，受入不可能なリスクから開放されている」とISO/IEC Guide 51で定義され，Codexでは，食品が安全であるということを「予期された方法や意図された方法で作ったり食べたりした場合に，その食品を食べた人に害を与えないという保証」としています．受入れ不可能なリスクから解放されている食品はないと考えられますので，ISO/IEC Guide 51の定義からすると「食品安全」という用語を一般的に使用することはISO/IEC GUIDE 51に反することになります．

「安全」および「安全な」という用語は，リスクから開放されている印象を与えやすく注意が必要です[8]．ISO/ IEC GUIDE 51で安全とは，「危害を引き起こすおそれがあると思われるハザードから守られている状態であっても製品には，あるレベルのリスクが内在している」としています．ここで，食品は常に条件付きで安全を確保されているものであり，絶対的安全が確保されているものではない点に注目です．すべての食品は，消費・賞味期限や保管管理などの条件を守ることで「安全に食べられる」のであり，取り扱いなどを間違えると事故につながりかねません．したがって，「許容可能なリスク（3.15）」を「食の安全」とした考え方が必要になります（**表1.5**）．

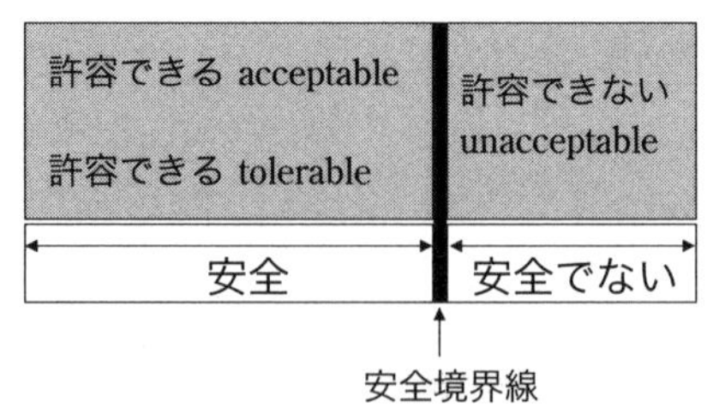


安全境界線は時代や社会情勢や科学の進歩などによって変わる

**図1.5**　安全とは許容できるリスク

**表 1.5**　ISO/IEC GUIDE 51：2014（JIS Z 8051：2015）から安全の定義など

| | |
|---|---|
| 安全性（3.14）（safety） | 許容不可能なリスクがないこと |
| リスク（3.9）（risk） | 危害の発生確率およびその危害の度合いの 組み合わせ |
| 許容可能なリスク（3.15）（tolerable risk） | 現在の社会の価値観に基づいて，与え られた状況下で，受け入れられるリスクの レベル |
| 残留リスク（3.8）（residual risk） | リスク低減方策が講じられた後にも残って いるリスク |
| 意図する使用（3.6）（intended use） | 製品もしくはシステムとともに提供される情報に従った使用，またはそのような情報が ない場合には一般的に理解されている 方法による使用 |
| 合理的に予見可能な誤使用（3.7）（reasonably foreseeable misuse） | 容易に予測できる人間の行動によって 引き起こされる使用であるが，供給者が 意図しない方法による製品またはシステムの 使用 |

### 1.3.3　安全と安心の関係

一般的に，「安全」は科学的根拠に基づくものであり「安心」は消費者の多様な要求事項と言えます．「安心」は消費者個々の主観による要求であり，この「安心」のすべての要求に対応することは困難と言わざるを得ません．この多様な要求事項に対応することは企業の営業戦略に相当するものです．

安全と安心の関係性を「安全靴」の例でみると，生産施設などで足に重いものが落ちても怪我をしないように安全靴を履くルールがあり，スタッフはこの“安全靴”を履いて“安心”して仕事をします．「安全対策」を講じて「安心」できるという構図が成り立ちます．すなわち，「安心」とは「安全」を実現していくプロセス（努力の内容）に対する「信頼」であるということができます．

他方，安心という概念は日本的，情緒的とされ，安全を前提としない場合がたくさん見受けられます．安全を前提としない例として筆者の経験をあげます．筆者宅のお米は琵琶湖北西の高島市の農家Hさんから分けて頂いています．もう30年来のお付き合いですが，Hさんが育てるお米の農薬散布履歴，化学肥料使用の有無などを尋ねたことは一度もありません．お米の種類や年度さえ知りませんが，お電話で声を聴き，お米と一緒に送られてくる野菜の力強さを知り，ご主人からお便りを頂く，これですっかり「安心」となります．

このように「安全」は 科学的根拠に基づくものであり，「安心」は消費者個々の主観による要求であるということができます．

### 1.3.4 「安心」は戦略的付加価値

この「安心」のすべての要求に対応することは困難といえます．この多様な要求事項に対応することは企業の営業戦略であることは前述の通りです．したがって，「安全な食品」は原価計算に基づく適正価格を求めることが可能ですが，「安心な食品」は消費者にとって価値があるものと考えると，戦略的価格が成立する付加価値商品と考えなければいけません．HACCP プランの導入を契機に企業は「安心」を営業戦略と認識し，消費者も「安心」を食の基本的要求事項ではなく，自分たちの多様な付加価値の要求事項であること認識することが求められます．

HACCP に沿った衛生管理の義務化は，事業規模や事業内容にかかわらず，HACCP による安全な食品作りが「当り前」として認識される時代となります．これは安全な商品を提供するだけでは，他社との差別化を図ることができなくなることを意味します．よって，マンパワーを投じて安全な商品作り体制を確立するだけでは付加価値は生まれず，安全な商品作り体制を消費者へ公開することなどで「信頼」を消費者から「頂く」ような仕組みを HACCP プランに付加することで，まさしく付加価値が生まれます．

HACCP の構築は社内的活動に終始しがちですが，営業戦略として紐付けされる活動にすると，その成果は明確な社外への広告となります．製造設備の清浄度を ATP で検査する場合を例にすると，その結果一覧は製造設備の清浄度が基準を満たしており衛生的な環境であることを証明できますが，この一覧が社内文書である限り付加価値の源泉にはなりません．社内での安全性確保に留まります．しかし，この一覧をホームページ上で継続的に公開する仕組みを作るとそれは付加価値の源泉となり信頼確保に繋がります．安心を頂く・信頼を頂くために HACCP と検査を利用することをお勧めします．本書が主張するところの自主検査の「見せる化・魅せる化」です．

### 1.3.5 今日的な品質管理

今日的な品質管理で言うところの「品質」は，その定義が大きく変化してきています．以前の品質は conformance to standard（規格・基準に対する合致度）であり，「製品に求められる規格に合致する」ことで品質が維持されているとして管理されていました．よって，品質とは規格を前提とした概念です．規格とそれを評価する方法は表裏一体であり，検査方法が定められています．微生物検査法はその典型です．よって品質管理とは，規格内におさめるための活動，検査室ではその活動を証明する検査活動，この2つであったと言って過言ではありません．

しかし，現在では，規格合致性は品質の一部にしか過ぎません．製品やサービスの品質の良し悪しを決める基準は規格だけではなく，お客様の要求に合致しているかのconformance to requirementに変わってきています．営業は製品（サービス）とお客様があって初めて成立します．お客様の要求に合わないものは品質不良です．お客様の要求品質の多くは潜在的ですので，多面・多様な戦略が必須です．最近ではSDGs対応や社会的・倫理的品質（エシカル）が追加されてきています．製品仕様に倫理性が求めれる時代となっています．こうした現実にいち早く気がつかなければいけません．

## 1.4　HACCPの評価

HACCPは半世紀以上前に生まれたものであり，食品衛生の今日的諸問題全てを解決できる程の包容力はありません．例えば，食物アレルゲンやノロウイルスなどの新興病原物質には初期のものでは対応できません．また作る人の善良性（インテグリティIntegrity）を前提としていますので，悪意や故意による食品事件の抑止は望めません（**図1.6**）．日本ではHACCP手法を取り入れた厚生労働省総合衛生管理製造過程承認のY印乳業で発生した黄色ブドウ球菌による大規模食中毒により，HACCPの効果に疑問が投げかけられた経緯があります．

一方，2001年の食品衛生法改正で腸炎ビブリオ食中毒防止対策のための水産食品に係る規格及び基準を制定したことで，腸炎ビブリオ菌による食中毒は激減し，長らく日本の食中毒の主要原因であった腸炎ビブリオ菌による食中毒発生件数は2015年には3件に留まりました．この規格基準の概要は次の通りですが，注目すべきは成分規格を食中毒菌の有無（陰性または陽性）としなかった点です．

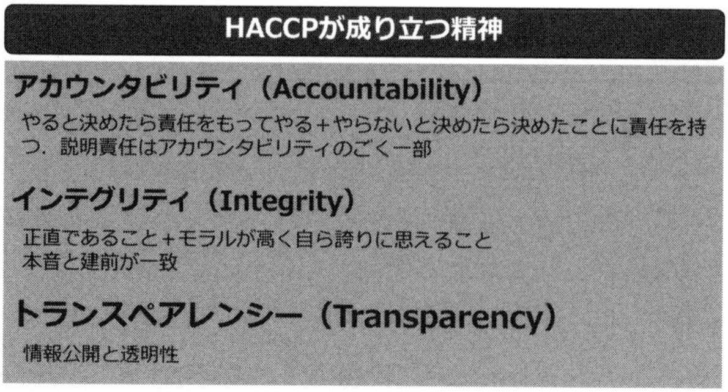

HACCPが成り立つ精神

**アカウンタビリティ（Accountability）**
やると決めたら責任をもってやる＋やらないと決めたら決めたことに責任を持つ．説明責任はアカウンタビリティのごく一部

**インテグリティ（Integrity）**
正直であること＋モラルが高く自ら誇りに思えること
本音と建前が一致

**トランスペアレンシー（Transparency）**
情報公開と透明性

**図 1.6**　悪意や故意とは無縁のHACCP

**【成分規格】**
**製品1gあたり腸炎ビブリオ菌は100(最確数)/g以下であること**
**【加工基準】**
加工にあたっては，飲用適の水を使用すること．ただし，海水を使用する場合は，殺菌海水又は人工海水を使用すること
原料用鮮魚介類は，鮮度が良好なものでなければならないこと
原料用鮮魚介類が冷凍されたものである場合は，その解凍は，衛生的な場所で行うか，または清潔な水槽中で飲用適の水を用い，かつ，十分に換水しながら行わなければならないこと
原料用鮮魚介類は，飲用適の水で十分に洗浄し，製品を汚染するおそれのあるものを除去しなければならないこと
解凍処理を行った鮮魚介類の加工は，その処理を行った場所以外の衛生的な場所で行わなければならない．また，その加工にあたっては，化学的合成品たる添加物（次亜塩素酸ナトリウムを除く.）を使用してはならないこと
加工に使用する器具は，洗浄及び消毒が容易なものでなければならない．また，その使用にあたっては，洗浄したうえ消毒しなければならないこと
**【保存基準】**
生食用鮮魚介類加工品は，これを10℃以下で保存しなければならないこと
生食用鮮魚介類加工品は，清潔で衛生的な容器包装で包装して保存しなければならないこと

上記の成分規格からわかることは，腸炎ビブリオ菌は海洋性ですので海産物に付着しているのは当り前ですが，「あってはならない，いてはならない」式の硬直したゼロリスクの考え方から，「どの程度の汚染であれば食品として安全なのか」というHACCPのリスクの考え方に舵を切っていることです．

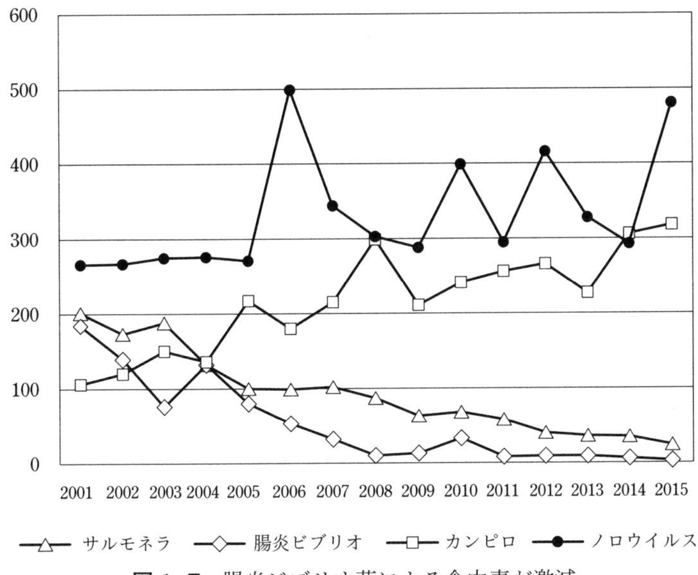


**図 1.7**　腸炎ビブリオ菌による食中毒が激減

また，腸炎ビブリオの「真水に弱い，低温では増殖しない」というプロファイルから加工基準を定めています．この加工基準は HACCP の CCP に相当するものと考えることができ，2015 年の発生件数はわずか 3 件でした．これはある意味 HACCP の効果を確認できた社会実験といえます（**図 1.7**）．

## 1.5　HACCP と品質および不快なしかし不可避な欠陥との関係

### 1.5.1　品　　質

前項の今日的品質で述べた通り，品質はお客様の要求に合致しているのか（conformance to requirement）に変わっていることに気がつかなければなりません．JIS Z 8101：1981（品質管理用語）では，品質を「品物またはサービスが，使用目的を満たしているかどうかを決定するための評価の対象となる固有の性質・性能の全体」と定義しています．品物やサービスの顧客からの要求事項やニーズに合っているかを決める特性と意訳され，美味しさはもとより価格やアフターサービスを含め一切の特性を指すと考えられます．

HACCPを計画する時に大切な事柄としては「安全」と「品質」を区別して考えることです.「安全は品質の一要素でしょう」とのご指摘もありますが,「品質」は「安全」を除いた製品特性のすべてであり，HACCPは安全だけを扱うプログラムです. どちらが大事なのかという不毛な論議は避けるべきです. 同じ事柄でも「品質」,「安全」ではそれぞれ見方が違っています. 例えば和菓子の餡の砂糖の配合量を品質管理の国際標準であるISO9001では,「この値から逸脱すると甘さが足りない，または甘すぎることとなり品質が一定しないとして品質不良に対策する」ことを求められます. 同じ砂糖の配合量の誤りをHACCPでは,「糖度が設計以下の場合，保存性が低下し有害微生物が発生するリスクが増加するため管理しなければならない」となります.

### 1.5.2 FDA:「不快な，しかし不可避な許容できる欠陥」という「品質懸念」

「不快な，しかし不可避な許容できる欠陥」という「品質懸念」もHACCPは取り扱いません. この「不快な，しかし不可避な許容できる欠陥」とは，米国FDA（Food and Drug Administration：食品医薬品局）が定める「GMP（適正製造規範）に従って製造された食品であっても自然由来のあるいは不可避の欠陥を含む場合があるが，それらは低レベルではヒトの健康に重大な影響を与えない」とした欠陥のことで，GMPの下で製造される食品の欠陥の最大許容値を定めています.

微小な昆虫の死骸，動物の毛，糞や不可避に混入する原料に由来する微小な木片（組織片）が一定レベル以上であれば法的措置を取りますが，一定レベル以下であれば許容されるとしたものです.

法的措置を講ずる基準を欠陥対策レベル（Defect Action Level）とし連邦規則集21CFR Part110.110（Subpart G）に定義しており，その基準は平均的に生じる食品の欠陥率より高く設定されていますので，食品製造業者に対しては「順守すべき基準」ではなく「絶対に超えてはならない基準」と理解を求めています.

米国FDAは各食品の欠陥対策レベル（Defect Action Level）を欠陥レベルハンドブック（Defect Level Handbook）で定めており，このハンドブックはインターネットでFDAから公開されています.

（URL：https://www.fda.gov/Food/GuidanceRegulation/GuidanceDocumentsRegulatoryInformation/SanitationTransportation/ucm056174.htm）

例えばピーナッツバターでは，昆虫の排泄物，げっ歯類の排泄物および砂粒などの硬い粒の3つを欠陥と規定し，砂粒，砂利のような食感であって水に溶けない無機性残渣が100 g中25 mgと規定しています．すなわち，この数値以下であれば欠陥ではあるが不可避な欠陥であるとし，食品の安全性に懸念はないとしたものです．

日本には馴染みのない「不可避な欠陥」ですが，そのことを明文化しない日本の社会が不可避な欠陥から目をそらし，毛髪1本の混入に企業を回収に走らせてしまっている現実があります．毛髪が混入しても商品の安全性を減ずるリスクは変動しません．加熱処理された昆虫の生体が混入したとしても安全性を脅かすものではありません．しかしそれらは確かに欠陥商品ではありますが，人の健康を損なうおそれはないと見做すことができるのです．

### 1.5.3 安全限界点

安全性確保を安全保証という言葉に置き換えてみると「安全保証点とは（同時に）安全性を保証しない点である」と言うことができます．金属検出器の運用を例としてあげます．金属異物は鋭利，硬質な異物として安全上で懸念されるものであり，米国FDAは前述の「不快ではあるが許容できる欠陥」とは別に「鋭利または硬質な異物」について明確に定義しています．

米国FDAは2005年11月29日に「硬質なあるいは鋭利な異物を含む粗悪食品」という規制を発表し，健康な成人では7 mm未満の硬質異物であれば裂傷や重大な傷害の原因になることはほとんどないとして，健康な成人を対象にする場合，7 mm未満の硬質異物が含まれている食品は粗悪食品としなくてよいとしています．

このエビデンスは，米国FDAの危害要因評価委員会が1972年から26年間の歳月をかけて，食品中の硬質なあるいは鋭利な異物が混入していた約190の事故を精力的に評価した成果です．また，米国FDAは，水産物HACCP第一版（1996年9月）の中で「米国における食品企業は，一般的に3 mmを超える金属異物を排除することを基準としている」の記述があり，その時代の技術革新（金属検出器の普及）に対応，3 mm未満の金属異物は条件を付けることなく許容できることを示唆しています[9]．

ここで，3 mm という数値が妥当なのかを論ずる前に，「安全」と「安全でない」境界は表裏一体の関係である点に着目しなければなりません．危害要因を0とする考えに固執するとHACCPシステムが構築できないことになりかねません．HACCPは危害要因，例えば食中毒菌を0＝除去するのではなく，減少または増加を防いで食品を安全なレベルに管理するものです．一方，安全性の保証とは安全性を保証しないことと背中合わせであることを再確認しておく必要があります．

金属検出器のテストピースが磁性3 mm球，非鉄4 mm球で管理して安全を確保しているということは，同時に，それ以下のサイズの硬質性異物は管理できないということに目を向けるべきなのです．金属検出器をCCPとして管理さえすれば，異物対策は十分であるとした思考停止的状態から，金属検出器には限界があり，テストピースのサイズ以下は排除できない点に重きを置くという考え方の柔軟性がHACCPには求められます．

また，FDAの規格の柔軟性にも見習うべきものがあります．すなわち時代の技術革新に合わせて，金属検知機の精度（3 mm → 2 mm → 1.5 mm）が高まり，かつ，その普及が進んだ場合は規格もそのレベル（精度）に変更するとした在り方は羨ましい限りと言えます．

■参考文献

1) 小久保彌太郎：食品の微生物管理法としてHACCPシステムの考え方がなぜ必要か，日本食品微生物学会雑誌，2013; **30**(2): 67–74.
2) 田中信正：HACCP完全解説〜国際的に通用する正しいHACCPとは〜，1版，1–280，鶏卵肉情報センター，2012
3) 小久保彌太郎：HACCPシステム実施のための資料集，平成19年改訂版，1–196, 日本食品衛生協会，2007
4) 高鳥直樹：HACCPトレーニング・カリキュラム，1版，1–318, 幸書房，2013
5) 落　亨：食の安全はトップの想いと顧客満足風土醸成から，平成24年度通常総会講演要旨集，1–14, 特定非営利活動法人HACCP実践研究会，2012
6) 豊福　肇：食品衛生の一般原則（CAC/RCP1-1969）およびHACCPの付属文書に改訂について，月間HACCP，2021；**30**(1)：98–103.
7) 豊福　肇：食品衛生の一般原則およびHACCP付属文書」改訂を受けて，建帛社だより「土筆」，2021；No.113, 2.
8) 日佐和夫：食の安全品質確保 - 安全の概念と安心という化け物 - 日本分析化学会ぶん

せき，2009；**411**(3)：117-119.

9) 矢田富雄：豆知識『食品事業者にかかわる食品関連法活用へのトピックス」第7回　食品衛生法の基本となる規定類，Sunatec（一般財団法人 食品分析開発センターSUNATEC）e-Magazin，2012(5)，vol.074

# 第2章　HACCPと微生物検査

第1章で，HACCPの歴史や課題について述べましたが，これらの多くは食品微生物検査の諸問題と大きく関わっています．すなわちHACCPへの正しい理解が，食品微生物検査を正しく理解するための一歩となります．

## 2.1　「試験」と「検査」の用語について

試験と検査は混同されがちです．試験（testing）とは，材料，製品，プロセスの特性の確認といえます．一方，検査（Inspection）とは，材料，製品やプロセスが規定された要求を満たすことを，測定・試験を伴った観察と判定から評価する系統的な実験と定義され，（何らかの基準に照らして）異状や悪い所がないかどうか調べることです．

微生物検査に当てはめますと，見えない大きさの細菌を培養などによって見える化（陰性 / 陽性）・数値化（生菌数＜100/g など）する作業は「試験」や「測定」に相当し，その測定・試験の結果（値）などを基に評価・判断することが「検査」となります．

微生物検査に限らず，「検査」とは「見えないもの」を「見える化」する手段ですが，見えるようにすること自体が目的ではありません．ある食品原料の

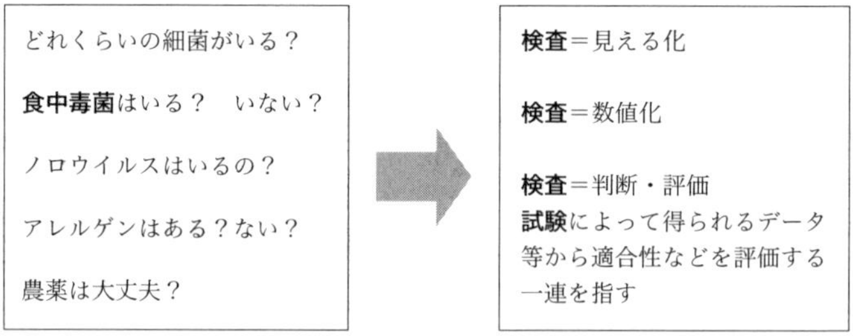

どれくらいの細菌がいる？

**食中毒菌**はいる？　いない？

ノロウイルスはいるの？

アレルゲンはある？ない？

農薬は大丈夫？

**検査**＝見える化

**検査**＝数値化

**検査**＝判断・評価
**試験**によって得られるデータ等から適合性などを評価する一連を指す

相手（敵）は見えないものだらけ

**図2.1**　検査とは「見える化」と「判定・評価」

大腸菌検査の結果が陽性であった場合，その原料の大腸菌汚染の実態を知る（見える化）とともにその結果を，汚染された原料を使用することの可否を製造実態に合わせて判断し，安全な製品を消費者へ届ける，良質な品質の製品を消費者へ届けるということを確実にするために役立ててこそ意味があります．孫子の兵法にもあるように「彼（敵）を知り己を知れば百戦あやうからず．彼（敵）を知らずして己を知るは一勝一負す．彼（敵）を知らず己を知らざれば，戦う毎にあやうし」です．敵である食中毒菌，腐敗菌の汚染の有無と，その程度を知らずして戦略は立てられないという当たり前のことを再確認しましょう（**図 2. 1**）．

先に述べた「検査」という内容を含んだものを「試験」という用語にしている場合が見受けられますが，本書では引用を除き，評価・判断を含むときは「検査」という用語で統一します．また，食品に関わる検査または試験は微生物検査を含め多種多様で，検査という概念なしの食品製造は成立しません．

**表 2. 1　JFS-B（FSM19）検査管理規定で定める検査内容例**

| 検査名 | 検査対象 | 検査内容 | | | | | | | | | | | | | | | |
|---|---|---|---|---|---|---|---|---|---|---|---|---|---|---|---|---|---|
| | | 仕入先 | 品名 | Lot No | 数量 | 規格 | 外観 | 作業 | 温度 | 異物 | 破損 | 時間 | 日付 | 出荷先 | 梱包 | 書類 | 微生物 |
| 購買検査 | 資材 | ○ | ○ | | ○ | ○ | ○ | | | | ○ | | | | | | |
| | 原料 | ○ | ○ | | ○ | ○ | ○ | | | | ○ | | | | | | |
| 受入検査 | 原料 | ○ | ○ | | ○ | ○ | ○ | | | | ○ | | | | | | |
| 工程内検査 | 半製品 | | ○ | ○ | | | | ○ | ○ | | | ○ | | | | | |
| 最終検査 | 最終製品 | | ○ | ○ | ○ | ○ | ○ | | | ○ | ○ | | | | | | |
| 出荷検査 | 最終製品 | | ○ | ○ | ○ | ○ | | | | | | | ○ | ○ | ○ | ○ | ○ |

JFS-B 規格文書（セクター：CI，CII，CIII，CIV/K）〈食品の製造および化学品（生化学製品を含む）の製造〉version 3.0［ガイドライン］Edition 1.0 から引用．但し一部省略

一般財団法人食品安全マネジメント協会（JFSM）の適合証明規格の一つである食品安全マネジメント規格JFS-B規格FSM19の要求事項は「組織は、食品の安全に影響するところのものについて，適切に検査を実施しなければならない」とあり，その検査項目例は表の通りです（**表2.1**）．検査は食品製造では身近なものであり，決して扱いづらいものではないことがわかります．

## 2.2　最終製品検査について

### 2.2.1　抜き取り検査の統計学的考え方

HACCPは，「最終製品の抜き取り検査結果によって，製品の安全性を保証することはできない」という前提から出発していますが，抜き取り検査の最低限の理解は必要です．

#### 1）　抜き取り検査

抜き取り検査とは，主に工業製品の品質判定に用いられるもので，製品が均一・均質なものを前提としています．工業製品が食品と異なる点としては，一

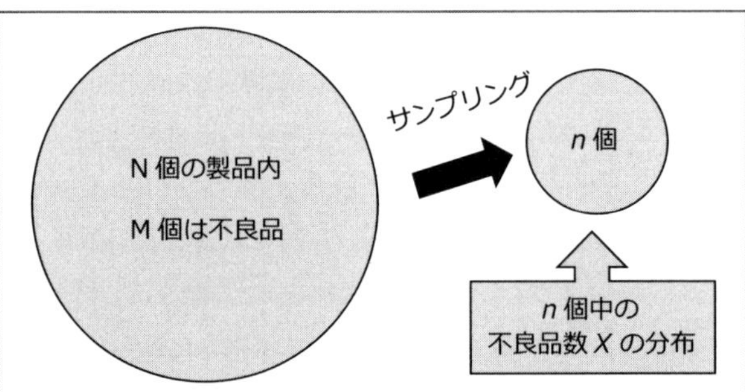


超幾何分布は母集団が2つの性質，ある性質を持つものと持たないもの（例えば，不良品と良品など）に分けることができる場合に利用されます．今，赤球$N_0$個，白球$N_1$個入っている袋から，$\boldsymbol{n}$個取出すとき，その$\boldsymbol{n}$個の中の赤球の個数$X$の分布は，超幾何分布H（$N, N_0, \boldsymbol{n}$）（ここで，$N=N_0+N_1$とする）に従います．
$\boldsymbol{n}$個のサンプルが全て良品である（X＝0）の確率は，Microsoftの Excel（2010版以降）にある HYPGEOM.DIST 関数で求める事ができます．

**図2.2**　超幾何分布とサンプリング検査

定の不良率を想定している点や全品検査や不良品の排除，手直しが可能な場合が多い点などがあげられます．手法としては，母集団（ロットといいます）から少数の標本 n 個を抜き取って，不良品がいくつあるかを調べ，不良品の個数が r 個以下ならば合格（ロットを受け入れる），r+1 個以上なら不合格（ロット全体を受け入れない）とする検査方式です．食品では「抜き取った標本 n 個中に不良品 r 個が 0」を求めるのが実態で，r+1 個以上（$r \neq 0$）なら不合格とする工業製品の品質判定にある概念が希薄です．

また，抜き取り検査では不良や不適合が発見されなくても，そのロットの品質を保証するとはしていません．しかし，全数検査ができない製品や，ある程度の不良や不適合が許容される製品の場合は，抜き取り検査で品質を判断します．検査は，ロットサイズ（生産全体の数）と検査水準を選択し，不良や不適合が許容されている範囲内であることを確率によって判定するものです[1,2]（**図 2.2**）．

### 2） HACCP が求める不良率と抜き取り検査の論理

工業製品などの品質管理に適用されてきた抜き取り検査ですが，HACCP の考え方をまとめた NASA の要求は不良率 $1/10^6$（1 ppm）以下という高いレベルでした．NASA の要求を抜き取り検査に当てはめると，製造した製品数のほとんどを検査することとなります．故に，抜き取り検査による不良率 1 ppm 以下の保証は現実的でないことがわかります．

「食品の安全性を確保するにあたり，消費者側の要求レベルが高くなることは HACCP に係る者として当然のこととして経験するものである．故に，生産者側にとって大変厳しい（消費者側の要求レベルが高い）ときには，抜取検査による品質の保証は現実的でないことがわかる．そこで，必須管理点（CCP）を設定し，工程管理を徹底することにより，『抜取り検査による品質保証方式』から脱却するという品質保証方式を採用した．それが HACCP といえるであろう」と米虫[1]は指摘しています．

**表 2.2** は，製造数（N）100，加熱不良数（M）1～20 とした時，検査したサンプルがすべて合格とする確率 P(0) を超幾何分布*1 で求めた例です．こ

---

*1　合計 $N$ 個のものの中に不良品が $A$ 個入っている時に $N$ 個からサンプリングして $n$ 個を選んだときに不良品が何個あるかを表わす分布

**表 2.2**　サンプリング数を増やしても製品の安全性は保証できない
製品数（N）100個　P（0）＝すべてのサンプルが合格する確率

| 不良品数（M） | 抜き取り（サンプル）数とP(0) | | | |
|---|---|---|---|---|
| | n＝1 | n＝2 | n＝5 | n＝10 |
| 1 | 99.0 % | 98.0 % | 95.0 % | 90.0 % |
| 2 | 98.0 % | 96.0 % | 90.2 % | 80.9 % |
| 5 | 95.0 % | 90.2 % | 77.0 % | 58.4 % |
| 10 | 90.0 % | 80.9 % | 58.4 % | 33.0 % |
| 20 | 80.0 % | 63.8 % | 31.9 % | 9.5 % |

サンプルがすべて良品である確率（k＝0）は超幾何分布で求まる．
例：抜き取り（サンプル）を2（n＝2），不良品数を20（M＝20），製品数を100（N＝100）の場合Excelの任意のセルに関数＝hypgeom.distを入れ，数値を代入＝hypgeom.dist（0, 2, 20, 100）．

の値はMicrosoft社製ExcelのHYPGEOM.DIST関数を使って求めることができます．検査のサンプル数（n）が増えても不良品を検出する確率が飛躍的に高まるものではありません．不良率が20%（M＝20）もある食品であっても，サンプルを10個/100個という非現実的な検査数にしてさえ10ロットで1ロット（9.5%）は不良品ロットだとしても見逃してしまうことを示しています．

例えば「柿の種」に入っているピーナッツを不良品と見做し，目を閉じて1個取り出した時に柿の種をつかんだら「良品ロットと判断」，ピーナッツをつかんだら「不良品ロットと判断」とするあやふやさが，最終製品の抜き取り検査に潜んでいることを直視しなくてはなりません．自社製品の事情に合わせた数値（1ロットの製造数，検査数，みなし不良数）をHYPGEOMDISTの計算式に代入し，サンプルが全て良品である確率を計算してみることをお勧めします．最終製品での検査結果に重きを置いた管理の変更が急務と気付くはずです．

### 2.2.2　全数検査ができないことへの理解

食品等事業者が「食の安全」を確保するために最終製品の微生物検査をしている実態があり，しかも近年，検査の検体数や項目数が増加しているようです[3)]．原因としては，社会が食の安全に強い関心を示し，検査結果を要求することが多くなっていることに他なりませんが，食品の検査は工業製品と異なり全品検査ができません．

また，HACCP が求める安全率は工業製品，例えばネジ類に比べて大変厳格なレベルが要求されています．この点を十分に理解しないと，HACCP と食品等事業者が行おうとする自主的な微生物検査の企画・設計が危ういものに陥ってしまいます．前述の米虫の指摘にある通り，工程管理の適切性と検査が密接に連携しなくてはなりません．

HACCP による衛生管理以前では，わずかなサンプルの検査結果でその製品ロットの安全性を保証するという考えが支配的でした．すなわち，多くの食品企業が「最終製品の検査が大事」という考え方を持ち，一般消費者も「最終製品の検査結果がわかると安全な気がする」とした心理です[4]．

しかし，厳密に考えれば「食品製造者は検査していない製品を販売し」，「消費者は検査していない製品を買わされている」というのが実態なのです．検査の盲目的な期待感への一つの警鐘です（**図 2.3**）．

以上から，最終製品の抜き取り検査に数理学的な視点を踏まえたサンプリングプランは不可欠ですが，日本では，輸入貨物の検査においてさえ，ロットの大きさにかかわらずサンプル数（n）=1 であり，多くの食品企業での製品検査も同様の実態です．

すなわち，商取引で必要なロットの分析証明書ではあっても，製品の安全を証明するものとはいえそうにありません．食品で事故が発生する度に，あるいは事故の顛末を経営者がお詫びする度に，「全ロットの検査体制を敷く」「検査を強化する」と申し開きをし，あたかも全品検査が可能なような印象与えてし

本当は，検査で合格した物を売りたいと思っている

しかし，　あなたは検査していない製品を販売している
また，　お客様は検査していない製品を実は買わされている

ここに気づきましょう

検査に頼り過ぎない製品作りは？　その解決手段が HACCP

安全な製品を売りたいよね

**図 2.3**　HACCP 導入で検査に頼り過ぎない製品作りを
一般社団法人北海道食品産業協議会主催　地域創生人材育成事業　人材育成講座テキスト（浅野行蔵）から引用

まいがちですが，検査した製品は製品ではなくなる宿命を持つ食品の特性を考えると，製造工程の各段階でチェックするというHACCP的な考え方が定着して当たり前と言わざるを得ません．

### 2.2.3 最終製品の抜き取り検査は無用か？

しかし一方で，合理的な製品の安全性を，抜き取り検査によって確保する試みも古くからなされています．ICMSF（International Commission on Microbiological Specifications for Foods：国際食品微生物規格委員会）は，この問題を解決する方法の一つとして，食品別，危害重篤性別のサンプリングプランと規格値を提唱していますが，我が国ではまだ余り馴染みがありません．ICMSFのサンプリングプランについては第6章で詳細を解説しますが，その考え方は，現実の汚染実態の調査結果を基にどのくらいの確率で汚染物を排除するかで規格値を設定して，しかし規格値以上に汚染を排除できるものではないとして，あくまでも製造工程の衛生管理が基本であり，検査はその補助と見るべきであるとしています[5]．

#### 1） HACCPによる工程保証と最終検査

それでは製品の微生物検査は無用・不要と結論できるでしょうか．

前述の米虫[1]は「HACCPの解説者の中には，『出来上がった製品の検査をすることなく出荷出来る』という表現をする人とともに，『出来上がった製品の検査をする必要が無い』と断言する人までいる．本当に“検査をせずに出荷しても良い”と考えているのであれば，その人は現場を知らなさ過ぎるし，その誤解による情報発信は危険であると言っておきたい．製造現場では，出来上がった製品の検査を必ず実行して，工程が正常に稼働していることを再確認している．多くの食品工場では，朝一番に出来上がった製品を検査し，検査合格の判定が出てから出荷されるのが常である（品質部門によるGate検査）．HACCPを導入した工程においても，この最終製品の検査は必ず行われており，『HACCPをしているので検査無しで出荷しています』という事例は聞いたことがない．製造現場において，標準作業手順書（SOP）に従った適切な作業が行われていても，結果は必ずばらつくものであり，一定の確率で不良品も産出される．また，SOPに従わなかったり，設備や機器の劣化，原料のばらつきなど，想定外のばらつきにより不良品が発生することもある．たとえ管理の行き届いた安定な工程であっても，不良品がゼロになると勘違いしてはいけない．HACCP による工程保証と検査の必要性は切り離して考えるべきものなのである．」と指摘しています．

### 2）　抜取り検査によって見える化できるもの

例えば，従業員の一人が用便後に手洗いをせず，100 個中 1 個の製品に直接手を触れて病原微生物を汚染させた場合は，検査によって不良ロットと判定することは不可能といえます．

しかし，ネジなどの工業製品とは異なり食品の微生物汚染は，個別的である場合よりはロット全体である場合が多いことに着目します（**図 2.4**）．汚染された微生物のイメージは，個別的な「破損したネジ」ではなく，「ネジの原料金属の配合間違い」とするとわかりやすいでしょうか．このような例では，1 サンプル検査で有効かつ正確性をもった情報となります．製造毎または定期的な検査で「何かおかしい」と気付かせてくれることこそが検査の本質であり醍醐味です．この点からも製品検査は，必要であっても不要ではありません．

抜き取り検査の結果でロット全体の製品の安全性は保証できませんが，抜き取りという限定された方法による結果であっても原料，仕掛品，製品の衛生状況は間違いなく「見える化」することができます．ただし，何のために検査しているのかを明確化できない検査は不要です．製品の品質全般の安定を目的とした検査と，製品の安全性を担保するための検査の違いなどについては，第 7

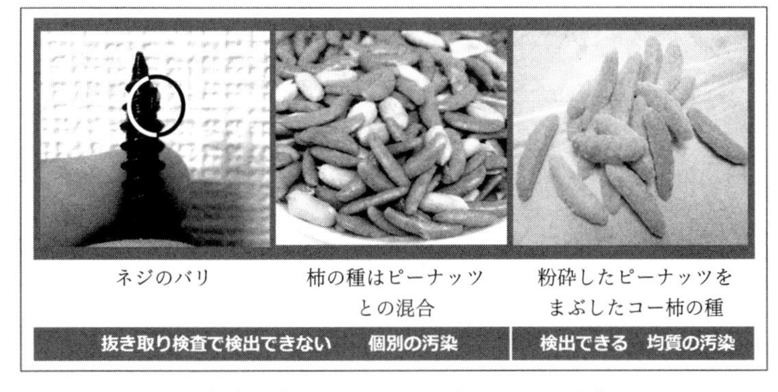


**図 2.4**　抜き取り検査で検出できない汚染とできる汚染のたとえとして

章で詳細に解説します．また大切なこととしては検査結果は製造現場にフィードバックし情報を共有することを忘れないようにして下さい．

### 3）JFS-B規格のガイドラインの検査FSM19の考え方

一般財団法人 食品安全マネジメント協会（JFSM）発行のJFS-B規格（Version3.0，2022年5月25日）のガイドライン「FSM19　検査」の考え方は次の通りです．

○ 食品安全が確保されるよう，食品の安全と法令適要求事項，顧客からの製品要求事項に影響する事項に対して，製品と原材料の検査が体系的に行われるよう，検査の計画を立てる必要があります．

○ 検査力量のある検査部門または分析機関は，この検査方法が有効な結果であることを確実にするよう，ISO17025に適合した手順，または業界が認めた方法などで検査を行っていることが望ましく，その検査結果については定期的に妥当性を確認します．

○ 原材料受入検査，および製造工程や製品の検査に関する手順（方法，基準など）を定めた文書が必要です．

JFS-B規格は，FSM（Food Safety Management：食品安全マネジメント）とHACCPおよびGMP（Good Manufacturing Practice：適正製造規範）からなり，製品の安全性はこの3つの要素で担保し，さらにHACCPで安全保証をするとした仕組みです．

FSM19検査では「最終製品の抜き取り検査の目的はHACCPが機能しているかの検証・確認」のためとしている点が重要です．製品ロット毎での検査を適合要件として要求しているのではなく検証のためのものですので，検査頻度は規格適合認定を受ける事業者の判断で良いとしています．

### 4）最終製品の抜取り検査の生産者と消費者の了解事項

最終製品の抜き取り検査を生産者と消費者の了解事項としてみると，「食品メーカーは安全を保証するために製品検査をする．そして，消費者は検査しているから安心を得る」，このような相互合意で成立していました．ここで「検査をしているから安心」という消費者の認識は経営的視点からは一つの着目点です．

科学的視点でみると「製品の安全性保証とするにはあやふやさが残る」とするものであっても，安心という文化的産物を消費者から頂くことができるのであれば，好適な経営戦略ツールといえます．もちろん，最終製品の抜き取り検査への過大な幻想は生産者・消費者相互に解消しなければなりませんが，お客様に安心してお買い上げ頂くために必須の「信頼」に繋げることができると考えるのはあながち誤りではありません．

食品メーカーが経費を投じて検査施設を作り，検査を行う姿勢をお客様に「見せる化」することが信頼を頂くことに繋がるとしたら，検査は経営戦略に位置づけることができます．

### 5）「安心」獲得に不可欠
### —「一切の事業活動の見せる化」の一環としての検査—

1章で「安心は営業戦略，消費者も『安心』を食の基本的要求事項ではなく自分たちの多様な付加価値の要求事項であること認識することが求められます.」と述べましたが，自社での検査の一切（設備・運用・検査結果など）を消費者に伝える＝見せる化することをためらう理由はどこにもありません．

「一切の事業活動の見せる化」で消費者の信頼を頂いてはじめて事業の維持・発展があります．よって，検査もその対象であり，検査の一切をどう「見せる化」するかが経営戦略です．検査結果の公表（都合の良いもの悪いものすべて），検査室の公開，検査スタッフの営業への参画など，検査に対する経営者のグランドデザインが求められます．

営業は製品（サービス）とお客様があって初めて成立します．お客様の要求に合わないものは，お客様にとっては「品質不良」です．個々人の要求品質の多くは潜在的ですので，要求品質が何かが十分わかっていないことが多いのが実情ですが，いわゆるＺ世代が登場した今日では，社会的・倫理的品質（エシカル）が追加され，製品仕様に倫理性が求められる時代となりました．

食品業界事情はさながら椅子取りゲームの様相を呈しています．日本の将来推計人口をグラフで見るとなだらかな減少に見えますが，2021年10月統計で人口は前年比▲64.4万人とあります．あまり良い例ではありませんが，四国4県の人口が約375万人ですので，約5〜6年後に四国分のマーケットが無くなると計算できます．確実な近未来の姿です．これまでの作り手側に偏した品質管理，検査観に終始していると，椅子取りゲームから退場させられるはめになりかねません．

求められる品質を時系列的に追って行くと，先ず空腹（胃）を満たし，次いで美味しさ（舌）を満たし，健康（頭）を満たし，に変化し，今では感動・楽しい・社会貢献（心）を満たさないと品質不良となりかねません．価格は常に重要な要素ですが，それにプラスされる付加価値があることにも気が付かなければなりません．HACCP が「当たり前」になるのと同じ意味で，安全も「当たり前」の基本要求事項です．製品の安全性は付加価値にならない時代に突入していることを覚悟する必要がありそうです．

#### 6） 新たな視点での食品微生物検査の活用

最終製品の検査はロットの安全性担保というかつての考えが後景に退き，その代替として HACCP が導入された今日，一見，検査の一部は機能を失いかけたかのように思われましたが，食品等事業者における食品微生物検査の必要性はむしろ増加し，必要不可欠な存在となっています．HACCP 原則 1：「危害要因」分析では検査なしに適切な情報は得られず，HACCP 原則 6：「検証」にも必要な項目となり，そして消費者から信頼を頂く戦略と化したといえそうです．

## 2.3 HACCP 7 原則 12 手順と検査との関わり

### 2.3.1 HACCP は完璧なシステムではない

HACCP を不具合のない完全なシステムであると考えるのは誤りです．HACCP システムが機能的に運用されるには，ISO 9001 の品質管理システムのようなマネジメントシステムが必要です．また，GMP で管理されている製造施設を前提に作り上げられたものであり，HACCP の仕組みが出来上がった当時には想定できなかった今日的な危害要因には対応できません．そもそも，Codex の「GHPs：一般衛生管理」などとの協働で成り立っており，それ単独で機能するものではありません．

ISO 9001 の内部監査員養成用テキスト[6]では，経営のトップが陥りがちな「検査数や項目を増やせば増やすほど安全性は高まる」という錯覚に警鐘を鳴らし，「プロセス（加工工程，組立工程，見積工程など）に目を向け，データ

**プロセスを重視する理由**

組織が提供する製品やサービスに対して，市場クレームや事故が発生しないように，出荷までに各種検査，試験は不可欠な活動として実施していますが，次のような問題をかかえています．

① 多くの検査，試験はサンプリングが行われます．検査しなかった製品・サービスに欠陥が含まれる可能性があります．また，検査項目になかった特性について欠陥が含まれている可能性も考えられます．

② 検査回数や検体を多くすれば多くするほど膨大な人出とコストがかかります．大半の企業では，検査を増やせば品質の悪さは除去できると考えている．

③ 試験・検査に頼る活動は廃棄品，手直し，修理を削減する活動（改善）に対して遅れがちとなる場合が多い．火事が発生してからの事後活動が多く見受けられ，予防処置につながりにくい．

一方，プロセス（加工工程，組立工程，見積工程など）に目を向け，データ収集，分析を含む問題の原因を探る活動を重視することにより，安定した工程を生み出します．また，導守や予防活動に直結し，戦略的経営のファクター（要素）ともなります．

**図 2.5**　ISO9001 内部監査養成用テキスト[6]から（一部省略）

収集，分析を含む問題の原因を探る活動を重視することにより，安定した工程を生み出します」として，検査結果の現場へのフィードバックを勧めています（**図 2.5**）．

また，最終製品の検査が最重要であるとする考え方が薄らぎつつあり，製造環境の衛生管理情報すべてを的確に記録・把握している体制があるか否かが重要視されています．乱暴な見方ですが，HACCP を心得たバイヤーは好ましくない不衛生箇所や検査結果を追求するのではなく，「その不良性をどのように改善したか？，その改善が検証・確認できたか？」に着目するはずです[7]．

荒木は試験・検査と HACCP の 7 原則・12 手順との関わり方を整理し，HACCP を適正に運用するために必要な微生物試験などを明らかにしています[8]（**表 2.3**）．

### 2.3.2 【手順 2：製品についての記述】では微生物検査が不可欠

手順 2 は製品の安全に関する情報の集約です．**表 2.4** は仕出し弁当の製品

**表2.3** HACCP適用の7原則・12手順と試験検査の関わり（一部，改編）[8)]

| 7原則・12手順 | 試験検査の例 |
|---|---|
| 手順1：導入の決定と専門家チームの編成 | |
| 手順2：製品についての記述 | **製品の特性を知る**<br>・水分，水分活性，塩分，糖度，pH，食品添加物の測定<br>・指標菌数（一般細菌数，大腸菌群）の検査<br>・病原性菌の検査<br>・製品の寿命を調べるための保存試験 |
| 手順3：意図される使用方法の確認 | |
| 手順4：製造工程一覧表および施設の図面の作成 | |
| 手順5：現場確認 | |
| 手順6：ハザード分析の実施（原則1） | **ハザードの実態を調査する**<br>・原材料，工程，中間製品などで列挙すべき潜在的なハザードの試験<br>・管理手段を明確にするための試験検査 |
| 手順7：CCPの設定（原則2） | |
| 手順8：管理基準の設定（原則3） | |
| 手順9：モニタリング方法の設定（原則4） | **微生物検査を利用する**<br>・妥当性が確認された迅速検査法であればモニタリングに利用できる |
| 手順10：改善措置の設定（原則5） | **措置の根拠にする**<br>・製品に対する措置を決める根拠として試験検査する<br>その場合，サンプリング方法がポイントとなる |
| 手順11：検証方法の設定（原則6） | **製品・加工および衛生管理の最終的な証拠となる**<br>・中間製品，最終製品などの目的を定めたサンプリングと試験を実施する<br>・目的にかなった試験検査法をさだめておかなければならない |
| 手順12：記録保存および文書作成規定の設定（原則7） | |

**表 2.4**　製品説明書例（一部）

| 製品の特性 | 特になし | |
|---|---|---|
| 製品の規格 | 自社基準（出荷基準）<br>一般生菌数　$10^4$/g 以下<br>大腸菌群　陰性<br>黄色ぶどう球菌　陰性 | 弁当惣菜の衛生規範<br>一般生菌数　$10^5$/g 以下<br>大腸菌群　陰性<br>黄色ぶどう球菌　陰性 |
| 保存方法 | 保管冷蔵庫内　15℃～20℃以下<br>工場内出荷までと配送時トラック庫内温度　15℃～20℃以下<br>納品後　顧客先で冷暗所で保存 | |

厚生労働省 HACCP 導入のための手引書 大量調理施設における食品の調理編
付録 1 から一部を抜粋

説明書の一部を抜粋したもので，微生物検査とその結果は「製品の規格」および「消費期限・賞味期限」に関わります．製品の規格に微生物規格があれば微生物検査が必要ですが，手順 2 の作業は汚染指標菌の規格値見直しについての好機といえます．

### 1）品質指標としての生菌数

生菌数は品質指標ですので，製品の安全情報を記した製品説明書の規格欄から省くくらいの見識があってもよいですが，生菌数の規格は明確に科学的でなければなりません．自ら設定した期限表示を自ら破る（自分で自分の首を締める）式の食品事件は決して少なくありません．生菌数の規格を必要以上に厳しい値としているにもかかわらず，規格値逸脱があっても「まあ，大丈夫」として出荷する体質などが食品事件に繋がることを再確認しなくてはなりません．

品質上の規格であっても許容限界（CL）と同様，この値を逸脱したら品質が保てないとした視点で規格値の検証が必要です．決して CL を「管理基準」と和訳された曖昧な意味に捉えてはいけません．CL は Critical Limit：許容限界，許容の限界値です．

### 2）賞味（消費）期限の記入と検査法の選定

また，この手順 2 では賞味（消費）期限の記入が必須です．期限設定には微生物検査が必須ですが，検査法の選定が重要になります．検査法を誤ると製品の安全性が保証できない事態に陥ることとなります．HACCP 構築活動は「気付きと疑い」に象徴されます．何時もと違うことに気付く人がHACCPチームのメンバー資格であり，この製品の保存試験法に着目（気付き）して，その方法は妥当なものなのか？　その結果からの期限設定は合理的なものなのかを疑う思考はHACCP活動には欠かせません．

手順2の作業にともなう汚染指標菌の見直しは，期限設定の見直しの好機でもあります．特にSGDs：Sustainable Development Goals（持続可能な開発目標と直訳されていますが，本質は，「答えを見つけ，持続することが必要な17の緊急課題」と理解できます）に取り組むことが企業の社会的責任となった今では，食品ロス削減対策としても，安全に食べることのできる期限と保存方法の再考は経営責任ともいえます．

### 2.3.3 【原則1手順6：危害要因分析】では自施設の微生物危害要因の検査が必要

HACCPプランは，100の工場があれば100通りのプランがあると言われるくらいに千差万別ですが，その理由は「100の工場があれば100の異なった危害（要因）とその対応がある」ということを意味しています．「2.1 『試験』と『検査』の用語について」で，検査は見えない相手を見える化する手段と述べましたが，微生物危害要因を見える化できるのは自主検査以外にありません．

HACCPの参考書にある危害要因例は有用ですが，自施設に適用できるものとできないもの（不要）の分別は簡単ではありません．身近な検査運用が適切な危害要因分析を可能にします．

### 2.3.4 【原則5手順10】改善措置の妥当性を見る微生物検査

「原則5手順10」は改善・修正・是正の措置であり，許容極限（CL）の逸脱が生じた場合の製品措置設定と再発防止策であり，その妥当性は微生物検査で検証できます．なお，ここで採用する微生物検査法は「原則4（手順9）モニタリング方法の設定」の場合とは異なり，リアルタイムな検査結果を求めるものではありません．

### 2.3.5 【原則 6 手順 11：HACCP の検証】としての微生物検査

#### 1) 衛生管理すべての最終的な証拠としての微生物検査

「原則 6 手順 11：HACCP の検証」は，ルール通りに実施されているかの確認と HACCP プランが妥当であるのかの確認です．前者は日々の検証ともいわれ，許容限界（CL）を満たしていることの確認と，逸脱した時の製品と工程の修正措置を実施したかの確認を指します．後者は測定装置が正しい数値を表示しているかを確認，モニタリング方法の正しさや許容限界（CL）が正しいかを他の方法で検証し HACCP プランに修正が必要であるかを検討します．

この検証作業は PDCA と同義と見ることができます．すなわち，最重要危害要因である病原性微生物をターゲットとした HACCP プラン（P）で衛生管理の運用をしているが（D）安全性が確保されているかを検証（C）して改善する（A）に置き換えられます．管理基準が守られていても，モニタリング方法や許容限界（CL）に誤りがあれば，最終製品の安全性は担保できません．

NACMCF（The National Advisory Committee on Microbiological Criteria for Foods：（米国）食品微生物基準諮問委員会）は，「検証」を「現在行っている危害要因のコントロール手段，システムが計画通りに運営されているかどうかを確かめるモニタリング以外の方法」と定義しています．このモニタリング以外の方法に微生物検査があると理解して下さい．すなわち，衛生管理すべての最終的な証拠としての検証を微生物検査で行うということです．

#### 2) 微生物検査はモニタリングではなく製造工程の正しさをチェックするもの

なお，**表 2.3** 中の【原則 4 手順 9】では「妥当性が確認された迅速検査法であればモニタリングに利用できる」としています．微生物試験をモニタリングプランとすることの是非を問われることが度々ありますが，モニタリングは CCP（重要必須管理工程）と CL（許容限界）に紐付けされたものであり，簡単かつ実践的なものでないと「結局は HACCP プランは破綻する」とした視点からは，推奨できません．

ここで，HACCP が要求する迅速（性）とは，決して 10 秒とか 1 分をイメージするものではなく，CCP 工程から出荷工程までのリードタイム内を意味しますので，食品の種類や加工方法によってはリードタイム内での迅速試験が成

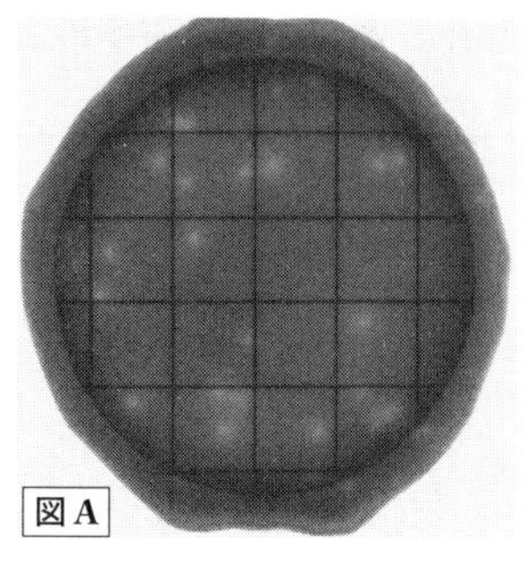


図 A：6 時間程の培養で大腸菌群が増殖した事を示す黄色域が現れます．AOAC/FDA BAM 法と比較した時の解釈は中心部の赤色の有無に関わらず黄色域（図の白くなっている所）を計数し，**推定**大腸菌群数とします．

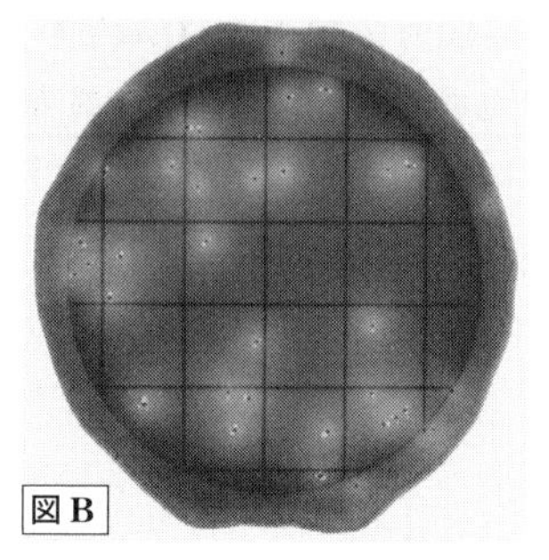


図 B：8 時間以上培養すると気泡を伴う赤色コロニー，伴わない赤色コロニーが見られます．AOAC/FDA BAM 法と比較した時の解釈は気泡を伴う赤色コロニー（図の白くなっているところに点のように見えるところ）を計数し，**確定**大腸菌群数とします．

**図 2.6** 4-6 時間培養で大腸菌群数を推定
画像：3M ™ ペトリフィルム™ 大腸菌群数迅速測定用 RCC プレート解説書から引用

立する場合があります（**図 2.6**）．

例えば，小規模な低温殺菌牛乳のリードタイムが 6 時間とすると，3M ™ ペトリフィルム™ 培地 大腸菌群数迅速測定用 RCC プレートでは 4～6 時間程度で推定大腸菌群の検出が可能です．酪農製品であるバターやチーズではもっと長いリードタイムを得ることができますが，このような場合であっても，モニタリングに微生物検査を用いることは薦められません．また，モニタリングは，CCP が CL 内でしっかりとコントロールされているかどうかについての監視・確認（観察，測定）ですので，何を監視するべき対象かを明確にしておく必要があります．データであれば，温度，時間，pH 値，粘度，水分活性などがあげられ，物であれば表面や中心の変化，色の変化，音，香りなどです．

前述の通り，HACCP は CL を逸脱した場合，すなわち，異常が発見された際にはその製品に関する出荷をストップし，市場へは流通させないようにする必要があります．そのため，検査結果がでるまでに時間を要する「微生物検査」はモニタリングではなく，製造工程の正しさをチェックするためであるとした考えを持つべきです．

HACCP が食品の安全性を対象とした管理方法であることは前述した通りであり，食品の品質は扱わない（扱えない）としましたが，食品微生物検査は食品の安全性も食品品質も扱えます．本章は HACCP と微生物検査の関係についての記述ですが，指標菌を用いた品質管理の有用性については後述します．

## 2.4　HACCP 的な検査とは
### ―科学に基づく・検証できる・文書 / 記録がある―

HACCP の根幹をなす考え方を，植村[9]は「西洋式の思考・行動様式がとれるか」とし，日本式（旧来）の思考・行動様式との違いを浮き彫りにしています．日本式（旧来）では暗黙の内に，人は完成されたものとして見がちで，間違いを犯すと「なんで？こんな誤りを犯すの」と追求したがり，問題を人に限定してしまいます．一方，西洋的思考では人は間違いを起こすことが前提ですので，「なぜ？この誤りが起きたのか，この誤りを防ぐ方法はあるのか」に展開することができます．

HACCP の特徴は，①科学に基づくか，②検証できているか，③文書・記録はあるか，の 3 要素と，それらの透明性・公開性に集約されます．日本式（旧来）では組織の維持方法が法治でなく人治であるが故に「報連相　報告・連絡・相談」が重要とされますが，「上司に報告し，相談し，判断を仰ぎ対処する」は HACCP 的対応ではありません．上司に「報告」，「連絡」をすることは同じですが，「相談」ではなく「対処法は上司の承認を得た手順による」が HACCP 的対応といえます．検査も同様です．都合の悪い検査結果を「ないものとする」や「都合の良い様に書き換える」などは論外ですが，検査に求められる要素は全く HACCP のそれと合致します．

科学という言葉がイメージしづらければ，科学的態度とは「何に対してもそれって本当？と疑い，真偽を確かめる」ということを指し，真偽を確かめることを「検証と呼ぶ」と理解して下さい．よって，「見える化」によって得られる数値は科学的ですが，その方法と結果は，科学であるが故に検証が要求されます．バリデーションとベリフィケーションです．この 2 つの検証なしには，検査はとたんに非科学的なものとなります．

また，文書・記録の管理は，「見せる化」します．食品の安全対策を構築する上で，微生物検査の結果は最重要の情報ですが，検査と検査結果に透明性・公開性を与えることで，お客様や取引先から信頼や安心を頂けることに繋がると気づきましょう．落[10]は，消費者から「どうしたら安心を頂けるのか」を自社工場周囲の住民と論議を重ね，「あなたが見せたい所を見せるのではなく，私が見たいところを見せて下さい．そうすれば腑に落ち，安心するでしょう」との一言で「消費者目線での見せる化」に気づけたと言っています．

余談ですが，「見せる化」を食品等事業者が実施する微生物検査に適用すると，検査装置や検査室などは「お越しになるお客様が見える場所に設置する」とした考え方が生まれます．

## 2.5 検査における2つの検証 —バリデーションとベリフィケーション—

「温度計で温度を測定する」を例に2つの検証の重要性を説明しましょう．殺菌を目的した加熱工程をCCP（最も重要な必須管理の工程）とした場合，設定した温度が適切かという第1の検証とそれに続く「バリデーション：その温度計はこわれていない？ちゃんと計れる性能があるの」と「ベリフィケーション：あなたはちゃんと温度計の数値を間違いなく読み取って記録できるよね」との2つの検証ができていないといけません．そうでないと，せっかく第1の検証で，「この製品はこの殺菌温度を維持管理すれば安全な製品となる」という前提が水泡に帰すこととなります．

「正しい方法で正しく検査を行い，正しい結果を得る」．「正しい結果から，不具合の正しい指摘ができる」．この考えを基に，正しい検査の「正しい」とはどういうことなのか，正しい結果の「正しい」とは，どういうことなのかを確かめるのが検証といえます．

## 2.6 バリデーション（validation）—検証方法の妥当性の確認—

### 2.6.1 誰が，どのような方法で正しく検査できるか，という証明

検証の一つであるバリデーション：validationは，「妥当性の確認と訳され，活動を行う前に実施する評価で，その役割は個別の（または組み合わせた）管

**Validation：バリデーション**

Are you performing the right test?
その検査方法で正しい結果がでますか？

**Verification：ベリフィケーション**

Are you performing the test right?
正しく検査をしましたか？

**図 2.7** 検査に関する 2 つの検証

理手段が意図する管理水準を満たすことができるかを示すもの」とされていますが，難解です．後述のベリフィケーション：verification とあわせて，微生物検査の検証は，**図 2.7** のように表すことができます．バリデーションとは，検査方法が「正しく検査できる方法である」と確認することです．

すなわち，微生物検査をする時に用いる培地や方法について，「誰が，どのような方法で正しく検査できると証明したのか」を確認することです．実際には，検査装置や培地などのメーカーやサプライヤーなどに問い合わせすることで済む場合が多いですが，必ず条件が付いていることを見逃してはなりません．

**表 2.5** 主な国際検証機関

| 機関名 | 概　　要 | ホームページ |
|---|---|---|
| AOACI | Association of Official Analytical Chemists International は，アメリカの産学官による分析科学分野で分析法のバリデーション，分析の実務，精度管理等行っている | https://aoacijs.org/ |
| AFNOR | Association Françaisede Normalization は，フランスの標準化団体であり，国際標準化機構のメンバー | https://www.afnor.org/ |
| MicroVal | MicroVal は，食品および飲料の微生物学的分析のための代替方法の検証および承認のための国際認証機関で EU を中心として活動 | https://microval.org/ |
| NordVal | 微生物学的手法と化学的手法を認定する機関で食品分析に関する北欧委員会である NMKL を本拠としている | https://www.nmkl.org/ |

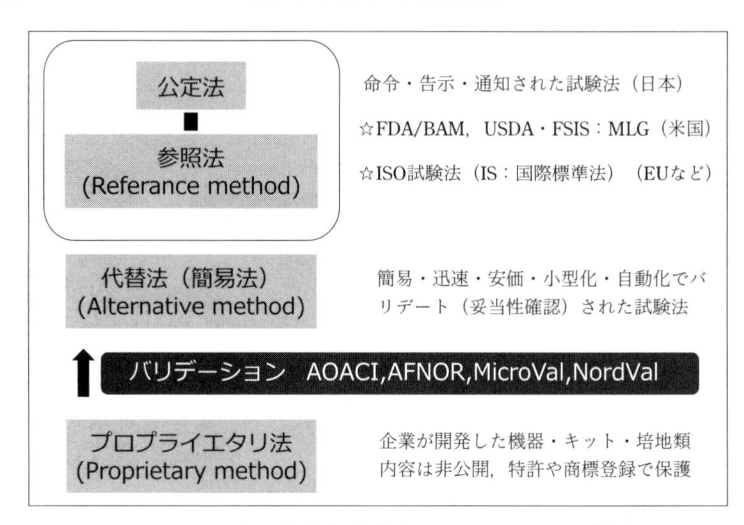


**図2.8** 食品微生物試験法とバリデーション[11)]

BAM：Bacterial Analytical Manual
USDA：U.S Department of Agricultgure
FSIS：Food Safety and Inspection Service
MLG：Microbiological Laboratory Guidebook
ISO：International Organization for Standard
IS：International Standard
AOACI：Association of Offcial Analytical Chemists International

検査対象食品，培養時間，培養温度などの条件が付され，検査担当者がこの条件を守ることで検査方法の妥当性が証明できる仕組みです．

ここで重要なのは「誰が証明したのか」です．**表2.5**は代表的な検査方法の検証機関を示しています．残念ながら日本には国際的に通用する検査方法の検証機関はありませんが，公定法はその名の通り，公（国）が定めた法ですので，検証機関は国とみることができます．「国が定めた方法だから信頼できる」はとても明快ですが，公定法は刷新を繰り返しませんといつしかガラパゴスと揶揄され，国際的に通用しないものとなりかねません．**図2.8**はバリデーションと微生物検査の全体像を表したものです[11)]．

第3章で詳細を述べますが，公定法は，ISO法など国際的に認められた法との整合性は必須となり，プロプライエタリ（簡易）法と言われる検査方法はAOACI，AFNOR，MicroVal，Nordvalなどの国際検証機関で認められることが前提となっています．

### 2.6.2　社内限定によるバリデーション条件の変更と必要な根拠

このように検査方法のバリデーションは検証機関によって妥当性が確認できますが，食品等事業者自らがバリデーションする（できる）場合もあります．検証機関で指定されたバリデーションの条件を，ある目的をもって変更する場合などです．

例えば，実施している一般生菌数の測定の検査法はAOAC方式の35℃，48時間培養だとします．しかし，迅速な結果を求めて24時間培養を採用することは可能かということです．この場合，食品等事業者はその利便性や迅速性を追求するために，明らかな根拠に基づき自前のバリデーションで検査法を変更することは可といえます．

**表2.6**は，食品等事業者が自ら行う場合のバリデーションの例で，かつお節の生菌数をフィルム培地（ドライゲル培地）を用いて24時間培養と48時間培養で比較し，かつお節では24時間培養でも十分であることを示したものです[12]．この例は「製品の試験成績書のためではなく，生菌数が自社規格値内に収まっているかを24時間で確認したい」とした迅速化案に対して「規定の48時間で得られる生菌数は24時間の中間で得られる生菌数の増加比率として最大で＋1.50」であるので「24時間で計測した値の1.5倍の数を加算した数より多くはならない」と結論し，その値が自社規格値以下であったので，24時間での検査方法は妥当であるとしたものです．

もちろん，この例がすべての食品に当てはまり，「規定の48時間で得られる生菌数は24時間の中間で得られる生菌数の増加比率として最大で＋1.50」となる訳ではありません．自社内限定の適用ルールですが，この例のように，

**表2.6**　かつお節の生菌数の増加比率〈フィルム培地法（24時間培養）及び（48時間培養）〉の比較結果（加藤文男ら[12]から一部抜粋）

$$増加比率=\frac{48時間培養（数）-24時間培養（数）}{24時間培養（数）}$$

| 試料名 | a | b | c | d | e | f | |
|---|---|---|---|---|---|---|---|
| 増加比率 | 0.80 | 0.88 | 1.50 | 1.04 | 1.33 | 1.04 | |
| 試料名 | g | h | i | j | k | l | 平均 |
| 増加比率 | 1.43 | 1.05 | 1.32 | 1.00 | 1.29 | 1.35 | 1.17 |

「なぜこの方法を採用したのか」の根拠を明確にすることが大切です．

## 2.7 ベリフィケーション（verification）
### —要求水準が実際に満たされたことを客観的に示すこと—

ベリフィケーションは，「活動中か活動後に行われる評価で，その役割は意図した管理水準が実際に満たされたことを示すもの．客観的証拠を提示することによって，規定要求事項が満たされていることを確認すること」とされていますが，これも難解です．

バリデーションが，「正しく検査できる方法である」と確認することですと前項で述べましたが，ベリフィケーションは，「正しく検査できたか」すなわち，検査結果が正しいかどうかを検証するものです．正しい検査方法であっても正しく検査しなければ，検査結果は誤ったものとなります．検査する人の能力，経験などが評価される所以です．換言すると，どんなに立派な検査施設であっても，優れた検査担当者であったとしても，そのことをもって正しく検査できたというベリフィケーションにはならないと言う意味です．

微生物検査の結果次第で「出荷差し止め」のようなことがあると，検査担当者の心理的負担は相当に大きくなると想像できますが，出荷差し止め判断は検査結果の正確性が鍵です．検査方法は「妥当性が確認されたもの」であっても，検査結果が正しいかどうかはわからないことに気がつかなければなりません．

あなたは誰に，何処で，細菌検査を教わりました？　大学？　大学院？　上司から？　それぞれ貴重な経験ですが，検査経験や教育訓練履歴は正確な検査結果を出していることの保証とはなりません．技能を定期的に検証しないと，正確な検査結果を出しているラボとはいえません．「検査結果だけでは合格・不合格が判断ができない」などという悪夢みたいな現実にぶつかりかねません．

では，どのような方法で確かめなければならないのでしょうか．

## 2.8　第三者機関による精度管理（技能試験：Proficiency Testing）

### 2.8.1　検査の信頼性をどう検証するか
—内部精度管理と第三者機関での精度管理—

HACCPの普及に伴って食品業界では，「試験結果が本当に正しいのか？」ということが問われはじめ，さらに，「どのような試験法で試験したのか？」「その試験法は妥当性確認・検証はされているのか？」ということまで確認されるようになってきています．検査設備の充実の程度よりは，検査自体の信頼性確保に重きが置かれつつあると指摘されています[13]．

検査の信頼性確保を検証する方法には内部精度管理と第三者機関による精度管理（技能試験）があります．内部精度管理の実際は次の6つですが，いずれも専門性が高度過ぎます．ここで，私達は検査の正しさを論じる際には正確と精確の意味を履き違えないよう注意する必要があります．内部精度確認で，例えばほとんど同じ成績が得られたとしても，精度は良くても確度が悪い場合があることを否定できません．真値がどこにあるのかがわからない混乱が生じます（**図2.9**）．

① 共通試料による担当者間の統一性の確認

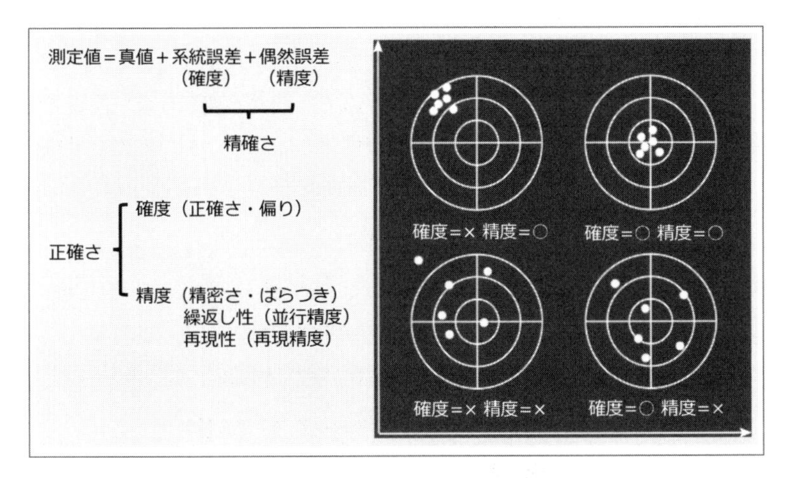


**図2.9**　検査の正確性と精確性

山内裕成（日本細菌検査株式会社）：「食品微生物の技能試験と評価についての解説」から引用

② 菌添加試料等を用いた，同一担当者の繰り返し精度の確認
③ 少量の菌添加試料等を用いた検出限界レベルの確認
④ 検体に対する一定割合での重複試験
⑤ ネガティブサンプル⇒コンタミ防止確認
⑥ 菌添加試料を用いて，まれにしか実施しない試験項目への対応

食品等事業者の自主検査では第三者機関が実施する技能試験に参加することが好適と思われます．第三者機関での精度管理は自施設と他施設間の比較が基本で，クロスチェック（複数施設間で同一検体を測定し，結果を比較する方法）の延長線上と考えることができますが，同一条件下の試料を広域にわたり試験を行い，自施設と他施設の試験結果を比較することで測定値が同一性を有しているかを評価するものです．

エントリーした全成績の中央値または平均値を「真値」に替わるものとして統計解析され，一般に「正確性」の評価手段として利用されます．

### 2.8.2　技能試験の実際例

技能試験の実際を日本細菌検査株式会社食品科学研究所が実施しているコントロールサーベイ（技能試験）を例とし，そのフローを**図2.10**に示しました．

参加申込（エントリーと呼びます）からはじめますが，検査施設の検証ではありませんので，各個人でのエントリーです．検査スタッフが3名であれば3名分のエントリーです．一定の生菌数と特定の細菌が含まれているマッシュポテトベースの凍結模擬食品が送付されますので，通常と変わらない検査方法で細菌検査を実施し，検査要領に従って検査情報を記録し，その検査結果や検査

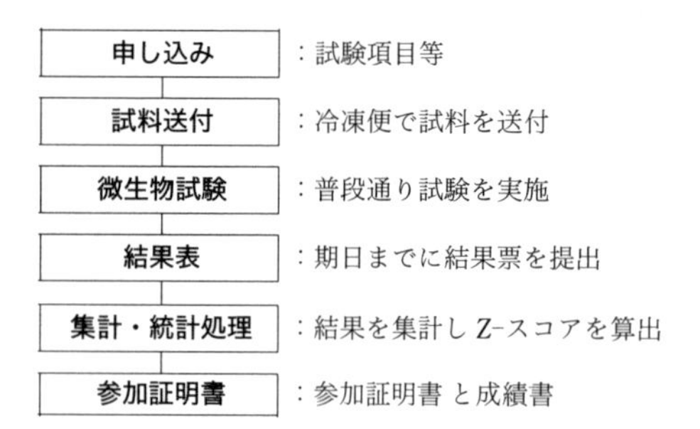


**図2.10**　第三者機関が実施する技能試験のフロー図

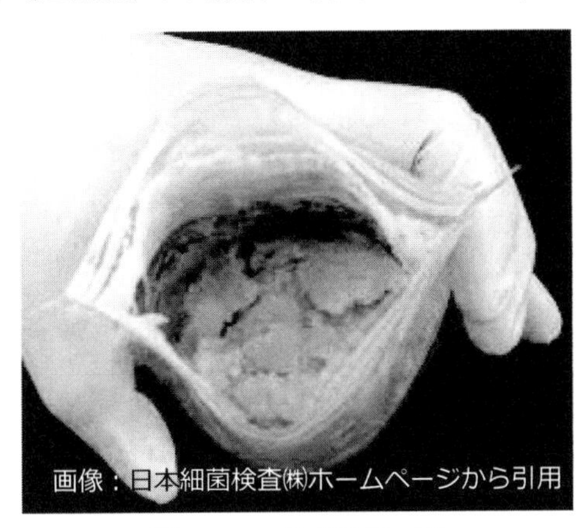


**図 2.11** 検査試料の例

情報を提出してエントリー側での技能検査は終了します（**図 2.11**）.

なお，技能試験はバリデーションが目的ではなくベリフィケーションが目的ですので検査方法は指定しません．技能試験主催者側では，提出を受けた検査結果の菌数を対数値（log10）に変換，ヒストグラムを作成して分析値の分布を確認します．正規分布曲線から大きくずれるようであれば，事前処理を実施，はずれ値（明らかに間違っている極端な分析値等）の除去処理などを行って，すべての成績を統計処理します．

技能はZスコアを用いて評価し，定性的検査の技能評価は，複数の試料中から陰性・陽性を判定できるかで評価されます．Zスコアとは自身の値が中央値（平均値）からどれだけ隔たっているかの指標で，隔たりを標準偏差で除した値です．この値が2以下である場合には，満足な検査結果＝正しく検査できている，2〜3である場合は，検査結果が疑わしい，3以上である場合には不満足な検査結果＝検査結果が誤りである可能性が高いと評価し，検査活動の見直しが必要となります．

また，日本細菌検査の技能試験ではZスコアと別に，提出された検査情報を基に問題点を洗い出し，参考となるコメントなどが付されます（**図 2.12**）.

技能試験の結果は1回の分析結果の評価に過ぎないため，定期的に参加することが重要です．**表 2.7** は，ある食品製造施設の検査担当者対象に日清食品ホールディングス株式会社食品安全研究所が開発したSARMAPS（Food Safety Research Institute's Microbiological Analysis Proficiency System：微生物検査精

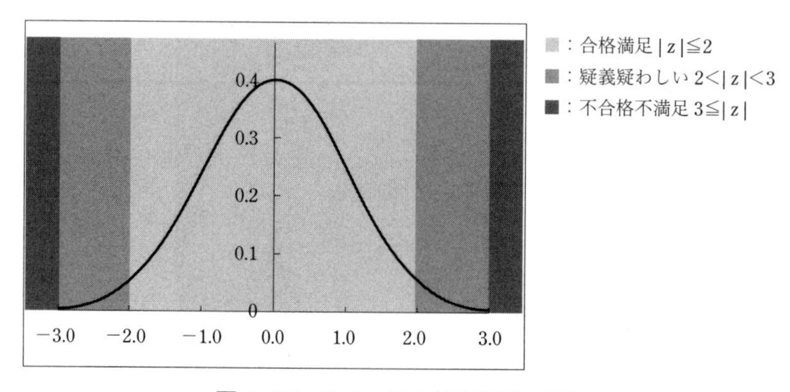


**図 2.12 Z-スコアと検査技能の正否**

Z-スコア：あなたの計測した細菌数とその平均（中央）値とのあいだにいくつ標準偏差があるかを示します．

**表 2.7 技能試験の実施例**

| 精度管理 | 一般生菌数 | | 大腸菌群数 | | 大腸菌数 | | 黄色ブドウ球菌数 | |
|---|---|---|---|---|---|---|---|---|
| | 参加者 | 合格者 | 参加者 | 合格者 | 参加者 | 合格者 | 参加者 | 合格者 |
| SARMAPS | 106 | 94<br>88.7 % | 106 | 89<br>84.0 % | 50 | 47<br>94.0 % | 72 | 61<br>84.7 % |
| SARMAPS | 110 | 108<br>98.2 % | 106 | 104<br>98.1 % | 40 | 39<br>97.5 % | 68 | 66<br>97.1 % |
| 外部機関 | 17 | 15<br>88.2 % | 17 | 15<br>88.2 % | 9 | 9<br>100.0 % | 16 | 13<br>81.2 % |
| 外部機関 | 34 | 30<br>88.2 % | 34 | 32<br>94.1 % | 14 | 13<br>92.9 % | 26 | 26<br>100.0 % |
| 外部機関 | 39 | 36<br>92.3 % | 39 | 36<br>92.3 % | 17 | 16<br>94.1 % | 30 | 29<br>96.7 % |

SARMAPS：Food Safety Research Institute's Microbiological Analysis Proficiency System（微生物検査精度管理試験）

度管理試験）と外部技能検証機関を利用し，一般生菌数，大腸菌群数，大腸菌数と黄色ブドウ球菌球菌数の技能検証した結果です[14]．

「自社の検査体制は万全」と判断するのは，このような検証によって初めて得られるものです．「不合格はない」と考えず，不合格は必ず出ると考え，不合格が個人のスキルによるものであれば教育を，個人によるものでなければ検

**表 2.8**　主な検査技能検定機関

| 施設・機関名 | 試料 | 評価方法 |
|---|---|---|
| 日本細菌検査株式会社 食品科学研究所<br>http://bacct.com/product/control_survey/ | マッシュポテト | Z-スコア |
| 一般財団法人 日本食品分析センター<br>http://www.jfrl.or.jp/ | 食品ペースト | Z-スコア |
| 日水製薬株式会社 COSMO コスモ会<br>http://cosmokai.com/ | Easy QA Ball | Z-スコア |
| 一般財団法人 日本冷凍食品検査協会<br>http://www.jffic.or.jp/ | 牛乳基剤ペースト | Z-スコア |
| 財団法人 食品薬品安全センター秦野研究所<br>(http://www.fdsc.or.jp/Food%20hygiene_QC/) | 食品 | Z-スコア |

査手順の見直しなどの契機としなければなりません．検査の信頼性を高めないと現場へのフィードバックもまたピントのはずれた内容になりかねません．

検査結果に基づいて製品の良・不良の判断がなされ衛生対策の対象を指摘することになるので，検査担当者の不安は実は大きなものです．製品の生菌数の検査結果が不安で再検査してみたら，同じ答えがでなかった時の疑心暗鬼は誰でもが経験することです．そんな負担を軽減するためにも技能検査は必須と言っても過言ではありません．

技能検査は，例えば，通常は年に 1 回程度（試験室の運用マニュアル）として試験室の品質保証の一環と位置づけます．また，標準的試験法が改正された時や試験法を変更した際の検証，簡便法，迅速法など新しく試験法を導入した際の妥当性確認や人事異動等で新しいスタッフへの教育などに，必要な場合は随時参加して試験室の状態を確認するなどを考慮すべきです．

**表 2.8** は，技能試験を定期的に実施している代表的な第三者機関です．実施の詳細などはホームページで確認できます．

■参考文献

1) 榊 秀之・米虫節夫：抜取検査の概念と HACCP, 月刊 HACCP, 2021；**26**(10)：48–52.
2) 統計数値表編集委員会編：簡約　統計数値表, p.170, 日本規格協会, 1977.
3) 編集部：緊急アンケート品質管理・保証部門の実態, 月間 HACCP, 2008；**14**(1)：45–55.

4) 五十君靜信：国際整合性のある食品の微生物試験法の見直しの現状と今後の試験法選択の考え方，乳業技術，2016；**66**：1-7.
5) 春日文子：国際的な微生物規格基準設定の考え方，日本食品微生物学会雑誌，2008；**25**(1)：13-17.
6) コンサルティングパートナーズ：内部監査養成コースISO9001テキスト，1-35，コンサルティングパートナーズ，2009.
7) 戸ヶ崎恵一：食品企業における自主検査と外部委託検査，月間HACCP，2013；**19**(7)：22-25.
8) 荒木恵美子：ISO 22000を理解するために：微生物検査の関わり方，日本食品微生物学会雑誌，2008；**25**(1)：8-12.
9) 植村 興：HACCPを支えるPP・GMPそして人，月間HACCP，2000；**4**(9)：29-33.
10) 落 亨：食の安全はトップの想いと顧客満足風土醸成から，平成24年度通常総会講演要旨集，1-14，特定非営利活動法人HACCP実践研究会，2012.
11) 浅尾 努：衛生指標菌に何を求めるのか，日本食品微生物学会雑誌，2013；**30**(2)：83-88.
12) 加藤文男ら：フィルム培地を用いた生菌数検査の効率化について，農林水産消費安全技術センター調査研究報告，1993；**17**(12)：99-103.
13) 田中廣行：食品微生物試験法の選定と導入，月間HACCP，2013；**19**(1)：38-44.
14) 山田敏広・河野吉男：食品メーカーにおける微生物リスク管理，日本食品微生物学会雑誌，2011；**28**(2)：79-84.

# 第3章　食品微生物の自主検査

## ―製品最終検査結果証明から工程管理のための検査へ―

今では食品微生物の検査キットやレディーメードな培地が多くのメーカーからプロプライエタリ法（Proprietary method：知的財産権を有する試験法）として販売されており，自主的な微生物検査の手段は多様ですらあります．しかし，これらが普及する前は，検査といえば公定法に拠るそれであり，検査の専門家と専門設備が必要でした．この時代には「わざわざ公定法とは」を問いかける必要もありませんでしたが，制定されて70年が過ぎた今，公定法の煩雑さ，不具合，国際的標準との乖離などが指摘され[1,2]，微生物検査法を見直す時を迎えています．

また，食品業界では，それまで常識であった最終製品サンプルを検査して安全とみなしていたことは，非科学的・非効率的であることが認識され，検査は結果証明から工程管理のためのものに変わってきました．

## 3.1　自主検査と言われるものの範囲

### 3.1.1　食品衛生分野での自主検査は事業者の責務

「自主的」とは，大辞泉によると「他からの指図や干渉によらずに，なすべきことを自分の意思に基づいて行うさま」とあります．一方，食品衛生領域で自主検査という言葉は，1947年（昭和22年）に制定された法律第233号食品衛生法第3条に初めて登場し，食品の安全性を確保するための措置の一環と位置づけされました．

自主検査と，自主検査以外の行政が実施する検査とのそれぞれの目的は**図3.1**の通りですが，必ずしも食品微生物に限ったものではなく，衛生に関する検査全般にわたっています．この第3条は2003年（平成15年）の改正で食品等事業者の責務として自主検査が明文化されました（**表3.1**・**表3.2**）．食品等事業者の責務は地方自治体の条例として規定されますが，大阪府での運用

| 自　主 | 行　政 |
|---|---|
| • 製品，原材料の品目別日常点検<br>• 製造過程における衛生管理上の定期点検<br>• 輸入食品の安全性の事前確認<br>• かんすい・タール色素製剤の自主点検<br>• 販売店における衛生的保管状況の確認<br>• シェルフライフの点検<br>• 新製品の社内規格の作成<br>• 苦情の因果関係の調査 | • 製造販売されている食品の衛生監視指導<br>• 輸入食品の衛生監視指導<br>• 不衛生食品，規格不適合食品の一斉取締<br>• 違反食品の発見，事実確認と原因究明<br>• 食中毒の原因食品の調査<br>• 苦情の因果関係の調査<br>• 汚染実態，バックグランド値の調査 |

**図 3. 1**　自主検査の目的

**表 3. 1**　食品衛生法第 3 条（抜粋）

| 食品等事業者（食品若しくは添加物を採取し，製造し，輸入し，加工し，調理し，貯蔵し，運搬し，若しくは販売すること若しくは器具若しくは容器包装を製造し，輸入し，若しくは販売することを営む人若しくは法人又は学校，病院その他の施設において継続的に不特定若しくは多数の者に食品を供与する人若しくは法人をいう．以下同じ．）は，その採取し，製造し，輸入し，加工し，調理し，貯蔵し，運搬し，販売し，不特定若しくは多数の者に授与し，又は営業上使用する食品，添加物，器具又は容器包装（以下「販売食品等」という．）について，自らの責任においてそれらの安全性を確保するため，販売食品等の安全性の確保に係る知識及び技術の習得，販売食品等の原材料の安全性の確保，販売食品等の**自主検査の実施**その他の必要な措置を講ずるよう努めなければならない． |
|---|

例でみると記録の作成保存に務めるべき事項にそれが集約されています．

① 農林水産物の生産者に対しては：規格基準（微生物，残留農薬等）の検査記録

② 製造加工者に対しては：原材料について，規格基準（微生物，残留農薬等）の検査記録

③ 製造加工者に対しては：製品の記録について，規格基準への適合に係る検査記録

ここでは，輸入事業者も条例の適用範囲とされ，輸入時の記録として規格基準への適合に係る記録を要求されています．「記録を要求」とは検査が要求されるのと同義ですから，これらもすべて自主検査に相当します．かつては，輸入する食品が食品衛生法の規格基準に合っているか予め調べる「先行サンプル

**表 3.2** 大阪府の食品等事業者の責務についての解説(大阪府ホームページより一部抜粋)

| HACCP(ハサップ)の考え方による自主管理の実施 |
|---|
| 食品の危害防止に関する知識及び技術の習得に努め,食品衛生法で決められた基準などを守るとともに,製造・加工・調理段階における危害を認識し,適切に管理することが必要です.また,製造・加工・調理した食品について**自主検査を行い**,その安全性を確認することも必要です |
| **原材料の納入,販売に関する記録・保存** |
| 食中毒発生時の原因究明・被害拡大防止や,違反食品の速やかな回収に活用するため,仕入元の名称など必要な情報の記録・保存に努めることが必要です.<br>「食品事業者の記録の作成及び保存に係る指針」(厚生労働省通知平成 15 年 8 月 29 日付け食安発第 0829001 号別添) |
| **原材料の安全性確保** |
| 原材料に係る農薬,動物性医薬品,食品添加物などの残留について必要に応じ安全性の確認を行うとともに,自らも製造・加工段階に係る工程の確認を行い,その記録を保存することも必要です. |
| **適正表示の徹底** |
| 食品の表示は,購入する際にその品質や内容を見極めて選択する上で重要な役目を果たすとともに,食品の取扱いや保存の方法について消費者に適切な情報を提供してくれます.<br>食品表示に関する法律は,「食品衛生法」,「農林物資の規格及び品質表示の適正化に関する法律(JAS 法)」や「健康増進法」,「不当景品類及び不当表示防止法」などがあり,これらの法律に適合するものでなくてはなりません. |
| **事故発生時の出荷停止と速やかな回収,再発防止等の体制整備** |
| 食中毒の原因食品や違反食品を製造販売した場合は,保健所に報告を行うとともに,回収,廃棄などの措置を的確,迅速に講じなければなりません.<br>また,製造工程などの記録から原因確認を行い,再発防止に努めねばなりません. |

制度」の自主検査の指針として「輸出国の製造者からサンプルを入手し,厚生労働大臣の登録検査機関に持ち込んで自主検査を行い,食品衛生法に適合しているか否かを確認します.」としていました.しかし,食品輸入に際してのこの「先行サンプル制度」の廃止に伴い,平成 22 年 1 月 1 日から輸入される貨物の通関には,本貨物からのサンプリングによる自主検査が必要となりました.したがって,検疫所からの指導に基づく自主検査を登録検査機関に委託する場合は,「当該検査機関の検査員が貨物の陸揚げ港湾・空港に出向き,サンプリングを行い,輸入者は当該試験結果を待つことになります」ということになり

ました．

このようなことから，自主検査とは自前の検査と捉えがちですが，外部検査機関を利用した委託分析を含め食品等事業者の責務である安全性を確保するための検査一切を指すと考えることができます．

### 3.1.2 「公定法」とは法律に基づき保健所が行う「収去検査」の方法を指す
#### ―食品の「規格基準」と「公定法」は「財産権」と関係している―

自主検査が食品等事業者側で行われる検査とすると，保健所など行政側が食品衛生法第28条を根拠法として行う収去検査がその対比といえます（**表3.3**）．収去検査とは，保健所の食品衛生監視員などが食品製造施設や店舗などから無償で検査に必要な最小限の量の食品の提供（これを収去と言う）を受け，保健所に持ち帰って検査を行うことを指します．保健所は検査結果に基づき，必要に応じて製造所や販売店に対し衛生指導や行政措置をとりますが，行政措置には，営業停止，廃棄命令など財産権の侵害に関わるものを含みますので，法的証拠性能が担保できる検査方法が必ず必要です．

この収去検査の方法が公定法と呼ばれるものです．法律で規格基準を定める場合，検査法の規定がないと片手落ちになります．前述の通り，現在では簡易（プロプライエタリ）法を含めて多種多様な検査方法がありますが，公定法以外に選択の余地がなかった時代には，収去試験のためであるというよりは唯一の標準的な方法であったともいえます．

**表3.3** 食品衛生法第28条（「収去検査」の根拠法）

| |
|---|
| 厚生労働大臣，内閣総理大臣又は都道府県知事等は，必要があると認めるときは，営業者その他の関係者から必要な報告を求め，当該職員に営業の場所，事務所，倉庫その他の場所に臨検し，販売の用に供し，若しくは営業上使用する食品，添加物，器具若しくは容器包装，営業の施設，帳簿書類その他の物件を検査させ，又は試験の用に供するのに必要な限度において，販売の用に供し，若しくは営業上使用する食品，添加物，器具若しくは容器包装を無償で収去させることができる．<br>② 前項の規定により当該職員に臨検検査又は収去をさせる場合においては，これにその身分を示す証票を携帯させ，かつ，関係者の請求があるときは，これを提示させなければならない．<br>③ 第一項の規定による権限は，犯罪捜査のために認められたものと解釈してはならない．<br>④ 厚生労働大臣，内閣総理大臣又は都道府県知事等は，第一項の規定により収去した食品，添加物，器具又は容器包装の試験に関する事務を登録検査機関に委託することができる． |

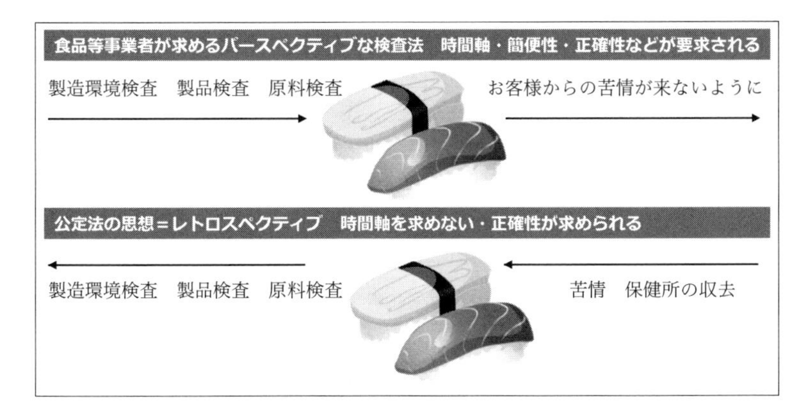


**図 3.2**　2つの検査　異なる方向性

### 1）　収去検査と自主検査の目的の違い

収去検査と自主検査の違いの一つに検査目的があげられます．**図 3.2** で示した収去検査は，場合によっては食品製造事業者の財産に係る行政措置（移動禁止，廃棄など）をとる場合があるので，検査に要する時間や簡易性などは余り考慮せず，証拠能力に重きが置かれます．換言すると不良性の検出が公定法であり，自主検査は良品の確認ということがいえます．

### 2）公定法の特徴

公定法の特徴は，平成 13 年に改正された腸炎ビブリオの検査法に端的に表されています [3]．腸炎ビブリオの生食用鮮魚介類に対する検査は，25 g の試料を 225 mL の食塩加リン酸緩衝液でホモジナイズした後，10 倍希釈液（検査試料 0.1 g 相当），100 倍希釈液（検査試料 0.01 g 相当），1000 倍希釈液（検査試料 0.001 g 相当）をアルカリペプトンで 1 晩培養します（**図 3.3**）．

培養液の 1 白金耳を TSBS 寒天などの腸炎ビブリオ選択培地に塗抹接種し，また一晩培養します．ここまでで 2 日間を要します．選択培地で定形的なコロニーを 4 種の生化学的検査，TSI 斜面培地での培養初見，LIM 培地でのリジンデカルボキシラーゼの有無，0，3 および 8％食塩下での増殖能，VP 反応で行いますが，概ね所用日数は前培養を含めて 4 日間となります．どれほどのマンパワーが必要かを考えずにはいられません．

生食用鮮魚介類（冷凍保存製品を除く）の消費期限は概ね 1 日以内であるこ

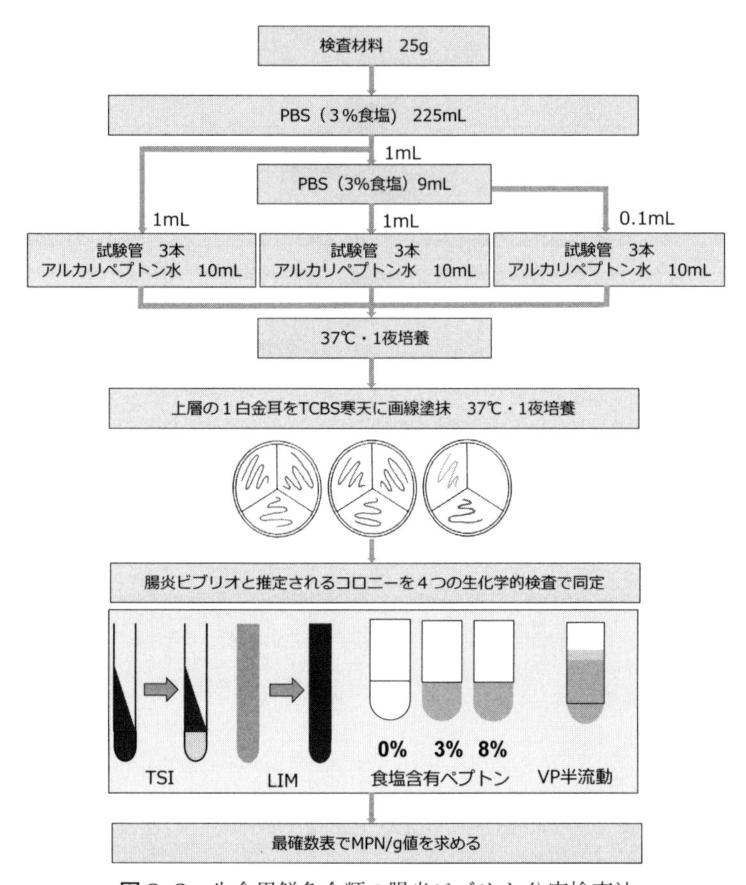


**図 3.3** 生食用鮮魚介類の腸炎ビブリオ 公定検査法

とから，この検査法は安全な商品を提供するための自主検査には全くそぐわないことがわかると思います．

### 3）公定法の検査は食中毒の原因究明を目的としている

すなわち公定法による検査は，事故が起こった場合の原因究明を目的としていることが明らかです（**図 3.4**）．このように，公定法は最新の技術を積極的に採用して精度を上げ，利便性を持たせるために頻繁にアップデートするものではないと考えている節があります．

公定法の第一義は，食品衛生法で定められた規格基準に相応する検査法です．

むしろ，公定法に求められる緊急性は，例えばISO法やCodex法との整合性と思われます．他方，食品等事業者の自主検査は営利活動の一環ですので予防的な将来見通しの考え方でなければならず，より早く，より簡単に（ヒューマンエラーがない），より安価に微生物検査ができるような手段を選択し，工夫を凝らさなければなりません．

### 3.1.3　自主検査―自前検査と外部機関への委託検査

自主検査は外部への委託検査を含めたものですが，本書は食品等事業者自らの自前検査（以降，本書では自主・自前の検査を自主検査と記します）に焦点を当て展開しています．

#### 1）自前検査でできる検査と，絶対やってはならない検査

本書の読者を中小事業規模の食品等事業者と想定していますが，自主的な微生物検査の項目は汚染指標菌のみとすることを大原則として下さい．つまり汚染指標菌である生菌（数），大腸菌（群）と黄色ブドウ球菌および真菌類（酵母とカビ）を対象とし，食中毒菌の検査は決して実施しないで下さい（**表3.4**）．その理由は，検査を通じて起こるかもしれない食品への汚染のリスクを過小評価してはいけないということです．

本来，食品事業施設などは微生物の侵入排除と増殖させないことに苦心する場です．微生物検査が未だ培養に拠る検査である限り，検査室は細菌の増殖工場と言い換えることができます．食品中に極めて稀に僅かに含まれる食中毒菌

**表3.4**　自主検査の項目　衛生指標菌

| 自主検査項目 | 外部委託の代表的な検査項目 |
|---|---|
| 生菌数（細菌数） | 病原大腸菌 |
| 大腸菌群（糞便系大腸菌群） | サルモネラ菌 |
| 腸内細菌科菌群 | キャンピロバクター |
| 大腸菌（*E.coli*） | 腸炎ビブリオ |
| 黄色ブドウ球菌 | セレウス菌 |
| カビおよび酵母 | ウエルシュ菌など |

を検出するために，場合によっては，食中毒菌1個（1匹）を10億から100億単位に増殖させて検査に当てます．もちろん生きた食中毒菌です．これらの食中毒菌が検査施設内に存在することを想像すれば，その危険性に容易に気づくはずです．

また，労働災害上の観点からも，検査担当者の感染予防に配慮しなくてはなりません．食品等事業者が取り扱うのは非病原性（いわゆるばい菌）限定です．また，試験結果の信頼性確保として策定されたGLP（Good Laboratory Practice：優良試験所規範）を食品企業の検査施設や運用に求めることは現実的ではありません．

なお，黄色ブドウ球菌は食中毒菌に位置づけられていますが，その危害要因は黄色ブドウ球菌自体ではなく黄色ブドウ球菌が相当程度に増殖することで食品中に生成するエンテロトキシンであることにより，国際的には汚染指標菌として位置づけられています．

EUではコアグラーゼ陽性ブドウ球菌（黄色ブドウ球菌を含む）は，食品から$10^5$/g未満のコアグラーゼ陽性ブドウ球菌が検出されても違反とはならず，リコールの対象となる食品安全規準（Food safety criteria）では，菌数の許容限界値ではなく，食品中のエンテロトキシンの存否としています．

また，米国農務省の試験法（MLG）では黄色ブドウ球菌は生菌（数），大腸菌，腸内細菌科菌群などとともに，汚染指標菌として取扱われています[4)]．

### 2）　食中毒菌などの検査は外部検査機関へ

外部委託検査は自前・自主検査で「してはいけない」検査項目，すなわち食中毒菌などの検査に適しているといえます．検査の安全性を第三者で担保するとした考え方であって，外部委託検査機関はいずれも高い専門性を持っているので「(自前で）してはいけない・できない」検査に好適です．

外部委託検査機関は多様で，それぞれに特徴をもっています（**表3.5**）．登録検査機関とは，政府の代行機関として，業務規程の認可を受けた製品検査を行うことができる検査機関のことで，全国に124施設（令和2年現在）あります．登録検査機関での製品検査結果は，保健所と同様に法的証拠能力をもっていることが特徴で，GLPに則って運営されています．

**表 3.5　外部委託検査機関の特徴**

| 検査機関 | 概要 | 検査法 | 結果の法的証拠能力 |
|---|---|---|---|
| 登録検査機関 | 以前の厚労省指定検査機関で指定されるのは公益法人のみであったが，現在は私企業も含め 98 機関が登録されている． | ・公定法<br>・通達法 | 有する |
| 登録衛生検査所 | 各都道府県で登録認可され，診断のための血液検査が主要業務であったが，食品の細菌検査を受託することも多く，事業所統合して大規模化． | ・公定法<br>・食品衛生指針法 | 無い |
| 都道府県の産業（工業）センターなど | 各都道府県が運営する．保健所と異なり産業育成の視点が強く安全対策などを総合的に指導． | ・公定法<br>・食品衛生指針法<br>・簡易法<br>・迅速法 | 無い，または乏しい |
| 私的機関（企業研究機関など） | 都道府県の産業(工業)センターと同様，自主検査設備のない食品企業の代替として利用される場合が多い． | 遺伝子増幅法など最新検査法を含めた自由度を持つ | 無い |

### 3）登録衛生検査所と検査能力を評価する規格 ISO/IECA 17025（JIS Q 17025：2018）

また登録衛生検査所とは，各都道府県知事に衛生検査所としての登録を認められた検査施設で全国に 918 施設（平成 30 年現在）あります．登録衛生検査所は，「人体から排出され又は採取された検体について，微生物学的検査，免疫学的検査，血液学的検査，病理学的検査，生化学的検査，尿・糞便等一般検査及び遺伝子関連・染色体検査を行うことを業とする場所をいうものであって，水，空気，食品等人体と直接かかわりのない検体についてのみ検査を行うことを業とする場所は，衛生検査所には該当しないこと」と定義され，全国の病院や診療所といった医療機関から外部に依託される検体検査のほとんどを全国の衛生検査所が受託して検査業務を行っていますが，食品関連の衛生検査受託の実態もあります．

それ以外には，都道府県の産業（工業）センターや試験場や私的施設，例えば企業の研究機関なども受託検査の実態があります．外部検査機関の選択に当たっては，料金体系，迅速性，試料授受の利便性，検査結果に対するアフターフォローサービスの有無などを調べ，今日的には試験所・校正機関が正確な測定/校正結果を生み出す能力があるかどうかを評価するISO/IEC17025：2017

**表3.6** ISO17025認定機関での食品微生物受託検査項目例

（日本細菌検査株式義会社 食品科学研究所）

| 検査項目 | 所要日数 | 検出限界など |
|---|---|---|
| 微生物検査<br>（食品衛生法令および食品衛生検査指針等に準ずる） | | |
| 一般生菌数 | 2 | /g |
| 大腸菌群（デソキシコレート寒天培地混釈法） | 1～4 | /gまたは実数/0.2g |
| 大腸菌群（BGLB発酵管 最確数法） | 2～5 | 最確数/g |
| 糞便系大腸菌群 | 1～4 | 最確数/g |
| 大腸菌 | 1～7 | 最確数/g |
| 腸管出血性大腸菌 O157 | 1～7 | 定性/25g |
| 黄色ブドウ球菌 | 2～4 | 実数/0.02g |
| サルモネラ属菌 | 3～4 | 定性/25g |
| 腸炎ビブリオ（定量） | 2～4 | 最確数/g |
| 腸炎ビブリオ（定性） | 2～4 | 定性/25g |
| カビ・酵母 | 5～7 | /gまたは実数/0.2g |
| セレウス菌 | 2～8 | /gまたは実数/0.1g |
| 好気性芽胞形成菌 | 2 | /gまたは実数/0.2g |
| 芽胞形成亜硫酸還元嫌気性菌 | 1 | 実数/g |
| カンピロバクター | 3～5 | 定性/25g |
| 乳酸菌(乳等省令) | 3 | /gまたは実数/0.2g |
| 乳酸菌（乳等省令外） | 3～5 | /gまたは実数/0.2g |
| 嫌気性乳酸菌 | 3～5 | /gまたは実数/0.2g |
| 無菌試験（容器包装詰加圧加熱殺菌食品） | 14～21 | ― |
| LAMP法による遺伝子検出 | | |
| ○腸管出血性大腸菌（O157，O26等） | 1 | 定性/25g |
| ○サルモネラ属菌 | 1 | 定性/25g |
| 微生物検査（食品衛生検査器BACcTによる） | | |
| 一般生菌数 | 2 | /g |
| 大腸菌群 | 1 | /gまたは実数/0.2g |
| 大腸菌 | 2 | /gまたは実数/0.2g |
| 黄色ブドウ球菌 | 1 | /gまたは実数/0.2g |
| カビ・酵母 | 5 | /g |

(JIS Q 17025：2018) 規格の認定施設であるかどうかの確認が絶対的条件です．ある意味では「公的な機関であるから安心して委託できる」，「営利企業の検査機関だから不安」とみるのではなく，「ISO17025 規格認定の機関」かどうかが委託先の選択の鍵といえます．

**表 3.6** は ISO/IEC17025：2017 認定の日本細菌検査食品科学研究所の受託試験項目一覧です．

検査機関によって受託試験項目は多様で特徴的ですが，この機関では一般的な公定法または実質的に標準法と見做される厚生労働省監修の衛生検査指針法による検査だけでなく，簡易（プロプライエタリ）法の一つである食品衛生検査器 BACcT によるものや LAMP 法（PCR 法のサーマルリサイクルに依らない遺伝子増幅）によるサルモネラや腸管出血性大腸菌の検査を受け付けています．

#### 4) 外部検査機関の検査は「母集団（ロット）」の保証はしないということに注意

第三者機関による検査結果は，従来では製品の分析証明書の代りに多用されてきましたが，事業者がサンプリングした最終製品の検査であり，その価値は薄らぎつつあるといえます．また，委託検査であるので，製品，仕掛品，原料以外，例えば食品生産設備や環境の検査には不向きです．

第 2 章で HACCP は「最終製品の抜き取り検査の結果で製品の安全性は保証できない」ということを起点とした衛生管理手法であると述べましたが，HACCP 義務化時代を迎えて食品製造工程の環境検査の必要度が高まっており，自前検査を選択する好機といえます．

外部検査は初期投資がなく利便性が高いといえますが，検査結果の取り扱いに注意が必要です．検査する製品が，収去検査のように外部検査機関が自ら採取したものではなく，事業者がサンプリングした製品であることにより生じる問題です．例えば，ロット番号 1234 の製品から任意に抜き取ったとされるサンプルの外部委託検査結果がここにあるとします．結果はすべて規格内に適合していたので，そのロット番号 1234 の分析証明書として納品先へ提出されました．納品先はこの分析証明書で，ロット 1234 は食中毒の危険のない安全な商品であるとして安心して購入しました．

良くみられる旧来の取引シーンですが，論理的に不備な点があることに気づくはずです．外部委託機関はロット番号1234の製品仕様を知る立場になく，もちろん原料や製造工程もわからず，委託されたサンプルがロット番号1234であることさえ確認できません．検査の依頼主，つまり事業者の善良な申告内容がすべてです．

よって，外部検査機関の製品検査は，提出された製品についてのみに有効なものであると購入者は考えるべきです．外部検査機関の立場からすると検査依頼主から提出された製品に対してのみ有効な結果であって，それ以上ではないということです．前述の日本細菌検査食品科学研究所の「お客様へのお願い 受託検査ご依頼の際」には，この点について以下の言及があります．

○ 試験報告書には，申込用紙に記入された「依頼者名（又は報告書宛名）」「検体名」「特記事項」が記載されます．試験報告書の発行後は記載内容の変更ができませんのでご注意ください．
○ 試験結果は**お預かりした検体についての結果**であり，当該検体の**母集団を保証もしくは認証するものではありません**．
○ 当研究所は試験結果に限り責任を負うものであり，試験結果によって生じたトラブルまたは損害等に関して一切の責任を負いかねます．

## 3.2 中小の食品等事業者に適合した微生物検査法

前項で自主検査とは，①法律に記載されたものであること，②食品等事業者が行うものであること，③自らの自前検査と外部機関への委託検査を含むこと，を示しました．自主検査は，食品等事業者が自ら製品の安全性や品質確保のために検査することを指すので，検査法そのものに制限はありません．公定法も自主検査法の一つであるとする考え方です．

**表3.7**は微生物検査法を分類したものです．ここで注意したいのが，複数のまた比較的最新の検査法を収載している食品衛生検査指針が厚生労働省監修であることからしばしば公定法と混同されがちな点です．諸外国や諸機関で使われている検査法の紹介に過ぎません[5]．

なお，以降，本書では遺伝子増幅法など初期投資が高価な検査設備を必要と

**表 3.7**　試験法分類

| 分類 | 培養法 / 非培養法 | 技術水準 | 妥当性の確認など |
|---|---|---|---|
| 公定法・通知法 | 培養法 | 古典的・国際標準と異なる場合がある | 日本国が妥当性を確認（保証） |
| 食品衛生検査指針法 | 培養法 | 最新技術を含む | 多様な方法が紹介されている<br>国際機関が妥当性を確認 |
| | 遺伝子増幅法など | 最新技術 | 妥当性の確認が不十分 |
| 簡易法（プロプライエタリ法・迅速法・代替法） | 培養法 | 最新技術を含む | 国際機関などが妥当性を確認 |
| | 遺伝子増幅法など | 最新技術 | 妥当性の確認が不十分である場合がある |
| | その他，迅速法など | 最新技術 | 妥当性の確認が不十分である場合がある |

する，または検査手順に専門性が要求されるなどの検査方法には言及しません．これらの中には食品等事業者が利用できる可能性を持った方法もありますが，国際的な機関での検証（妥当性の確認バリデーション）が不十分ですので機会があれば別に記すこととします．

よって，食品衛生法の規格基準や公定法と整合性が高い培養法によるプロプライエタリ法で AOACI（Association of Official Analytical Chemists International）等で十分な検証を受けたものに限定します．

近い将来は，培養法で菌数を算出する検査法が一掃され，菌数に相当するアナログ量で表現される時代は必ず訪れると思われますが，2030～40 年頃までは培養法に頼った食品微生物検査が続くと考えています．

### 3.2.1　代替法（プロプライエタリ法）
#### －代用品ではなく正規版と同等ということ－

「ある特定の研究室あるいは個人が開発した試験法に対して，これは非常に簡易迅速であると自己主張しても，多くの研究者の賛同を得られるとは限らない．同様のことは，培地，キット類，機器を開発販売している企業にも当てはまる．企業等が開発した試験法は，プロプライエタリ法（Proprietary method）

と称されており，『知的財産権を有する試験法』と和訳できる．より具体的には，企業が販売している商標登録されたもので，試験法の一部が公開されていないような，例えばELISAやPCR法などをベースとした種々の形式のキットや機器がプロプライエタリ法となる．プロプライエタリ法のうち，ISO 161409などのバリデーション・プロトコールに従って，AFNOR，MicroVal，NMKL/NordVal，AOACIなどで認証された試験法が，国際的には代替法（Alternative method）として有効になる．裏を返せば，本質的にいくら優れたプロプライエタリ法であっても，上述のような国際的な機関でバリデートされていない商品は，世界市場では戦っていけないことになる．」とは浅尾[2]の解説です．

簡易法とは，検査手順に専門性が必要とされない仕様の検査法を意味し，迅速法とは公定法や標準法と比べて所要時間が少ないものを指します．それぞれ特別な概念はありませんが，「簡易」「迅速」という言葉が持つ印象が決して好ましいものではないというバイアスのかかった特殊な感覚が日本にはあります．すなわち，「簡易であれば結果も簡易？＝あまり正確ではない」と思われがちです．

しかし，日本で販売されている簡易（プロプライエタリ）法の多くはAOACIなどで認証・承認されたものであり，簡易法，迅速法と呼称するよりは，代替法（Alternative method）と呼ぶことがふさわしいと先の浅尾[2]は述べています．さらに，「EUでは主としてISO法，米国ではFDA/BAM USDA/FSIS/MLG法などを参照法（Reference method）として，AOACIなどの国際的な機関でバリデートされた試験法のみが代替法として認められている．参照法とは，各国の公的機関から公開された方法であり，公開法（Open Access Method）あるいは非プロプライエタリ法ともいえる．日本では，『省令法』，『告示法』，『通知法』が参照法に該当するが，これら試験法の代替法の使用は全く認められていない．代替法となるようなプロプライエタリ法を日本に導入する場合には，規格・基準や食品区分ごとに異なる試験法とともに，試験法そのものが古典的かつ不明確であることが大きな障壁となる」と続けています．

代替法＝プロプライエタリ法とは「誰でも」，「何時でも」，「何処でも」，「正確に」，「簡単に」，「安価に」をコンセプトに企業が開発した手段です．その特徴としては，公定法を含む従来の微生物検査法を基礎とし，

① レディーメードに滅菌され保管が容易であることから，検査の必要が生

**表 3.8** AOACI などで食品を対象としてバリデーション（妥当性検証）された主な簡易検査法（培地）

| 用途 | 商品名 | バリデーション（メーカー） |
|---|---|---|
| 生菌数 | Petri Film AC Plate | AOAC OMA/AFNOR 他（スリーエムジャパン（株）） |
| | MC-Media Pad ACplus | AOAC PTM/MicroVal（JNC（株）） |
| | Medi-Ca | AOAC PTM（キッコーマンバイオケミファ（株）） |
| | コンパクトドライ「日水」TC | AOAC PTM/MicroVal 他（日水製薬（株）） |
| 大腸菌群 | Petri Film CC Plate | AOAC OMA/AFNOR 他（スリーエムジャパン（株）） |
| | MC-Media Pad CC | AOAC PTM/MicroVal（JNC（株）） |
| | Medi-Ca | AOAC PTM（キッコーマンバイオケミファ（株）） |
| | コンパクトドライ「日水」CF | AOAC PTM/MicroVal 他（日水製薬（株）） |
| 大腸菌 | Petri Film SEC Plate | AOAC OMA/AFNOR 他（スリーエムジャパン（株）） |
| | MC-Media Pad EC | AOAC PTM/MicroVal（JNC（株）） |
| | Medi-Ca | AOAC PTM（キッコーマンバイオケミファ（株）） |
| | コンパクトドライ「日水」EC | AOAC PTM/MicroVal 他（日水製薬（株）） |
| 腸内細菌科菌群 | Petri Film EB Plate | AOAC OMA/AFNOR（スリーエムジャパン（株）） |
| | コンパクトドライ「日水」ETB | AOAC PTM/AFNOR 他（日水製薬（株）） |
| 黄色ブドウ球菌 | Petri Film STX Plate | AOAC OMA/AFNOR 他（スリーエムジャパン（株）） |
| | MC-Media Pad SA | AOAC PTM/MicroVal（JNC（株）） |
| | Medi-Ca | AOAC PTM（キッコーマンバイオケミファ（株）） |
| | コンパクトドライ「日水」SA | AOAC PTM/MicroVal 他（日水製薬（株）） |
| 真菌（カビ・酵母） | Petri Film YM Plate | AOAC OMA/AFNOR 他（スリーエムジャパン（株）） |
| | MC-Media Pad YM | AOAC OMA/MicroVal（JNC（株）） |
| | コンパクトドライ「日水」YM | AOAC PTM/MicroVal 他（日水製薬（株）） |

じた場合に直ちに検査ができる．
② クロモジェニック（発色）も利用した設計であることから，特別の経験がなくても色の違いなどで標的の細菌が特定できる．
③ 酵素基質法が導入されており，複雑な操作なしに標的細菌が測定できる．
などがあげられます[6]．

**表3.8**からわかる通り，日本で市販されている簡易法（培地）はいずれも国際的認証機関であるAOACIのOMAまたはPTMの認証などを取得していますので，代替法として十分な性能を持っているといえます．

なお，培養に依らないプロプライエタリ法については第8章で解説します．

### 3.2.2 衛生指標菌を中心とした「公定法」の立ち位置

#### 1） 国際化する食の流通・衛生（HACCP）の間尺に合わない

食品衛生法ではすべてではありませんが，食品の規格基準を定めています．また，規格に合致しているかを検査する方法を公定法と呼び，省令法，通知法および告示法などが含まれます．その背景は前項に詳細を記していますので割愛しますが，汚染指標菌の検査を公定法で行うのに必要な施設，設備と専門性を持ったスタッフなどの経営資源を投入できるのであれば，公定法はもちろん採用できます．

しかし，現在は食品微生物検査法選択の時代を迎えており，また，合目的かを問う時代です．公定法で自主検査を実施する場合の問題点は十分に理解しておかねばなりません．公定法は，今から約70年前の乳及び乳製品の成分規格等に関する省令（昭和26年）と厚生省令「食品，添加物等の規格基準」（昭和34年）に遡ります．令和3年にHACCP制度化が開始され，国際化をすすめることができましたが，検査法は国際標準と整合性を図るチャンスを逃してしまいました．HACCP義務化は，「食」の生産・流通・消費といったフードチェーンが自国内のみならず国際的である点を考慮した施策です．

よって，検査もまた国際的に通用する法でなければなりませんが，食品衛生法で規定された公定法が最良かつ正確な検査法と見做され，長らく世界標準との比較・検証という作業を受けずにいた結果，いかにも古めかしくて迅速性に乏しいものになってしまいました．

前述の通り，収去試験は公定法で行わなければなりませんが，自主検査は目的に応じて多様で最新技術を利用した検査法を選択することができます．検査法は，「公定法でなければ」ではなく「世界標準？」「国際機関で検証されていますか？」を問う時代です．

### 2) 公定法が国際基準と合わない問題点—汚染指標菌としての大腸菌と培地

およそ70年前に定められ，アップデートもほとんどなかった公定法の不備を指摘するには枚挙に暇がありません．ここでは大腸菌（群）検査について2つの問題点を明らかにしますが，単純に公定法は駄目で，検証機関でバリデートされた簡易法が優れているというものでもありません．それぞれに盲点というべきものがあります．

例えば，大腸菌群試験の公定法であるデソキシコレート寒天培地法では，寒天培地をベースとしていますので，保存剤が製品中に含まれていても影響は受けにくいのですが，簡易法で良く用いられるドライゲルでは保存剤の影響を受けやすい点が上げられます．食品の安全が条件付きで保証されるのと同じ様に，検査も条件を考慮しないと正しい検査結果は得られません．

(1)「大腸菌群」は汚染指標菌としては不十分である

第1点は，大腸菌群が汚染指標としては不十分であることがわかっていながら変更していないことです．汚染指標（＝不衛生な取り扱いがあったか＝糞便汚染を推定する）と当初は考えられた大腸菌群は，大腸菌群を構成する ***Escherichia*, *Citrobacter*, *Klebsiella*, *Enterbacter*** および ***Erwinia*** に分けられますが，これらの菌は外界でも増殖可能な細菌類が含まれ，構成比率は常に流動的です．したがって「大腸菌群は糞便汚染の指標性は低いという認識が今日の国際的な理解である」とし，大腸菌群は不衛生な取り扱いの有無に関わらず自然界に広く存在する細菌群と位置付けられます．

現在では大腸菌群が汚染指標となり得るのは，唯一，加熱処理された食品に限定されます．一方，人などに存在する大腸菌は，糞便由来の汚染を推定するに十分な性質をもっていると評価され，EUを始めとする諸外国では，大腸菌を汚染指標菌としています（**表3.9**）．

**表3.9** 各国の衛生指標菌の使用状況

| 指標菌 | 日本（食品衛生法） | 米国 | | EU（ISO） |
|---|---|---|---|---|
| | | (BAM) | (MLG) | |
| 大腸菌 | × | ○ | ○ | ◎ |
| 糞便系大腸菌群 | ○ | ○ | 削除 | × |
| 大腸菌群 | ◎ | ○ | ○ | △ |
| 腸内細菌科菌群 | ☆ | × | ☆ | ◎ |

◎：採用され，広く普及
○：採用
×：不採用
△：EUの統一基準では使用されない．
☆：2011年に始めて採用（日本：生食用食肉）
BAM：FDA/BAM FDA's Bacteriological Analytical Manual
MLG：USDA/FSIS：MLG USDA's Food Safety and Inspection Service：Microbiology Laboratory Guidebook

浅尾努：指標菌検査をいかに現場の衛生管理に活かしていくか 2016年食品開発展セミナー講演要旨から引用

(2) デコキシコレート寒天培地の検査結果の不良性

第2の点は，大腸菌群試験として多用されるデソキシコレート寒天培地法の検査結果不良性です．

デソキシコレート寒天培地法は公定法であり，我が国では最も多用されている検査法ですが，諸外国ではデソキシコレート寒天培地は用いられず，ISO法であるVRB寒天培地の採用が大半です．また，発色酵素基質法は大腸菌群の乳糖分解能をβ-ガラクトシダーゼ活性で鑑別する精度の高い方法で，大腸菌が特異的に持つβ-グルクロニターゼ活性の検出を追加した簡易法が既に市販されており，大腸菌と大腸菌群が同時に検出できる仕様となっています．これらはいずれもAOACIなどで妥当性が検証された簡易（プロプライエタリ）法です．

寺本ら[7]は市販のそうざい，サンドウィッチ，弁当，すしなど237，食品および刺身，牛肉，豚肉，鶏肉などの食材82例の合計319の食品を，デソキシコレート寒天培地とVRB寒天培地で大腸菌群検査を行い，「食品の大腸菌群検査はデソキシコレート寒天培地およびVRB寒天培地とも同じ手順で行われたにもかかわらず，VRB寒天培地はデソキシコレート寒天培地に比べて大腸菌群検出率が高く世界各国に用いられている点から，わが国における食品の大腸

**表 3. 10**　市販食品 319 例からの大腸菌群検出[7]
(寺本忠司らを改編して引用)

| 方法 | 検査数 | 陽性数 |
|---|---|---|
| 公定法(デソキシコレート寒天培地) | 319 | 129 |
| ISO 法 (Violet Red Bile 寒天培地) | 319 | 157 |
| 発色酵素基質法 | 319 | 186 |

菌群検査に VRB 寒天培地を導入すべきである.」と提唱しています (**表 3. 10**).

さらに，発色酵素基質法による大腸菌群検出率は，公定法のデソキシコレート寒天や VRB 寒天より高く，従来法に比べて検査時間の短縮や人件費などの経費を節減できるとしました. 簡易法であるドライゲルは，既に広く簡易法として採用されている実態があります.

食品等事業者は，食品の安全性（食中毒事故を限りなくなくす）と品質の維持（＝品質管理）を目的に微生物検査の企画・実施をしますが，公定法であるデソキシコレート寒天培地での大腸菌群検査では，食品中の大腸菌群が陽性であるにも関わらず，陰性と判断し安全な製品であると誤認してしまうことを示しています.

リスクには，消費者リスク（誤って不良品を良品として供給）と生産者リスク（誤って良品を不良品として供給）がありますが，大腸菌群の検出率が低い公定法は，消費者リスクや食中毒を引き起こす可能性を増加させることになります.

## ■参考文献


1) 浅尾 努：日本の汚染指標菌検査法のあるべき姿，日本食品微生物学会雑誌，2009；**26**(3)：163-167.
2) 浅尾 努：衛生指標菌に何を求めるか，日本食品微生物学会雑誌，2013；**30**(2)：83-88.
3) 厚生労働省：食品衛生法施行規則及び食品添加物等の規格基準の一部改正について，平成 13 年 6 月 7 日食発第 170 号，2001.
4) United States Department of Agriculture Food Safety and Inspection Service, Office of Public Health Science: Quantitative Analysis of Bacteria in Foods as Sanitary Indicators, MLG 3.01, 2011.
5) 五十君靜信：微生物の標準化・日本の状況と今後，日本食品微生物学会雑誌，2008；

**25**(1)：18-22.
6) 戸ヶ崎恵一：HACCP時代の細菌検査 検査法の妥当性検証 Validationと検査手技検証 Verification, 月間HACCP, 2009；**15**(12)：20-24.
7) 寺本忠司ら：食品の大腸菌群検査用VRB寒天の評価, 日本食品微生物学会学術総会講演要旨集, 2000；**21**：94.

# 第4章　微生物検査に関わるコンプライアンスと経費

## 4.1　誠実性―微生物検査のルールに則った運用・評価―

HACCPの原理は誠実性によって裏打ちされていることが前提となっています．HACCPは実はとても脆弱で悪意や故意には全く歯が経ちません．「人は間違いを犯す」を前提にしていますが，人の正直さ，誠実さに依拠した仕組みです．微生物を含めた検査も全く同様です（**図4.1**）．すなわち，

① 検査は決められた通りの方法と決められた通りの運用ルールで責任をもって実施する．

② 結果の捏造，してもいない検査結果の捏造や流用，虚偽に満ちた検査結果は身を滅ぼすと心得る．

③ 検査結果は都合の良い結果と都合の悪い結果のどちらも出ることがあるが，都合の良い結果だけを採用しない．
また，方法や運用ルール変更は検証を経て行う．

④ 検査の究極の目的は「お客様から信頼を頂き，製品をご愛顧頂く」こと

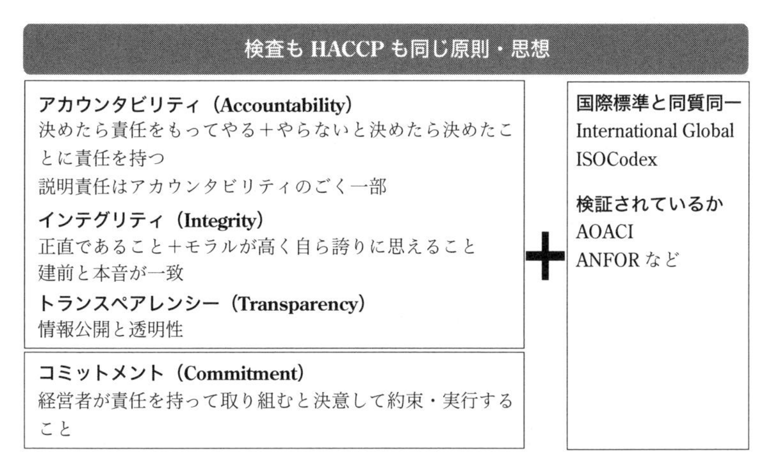


**図4.1**　検査もHACCPも誠実性が原則

であり，経営資源を適切に投じて継続的な検査運用ができて初めて達成される．

これらは当たり前なことのように見えますが，過去に起こった食品偽装事故などの多くは誠実性の欠如に起因しています．

## 4.2　合目的性─目的に合った検査法を適切に選ぶこと─

ISO9001では法令遵守が最優先事項として規定されています．食品等事業者が遵守すべき法律の最上位は食品衛生法です．ここで規定されている微生物検査法が公定法ですので，狭義な視点で見ると，公定法以外の検査法はコンプライアンス（法令遵守）に背くように見えて，食品業界では長く検査＝公定法という考え方に縛られてきました．

すでに述べた通りですが，食品等事業者が行う自主検査は，目的に合った検査法を自由に選択してよい性格のものです．採用の条件は適切な認証機関，例えばAOACIで検証を受け認証された方法のみと言っても過言ではありません．目的を明確にし，その目的に合ったものなのかを問う言葉である「合目的性」は，食品等事業者が実施する微生物検査のキーワードです．

### 4.2.1　リステリア・モノサイトゲネスに対する環境モニタリングに見る合目的性

ジョセフ・マイヤーが提言したリステリア・モノサイトゲネスに対する環境モニタリングは明快に検査の合目的性の重要性を説いています．彼の提言の主語「リステリア･モノサイトゲネス」を「食物アレルゲン」，「カピロバクター」や「ノロウイルス」に置き換えるだけで，それらを検査することの目的や運用が合目的かを知ることができます．

#### 1）リステリア・モノサイトゲネスとは

国内で把握されているリステリア感染症のほとんどは脳炎・髄膜炎，敗血症などの重篤な疾病（侵襲性疾病）を起こしている事例であり，その発生は散発的で数としては年平均83例と推定されている程度です．また，国内でのリステリア感染症の把握については，研究報告等によるものであり，現行の感染症等の報告制度では発生動向（増減）を把握できていません．さらに初期症状がほとんどなく，あってもインフルエンザ様症状などを呈する程度で，我が国での感染の実態は見えませんが，今後に注目すべき食中毒です（**図4.2**）．

起因菌はリステリア・モノサイトゲネスであり，それ以外の6種のリステリア属菌は無害とされています．リステリア・モノサイトゲネスでの最初でかつ重大な食中毒は1981年カナダで起こった「コールスローサラダ事件」で，感

**症状**

潜伏期間はおよそ2～3週間で食中毒で見られる腹痛や下痢などの急性胃腸炎症状はありません．発熱，頭痛，悪寒，下痢などのインフルエンザと同じ症状です．重症化すると敗血症を引きおこし致死率は25%前後と非常に高いです．

妊婦や胎児への影響が強いことも特徴的です．また健常成人では感染や重篤が少ないことから一種の日和見感染とみなせます．

**増殖と抑制**

増殖温度域が−0.4℃と低く，増殖可能な水分活性0.92は食塩濃度として11.5%に相当します加熱により容易に殺菌されます．

| リステリアモノサイトゲネスの増殖条件 | | | |
|---|---|---|---|
| 項目 | 最小 | 至適 | 最大 |
| 温度（℃） | −0.4 | 37.0 | 45.0 |
| pH | 4.4 | 7.0 | 9.4 |
| 水分活性 | 0.92 | - | - |

**市販食品の汚染実態**

ナチュラルチーズに汚染があることおよびナチュラルチーズによる発症が相次ぎましたが，その後，食品への汚染分析例が多く集められ，日本においても広く食品に汚染していく実態がわかりました．

| 食品 | 汚染期間 | 国 |
|---|---|---|
| チーズ | 4年 | スイス |
| チーズ | 11カ月 | イギリス |
| フランクフルト | 4カ月 | アメリカ |
| ミートパテ | 2年 | イギリス |
| 豚タンゼリー寄せ | 数カ月 | フランス |
| スモークサーモン | 11カ月 | スウェーデン |
| スモークサーモン | 4年以上 | スウェーデン |

**工場内での定着**

工場内の特定の場所に長期に渡り汚染し続ける（増殖）菌種．一過性の汚染に留まらず，定着・増殖し食品を汚染し続ける菌ですので遺伝形質が同一です．なお，工場設備や環境に定着する理由の一つにステンレスやゴムなどの表面に付着し，バイオフィルム（殺菌剤などの浸入を防ぐことができる保護膜）を形成します．

**図4.2** リステリア・モノサイトゲネスのプロファイル

染者41名のうち18名が死亡しました．リステリア症に感染した羊（人畜共通感染症）の糞便が肥料として利用されたキャベツが原因食です．

リステリア菌は冷蔵庫内温度でも増殖できるために，収穫後の保存期間中に発症菌量まで増殖したものと推定されます．死亡した中には妊婦が含まれており，コンプロマイズドホスト（易感染宿主＝日和見感染を受けやすい人）に注意が必要です．厚生労働省は「これからママになるあなたへ」と題するパンフレットで注意喚起しています（**図4.3**）．

また1997年にはイタリアでコーンサラダを原因食材とする大規模食中毒事件（被害者1594人）が発生，2018年にはメロンを原因食とするリステリア・モノサイトゲネス食中毒がオーストラリアで発生し，患者数20名の内，7名

これからママになるあなたへ
食べ物について知っておいてほしいこと
妊娠中に注意が
必要な食中毒菌がいます。
妊娠中は、一般の人よりもリステリア菌に感染しやすくなり、赤ちゃんに影響がでることがあります。リステリア菌は、食品を介して感染する食中毒菌で、塩分にも強く、冷蔵庫でも増殖します。
妊娠中に避けた方が良い
食べ物があります。
ナチュラルチーズ
（加熱殺菌していないもの）
肉や魚のパテ
生ハム
スモークサーモン
冷蔵庫を過信せず、
食べる前に十分加熱しましょう。
冷蔵庫の食品は、期限内に使い切るよう心がけましょう。
体調管理のため、
食中毒予防を
心がけましょう。
マタニティマーク
家庭でできる食中毒予防の6つのポイント
http://www1.mhlw.go.jp/houdou/0903/h0331-1.html
厚生労働省

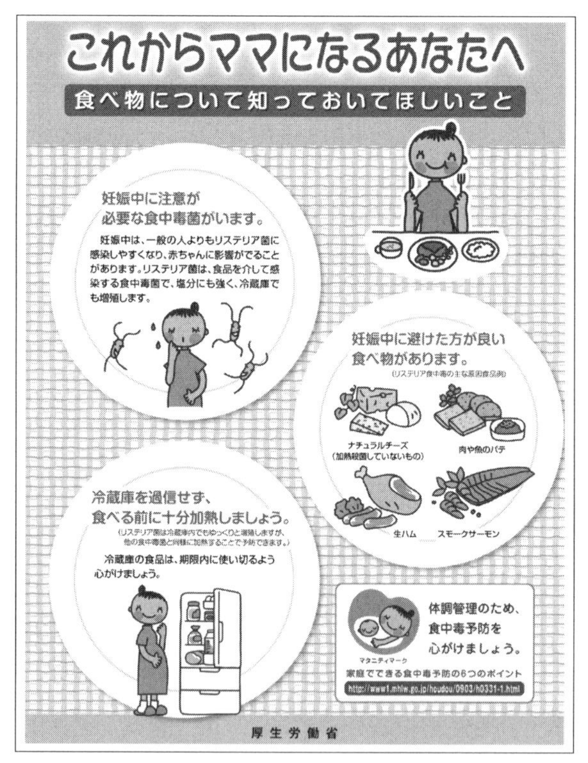

**図4.3** 妊婦への警告 これからママになるあなたへ
厚生労働省制作のパンフレットから

が死亡，1人が流産しています．日本では，米国 CRF Frozen Foods が製造したミックスベジタブルにリステリア・モノサイトゲネス汚染の疑いがあるとして，2016年に輸入したNフーズ社は約25万パックを回収しています．

こうした状況で，ナチュラルチーズに限定していたリステリア・モノサイトゲネスの規格基準は2014年に変更され，ナチュラルチーズ以外の製品にも規格基準が適用されるようになっています（**図4.2**）．そして，低温，低pH，高塩分下でも増殖・生存する食中毒菌です．弁当・総菜などに代表される食品のRTE化（Ready to Eat）の増加で危害要因として注目せざるを得ません．

腸管出血性大腸菌の死亡率は0.1%程度ですが，リステリアでは25%を超します．**表4.1**は日本細菌検査株式会社食品科学研究所スタッフのご家庭で使っている食器洗い用スポンジの検査例ですが，リステリアの汚染が半数近い値と

**表4.1** 家庭で使用しているスポンジの汚染実態

| No. | サルモネラ | カンピロバクター | リステリア・モノサイトゲネス | ベロ毒素 |
|---|---|---|---|---|
| 1 | 陰性 | 陰性 | **陽性** | 陰性 |
| 2 | 陰性 | 陰性 | 陰性 | 陰性 |
| 3 | 陰性 | 陰性 | 陰性 | 陰性 |
| 4 | 陰性 | 陰性 | 陰性 | 陰性 |
| 5 | 陰性 | 陰性 | **陽性** | 陰性 |
| 6 | 陰性 | 陰性 | **陽性** | 陰性 |
| 7 | 陰性 | 陰性 | **陽性** | 陰性 |
| 8 | 陰性 | 陰性 | **陽性** | 陰性 |
| 9 | 陰性 | 陰性 | 陰性 | 陰性 |
| 10 | 陰性 | 陰性 | **陽性** | 陰性 |
| 11 | 陰性 | 陰性 | **陽性** | 陰性 |
| 12 | 陰性 | 陰性 | 陰性 | 陰性 |
| 13 | 陰性 | 陰性 | 陰性 | 陰性 |
| 14 | 陰性 | 陰性 | 陰性 | 陰性 |
| 15 | 陰性 | 陰性 | 陰性 | 陰性 |
| 16 | 陰性 | 陰性 | **陽性** | 陰性 |
| 17 | 陰性 | 陰性 | **陽性** | 陰性 |
| 18 | 陰性 | 陰性 | **陽性** | 陰性 |
| 19 | 陰性 | 陰性 | **陽性** | 陰性 |
| 20 | 陰性 | 陰性 | **陽性** | 陰性 |
| 21 | 陰性 | 陰性 | **陽性** | 陰性 |
| 22 | 陰性 | 陰性 | 陰性 | 陰性 |

日本細菌検査株式会社 食品科学研究所勤務社員の家庭から提供受けたもの

なっていることに驚きを禁じえません．私達の身の回りに相当程度の汚染実態があると推定できます．

### 1）リステリア・モノサイトゲネスをどう排除するか
#### —環境モニタリング手法の導入—

（1）2008年カナダのRTE（ready to eat）食品の事例をもとに

2008年カナダでRTE食品を原因とするリステリア症が発生しています．平均年齢74歳，確定患者数57名，死亡者数23名ですが，事故を起こした工場では，アウトブレーク発生前から原因食製造工場の環境検査で散発的にリステリアの陽性結果がでていました．工場ではその度に洗浄等の対策を行い，環境検査が陰性であったため問題が解決したと考えていましたが，数週間後に再び陽性結果がでており根本的な問題解決には至っていませんでした．

データは散発的に集められていましたが，工場首脳部は個別事例として問題が解決したものと判断していたとされます．毎日洗浄することが困難であるカッターやスライサーを介した汚染等が疑われており，さらにアウトブレークの数カ月前（2008年春）に工場の建物工事の影響により工場内の湿度が高い状態となりリステリアが増殖するのに適した環境になっていた可能性も考えられると検証されました．

この事件を契機にカナダ食品検査庁はマニュアルや指針の更新を行い，食品が直接接触する生産環境に対してリステリアの有無について確認を行う環境モニタリングを義務化しています．

さて，あなたが次のような状況に置かれていると仮定します．

「代表的なRTE食品，惣菜を製造する中小企業の経営者です．リステリア対策をどのようにするかをスタッフと検討しています．自施設に検査設備を導入する程の高い衛生意識を持っていますが，試験所認定と呼ばれるISO17025取得は非現実的で，ICSMFのサンプリングプランに準じる検査も検査経費高騰を理由に採用は困難，また，溶血性検査などを含む検査法を理解する程のスキルはありません．それでもなんとかしなければ，自社製品で人殺しは絶対にしないとの強い意志を持っています．カナダで発生した事故は他人事ではすまされない程，当社状況と似ています」

さて，どのような解決策があるのかマイヤーの手法を紹介する中で答えを見つけて下さい．

(2)　標的を「リステリア・モノサイトゲネス」ではなく「リステリア属菌」とした検査モニタリング手法（ジョセフ・マイヤー）

食品中のリステリア・モノサイトゲネス検査の公定法[1]は中小の食品等事業者には困難な方法としか言いようのない手順であり，自主検査として薦める

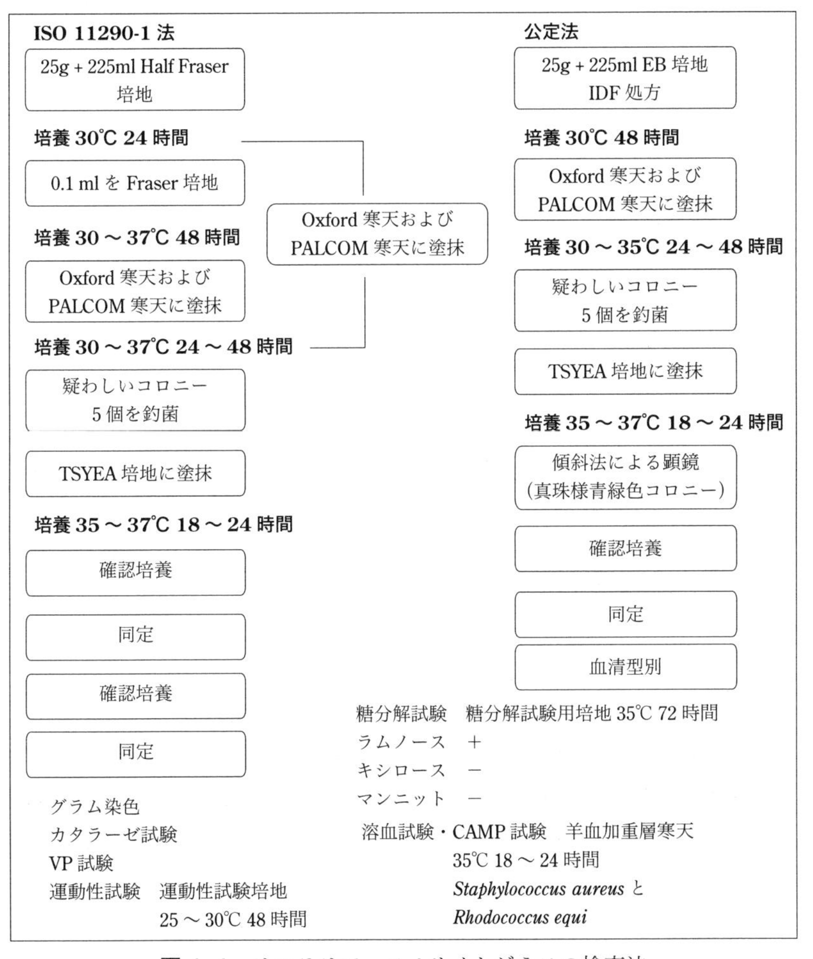


**図 4.4**　リステリア・モノサイトゲネスの検査法

方法ではありません（**図4.4**）．あなたへの回答として，米国クラフトフーズ食品安全担当ジョセフ・マイヤー[2,3]は，「食品を対象とした検査よりは，製造環境の検査（環境モニタリング）」を薦め，「リステリア・モノサイトゲネスを標的とした検査ではなく，リステリア菌属が検査できれば良い」とし，次のようなモニタリングプランを提案しています．

最終製品の検査に慣れ過ぎてしまった私達に警告を与えるかのようにジョセフ・マイヤーは「施設の安全性確保には製品の検査を重要視しないことおよび継続性とレビュー（見直し）が必須」と解き，「レビュー（見直し）しないのであればわざわざデータ収集をする必要はない」と言い切ります．そう考えると検査から得られる貴重な情報を無駄に捨てているのかも知れません．

レビュー（見直し）はHACCP用語で検証に相当しますが，検査の3要件である必要性・目的・要素（計画）の再検討は必須です．目的も明確ですが，着目点は要素（計画）です．目的が明確であって初めて明確な要素（計画）が作られますが，目標となる基準・ゴールを定め，トリガー（HACCPの許容限界に相当）と是正措置の設定が必要と説きます．まさしくHACCP 7原則そのものを検査に適用させたと言ってよいでしょう．

① 必要性と目的：もし，リステリアの環境モニタリングのプログラムがなかったら，どのようなことが起きるかを考えること．目的はリステリアが施設内に存在する可能性と顕在化する前の警告および汚染の根本的な原因解析（**図4.5**）．
② 構成要素を明確：構成要素とは計画と同意です．汚染マップを作るため，何を試験対象とするか，何処を試験対象とするか，頻度は？　目標となる基準・ゴールは？　トリガー（ここまできたら是正する）の設定と是正処置（**図4.6**）．
③ 構成要素を明確：どこから始める？（**図4.6**）
④ 構成要素を明確：何時，する？（**図4.6**）
⑤ 構成要素を明確：汚染をもたらす場と汚染している場の確定（**図4.7**）
⑥ 構成要素を明確：モニタリングの成功＝リステリアの検出（**図4.7**）

**必要性**　環境モニタリングがなかったら，どのようなことが起きるかを考えること

**目的**　リステリアが施設内に存在する可能性と顕在化する前の警告
汚染の根本的な原因解析

**補足**
1. 施設の安全性確保には製品のリステリア検査を重要視しない.
2. 環境衛生プログラムは継続性とレビュー（見直し）が必須.
3. レビューしないのであればわざわざデータ収集をする必要はない.

**図 4.5**　環境モニタリングプラン　必要性と目的

**構成（計画）**
- 何を試験対象とするか
- 何処を試験対象とするか
- 頻度は？
- 目標となる基準・ゴールは
- トリガー（ここまできたら是正する）の設定と是正処置

・*Listeria* 菌属を対象とし，*Listeria monocytogens* を対象としない.
・環境モニタリングは環境内に病原体が巣食っている可能性を探るのであって「病原体はいるか」を見ない .

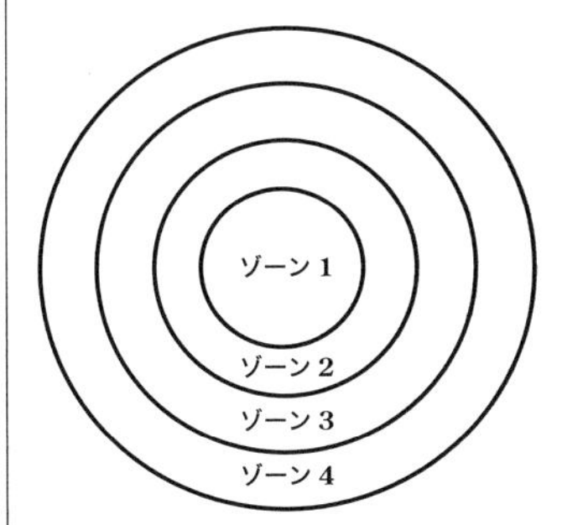


**ゾーン 1**：直接または間接的に接触する場
例えば　スライサーの刃・ベルトコンベアなど

**ゾーン 2**：接触しないが隣接する場
例えば　ベルトコンベアの枠組みやガードなど

**ゾーン 3**：さらに製品から離れた場
例えば　床・壁・ゴミ箱・運搬用パレットなど

**ゾーン 4**：かなり製品から離れている場
例えば　更衣室・ロッカーなど

検査はゾーン 4→3→2→1 の順に
汚染をもたらす場と汚染している場
汚染している場を見つける.

リステリアは機械設備が稼働中または人や埃を介して汚染・移動することが想定されるのでリステリア検査のサンプリングは工場の操業中に行うことが実際的である.

**図 4.6**　環境モニタリングプラン　構成（計画）先ずは非汚染ゾーンを確定する

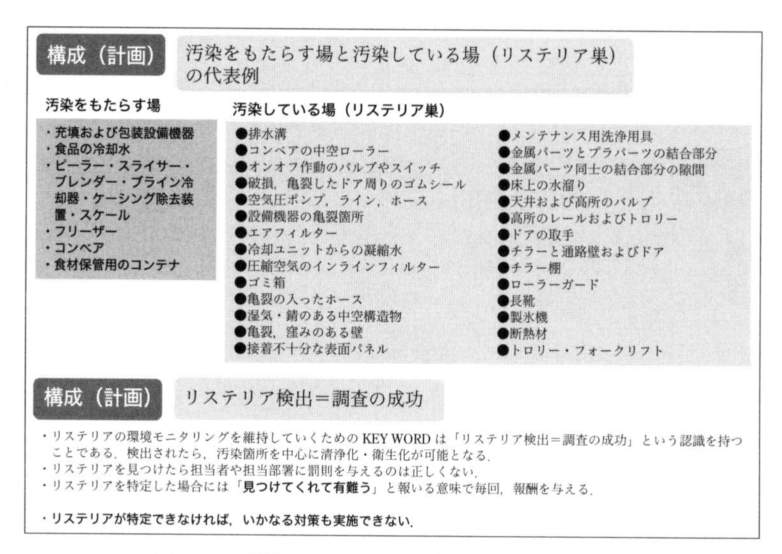


**図4.7**　環境モニタリングプラン　構成（計画）
リステリア陽性は調査の成功を意味します

### 〈モニタリングプランの実際〉

**1**　このプログラムでは人が介在した汚染を想定していますので作業中のモニタリングとなります．対象は生産施設すべてとし，汚染マップを作製します．

2つの汚染源＝**汚染をもたらす場**（汚染が起こる場）と**汚染している場**（リステリア巣）を明確に意識し，汚染している場を見つけることが重要としています．食品が直接触れる設備や容器が汚染をもたらす場であることは当たり前です．特徴的なのは「汚染が起こる場から遠い施設・設備から始めよ」としている点です．

施設を4つのゾーンに分け，ゾーン4またはゾーン3からはじめることを推奨，このエリアでリステリアがどの程度の頻度で検出されるかを評価することで，生産施設のベースラインが把握できるとしました．ベースラインとなるデータが集まるまではクリティカルなエリアであるゾーン1またはゾーン2（直接に食品と接触する機会の高い工程や設備）はやたらと検査しない方が賢明であるとしています．まずゾーン3およびゾーン4で問題があれば効果のある是正処置を取り，そこの環境管理が整理できたらゾーン2に移り，さらにゾーン1までに至るとする考え方です．

### 2 大枠で攻める「環境モニタリング衛生プログラム」とその応用

このリステリア環境衛生プログラムはアレルゲン汚染対策に必須のアレルゲン汚染マップ作りにも通じます．

東京都の食品の製造工程における食物アレルギー対策ガイドブックに，「様々な食品工場に監視指導をしてきたが『うちではアレルギー対策を実施しているので，アレルゲンのコンタミネーションはありません』『年1回，アレルギーに関する製品検査を実施しているので，アレルギー対策は十分です」といった回答をする施設でさえ，拭き取り検査キットによる製造工程調査を実施すると次々とアレルゲンの存在（アレルゲンポイント）が明らかとなった」とあります．

「アレルゲンの汚染が起こる場」と「アレルゲンに汚染している場」に言葉を置き換えますと，自施設のアレルゲン汚染マップもまた，ゾーン4から始めることが推奨できます．汚染のベースラインを把握して，はじめてアレルゲンを封じ込むための対策が生まれてくるはずです．

### 3 「環境モニタリング」の優れた点は，汚染源の特定

環境モニタリング（製品検査を伴わない実態調査）とは問題点を検出＝見える化することに他なりません．そして最終の目的は，生産現場からリステリアを排除することです．ジョセフ・マイヤーの提案の特徴は，検査の計画は病原体を見つけることではなく，生産環境中に病原体が巣食っている場を見出す点にあります．

検査には必ず答えがあります．上司は検査前にその対応を決めておかないと混乱が生じます．自社施設で危害要因に汚染している場，汚染する場が発覚した時，あなたは不衛生な工場を嘆き，責任者へは衛生管理の不徹底を叱り，詰問するかも知れません．しかし，彼は「誉めろ」と説いています．すなわち，「環境衛生プログラムを維持していくためには『検出＝調査の成功』という認識を持つことであり，検出して初めて汚染箇所を中心に清浄化・衛生化が可能となります．

汚染を見つけたら担当者や担当部署に罰則を与えるのは誤りとするセンスが必要です．汚染源を特定した場合には『見つけてくれて有難う』と報いる意味で毎回，報酬を与える．汚染源が特定できなければ，いかなる対策も実施でき

ない」としています．

**4** 「環境モニタリング」手法から導かれる目的に応じた検査法の選定

ここで公定法など標準法に従って，原料，仕掛品，製品を含めた製造環境を対象にリステリア・モノサイトゲネスの同定までの検査プログラムを行うとしたらどうでしょうか．経費がまちがいなく増加し，結果的には継続性がなくなり，必要な検査が頓挫することとなるのではないかと想像されます．

検査には，お金がかかることを知った上で検査プランを立てなければ，まさしく画餅に帰すことになりかねません．検査経費を最小化し，検査対象は病原性リステリア・モノサイトゲネスをターゲットとする必要は乏しいことを知り，簡易なリステリア菌属をターゲットとするデバイスを利用するとした選択肢が望まれています．

今日的には，このようなグランドデザインのできる能力こそが検査担当者に必要なスキルといえるでしょう．

現在のテクノロジーはリステリアのモニタリングデバイスの開発を後押ししています．ジョセフ・マイヤーの提案では明示されなかった「検査方法」は培養法によるもの，培養によらないもの，取り扱いに安全が配慮された仕様，迅速性を持たせたものなどが多種あります（**表4.2**）．今は，目的に応じて検査法を選択できる時代です．

**表4.2**　リステリア環境モニタリングデバイス例

| 商品名 | 検出法 | 取り扱い |
|---|---|---|
| リベールリステリア検査キット | 非培養・イムノクロマト | エアブラン株式会社<br>ARB-LS<br>https://arb-ls.com/ |
| リステリアモノサイトゲネス InSite | 培養・閉鎖系チューブ培地 | アズマックス株式会社<br>https://www.azmax.co.jp/ |
| ペトリフィルム™ EL プレート | 培養・ドライゲル | 3M ヘルスケア株式会社<br>https://www.mmm.co.jp/hc/ |

## 4.2.2　実際的でない試料の採取法と均質化法から合目的性を探る

本書は，公定法をむやみに否定するものではありませんが，不具合な点を理解しないとコンプライアンスの本質に近づけません．不具合を知った上で，コンプライアンス遵守を構築しないと目的が達せられないという不都合が生じてしまいます．

### 1) サンプル試料と取り扱い—非合理的なものと合理的なものとの混在

食安発 0729 第 4 号（平成 27 年 7 月 29 日）では，食肉製品，鯨肉製品および魚肉ねり製品の微生物検査で，サンプル試料調整を「切断すべき表面をアルコール綿でよく拭いた後，滅菌した器具を用いて無菌に切断し，その断面の中央部から 25 g を無菌的に採り試料とする」と規定しています．

これに対して，浅尾[4]は，「表面の細菌汚染は無視されてよいのかと」指摘し，また，水産ねり製品で平天（揚げかまぼこ）や竹輪では中央部から採ることは実際的にはできないとし，公定法の不具合を至急に改正する必要を説いています．

一般に食肉製品，鯨肉製品および魚肉ねり製品では内部よりも表面に微生物汚染が起こりやすいことが知られています．内部は加熱によって殺菌されており，耐熱性芽胞形成菌などが残存するのみです．加熱処理の検証であれば表面に二次汚染した微生物を除くとした考えも一理ありますが，食品等事業者は，試料の実態を知りたいのです．汚染が考えられる部位と汚染が少ない部位があるのであれば，汚染がある試料表面を含めて試料採取するのは合目的的な当たり前の結論です．公定法の見直しをすれば済むことと思われます．

一方，簡易法を導入した例もあります．平成 13 年 3 月 30 日付食監発第 55 号の別添 2「枝肉の微生物等検査実施要項」で規定している試料採取法は，食肉製品，鯨肉製品および魚肉ねり製品の微生物検査とは全く逆で，表面だけを検査する方法です．

健康な牛などの枝肉内部は基本的に無菌であることが知られているので，公定法検査のベースである検査結果 /1 g 当たりでは汚染の実態が分かりません．汚染の実態を知るのであれば表面に汚染した細菌類を /1 $cm^2$ 当たりで調べれば良いとするものです．また，この通知では検査法を食品衛生検査指針，AOACI に準じた法と規定し，プロプライエタリ法を採用しています．

**2）簡易法を取り入れた「枝肉の微生物等検査実施要項」からの抜粋**

1. 検査の対象及び項目：牛枝肉の生菌数及び大腸菌群数
2. 検査時期：春期（4月・5月）及び秋期（9月・10月）
3. 検査枝肉数：と畜場ごとに各時期20枝肉について検査を実施する．検査実施期間8週間のうち4週（連続しなくてもよい）において，1週あたり5枝肉を無作為に抽出する．（検査の実施日及び対象について，予め通知しないこと．）
4. 検体採取等の方法：生菌数及び大腸菌群数の検査については，一つの枝肉につき胸部と肛門周囲部の2カ所を次によりそれぞれ100 $cm^2$ 拭き取り，それぞれを1検体として検査すること．
   ① トリミング等すべての処理が終了し，と畜検査直後（最終検査後）の枝肉から拭き取ること．
   ② 各拭き取り部位を滅菌乾燥したスポンジ又はガーゼタンポを用いて，一定の強さで均等に拭取り又はこれと同等の方法で採取すること．
5. 検査法：「食品衛生検査指針，AOAC International に準じ，1 $cm^2$ あたりの菌数を求めること．

### 4.2.3　公定法 vs 食品衛生検査指針（global standard），どちらの細菌数（生菌数）を採用？

浅尾[4]は，生菌数の規格基準が $3\times10^4$/g 以下である粉末清涼飲料・乳飲料・特別牛乳の検査で，菌数算定を公定法と食品衛生検査指針法（ISO法）でした場合，両者に違いがあり，場合によっては，食品衛生法違反の食品とみなされる場合があることを示しています．

**表4.3**　細菌数算定例[4]から引用して作表

| 希釈 | コロニー数 | |
|---|---|---|
| | a | b |
| 100倍 | 295 | 285 |
| 1000倍 | 32 | 34 |

コンプライアンス遵守の視点でどう考えるべきかとし，HACCPの考えである危害分析を検査に当てはめたら「食品衛生法そのものがハザードかも知れない」と警告しています．**表4.3**に記すコロニー数を元に，

① 公定法での算定法で細菌数（生菌数）を計算すると $=3.1\times10^4$/g

② 食品衛生検査指針法で細菌数（生菌数）を計算すると $=2.9\times10^4$/g

**食品衛生法（公定法）**

$$N = \left\{ \frac{A + B}{2d_1} + \frac{C + D}{2d_2} \right\} / 2$$

A・B：低希釈倍率のコロニー数
C・D：高希釈倍率のコロニー数
$d_1$：低い方の希釈倍率
$d_2$：高い方の希釈倍率

**食品衛生検査指針法（ISO法）**

$$N = \frac{\Sigma c}{(n_1 + 0.1n_2)\, d}$$

$\Sigma c$：各平板のコロニー数の合計
$n_1$：低希釈倍率のシャーレ枚数
$n_2$：高希釈倍率のシャーレ枚数
d: 低いほうの希釈倍率

**図 4.8**　異なる生菌数計算法

となり，同じコロニー数のデータを使用した計算であるにもかかわらず，公定法検査では食品衛生法違反，食品衛生検査指針法では合格という全く異なった判定となります．このような不具合は，細菌数（生菌数）の規格基準が $3\times10^6$/g 以下である冷凍食品の規格基準でも同様なことが起こり得ます．どちらが優れた細菌数（生菌数）の計算法であるかという論議は別として，食品衛生検査指針での算定法は，ISO 法と同一でグローバル・スタンダードです．

これらの食品が輸入製品であった場合を想定すると，国際標準では合格である製品が国内の公定法では違反品となります．コンプライアンス遵守を頑なに，狭義的に解釈すると不都合が生じかねません（**図 4.8**）．

## 4.3　自主検査：公定法 vs 代替法での費用対効果は？

### 4.3.1　公定法 vs（例えば）食品衛生検査機器 BACcT と自主検査の教育的意義

公定法で生菌数と大腸菌群試験を行うとした場合，検査室施設および培地などの消耗品を除く設備の概算費用をアズワン株式会社の公式 WEB ショップ AXEL（**表 4.4**）でみると 10～20 検体検査 / 日では約 240 万円となり，30 検体検査 / 日では 580 万円と試算されています（2021 年 8 月現在の概算費用）．

また，検査施設の設備に同額程度の見積り額の準備が必要です．この金額に培地などの消耗品費用と専任検査担当者の人件費を加算しますと，中小企業が自前・自主検査の導入をためらう実態がうかがえます．他方，公定法以外の検査法に選択肢を広げますと，プロプライエタリ法を構成パーツに組み入れた簡易検査キットと呼ばれる製品が販売されています．

**表4.4**　最低必要な標準的検査設備　10～20検体／日程度の場合

| 設備名 | サイズ |
|---|---|
| サイド実験台 HTO-1275 | 1200×750×800 |
| ステンレス作業台 WDB-12075 | 1200×750×800 |
| クリーンベンチ CT-1200UVAX | 1200×503×811 |
| 流し台 DWE-975 | 900×750×800 |
| 耐薬保管庫 N-360・OW | 880×380×1790 |
| スリム型薬用保冷庫 FMS-124GS | 500×450×1430 |
| ニューダストアウトドライ AG-SDN | 444×537×1595 |
| ニューダストアウトドライ用　深バスケット棚 | 358×480×165 |
| ニューダストアウトドライ用　浅バスケット棚 | 358×480×85 |
| 小型高圧蒸気滅菌器　KTR-2346A | 370×300×730 |
| インキュベーター IW-600SB | 700×617×810 |
| 乾熱滅菌器 KM-300V | 400×447×610 |
| ニューラボベンチ（スタンダード）　A型 | 900×600×800 |
| コロニーカウンターライト台　R2D2 | 200×220×50 |
| 電気コンロ HP-635(L) | 289×208×93 |
| ステンレスポット 22cm 手付 | Φ220×237 |
| カートリッジ純水器 G-10D | φ169×747 |
| 恒温水槽 本体 HB-1400X | 408×136×205 |
| 水槽 PP-28 | 590×390×155 |
| マスティケーター E-mix primo | 220×400×240 |
| バッグスタンド P タイプ 5 枚用 | |
| ニチペット Ex II NPX2-1000 | |
| サンプル採取用バッグスタンド BG-SA | 220×180×245 |
| 電子天秤 IB-1K | 188×216×58 |
| 滅菌缶 MK-1 M | 70×80×200 |

アズワン株式会社の公式 WEB ショップ AXEL から引用　(2021 年 8 月現在)

日本細菌検査から販売されている「食品衛生検査機 BACcT」は国内販売実績約 4,500 社で簡易検査キットのトップブランドですが，ベーシックキット（商品名：Air BACcT）は 30 万円程度の価格であり，一般生菌と大腸菌群 25 検体分がパッケージされています．検査したい試料以外はすべてセットアップされたオールインワンキットで，机一つ分のスペースで十分としています（**表 4.5**）．

簡易法での自主検査と，外部委託検査の直接的な検査の単価を比較することは余り意味がありません．本書では，汚染指標菌の検査は自前を薦め，食中毒

**表 4.5**　ベースキット（商品名：Air BACcT）の構成

| 品名 | 数量 |
|---|---|
| クールインキュベーター M（冷却機能付培養器） | 1 |
| ステリライザー（蒸気殺菌器） | 1 |
| バランス（HL-200i）（電子天秤） | 1 |
| ホモジマッシャー（すり潰し器） | 1 |
| ホモジバッグサポート（袋立て） | 1 |
| マグニファイアー（ルーペ） | 1 |
| ホモジバッグスタンド（組立式） | 1 |
| バクットピペット | 1 |
| バクットピペットスタンド | 1 |
| サンプリングセット A（調理セット） | 25 セット |
| バクットチップ | 75 本 |
| ホモジバッグ（サンプル袋） | 25 枚 |
| デリューション P 45 cc（滅菌リン酸緩衝液） | 25 本 |
| デリューション P 9 cc（滅菌リン酸緩衝液） | 50 本 |
| シャーレ AC（一般生菌数測定用） | (10 枚 × 5 袋) × 3 |
| シャーレ CC（大腸菌群数測定用） | 10 枚 × 5 袋 |
| シャーレ廃棄袋 | 20 枚 |
| その他の付属品 | |

菌などの検査は外部委託検査を薦めますが，仮に外部委託で汚染指標菌の検査を行っている場合であれば，ためらうことなく自前・自主検査に切り替えるべきです．

自前・自主検査の導入は，製品検査から製造設備，施設の衛生状況把握に展開されるはずです．この展開が，今日的な食品企業の検査のあり方であると思われます．また，自前・自主検査は衛生教育の最高のツールであり，その結果を従事者へ全公開することで，衛生水準が飛躍的に向上することを筆者は数多く経験しています．検査項目を汚染指標菌や病原性を特定しない検査方法に限定した場合であっても，製造環境の衛生状況把握や，新製品の保存試験など，ほとんどすべてをカバーすることが可能です．

### 4.3.2　検査経費をどう考えるかで，見える景色が変わる

#### 1)　検査経費は，コストではなく顧客満足度，企業競争力への投資

HACCP 義務化で厚生労働省は「衛生管理の“見える化”」を標語としました．実施していることを記録すると言う意味ですが，残念ながらこれでは経営戦略とはなりません．具合の悪いことに記録も検査も 100 円のものは 100 円で付加価値を生み出しません．検査経費を消費税のように価格に上積みしたところで付加価値とはならず，経費の回収に留まります．

製品規格に合致しているかを検査目的とするのであれば，その経費は製造原価に繰り入れても不都合ではありませんが，ここにも思考停止が潜んでいます．会計処理上では適切ですが，今日的な意味で検査費用は投資と考えることができます．

そうした観点から見ると検査は顧客要求に合致しているか，という安心を頂く手段ですので，製造原価という位置付けだけでは適切ではありません．食の安全は取引の大前提です．経営トップは「自主検査を始める」と宣言し，問題点の見える化で他社に負けない高品質な商品作り・ローコスト化を実現して，競争力のある企業体質を作らなければなりません．そのための投資であって，コストではないと考えれば検査に求めるものがより明確となります．

#### 2)　検査結果の公表で，検査一切を付加価値化し営業に役立てる

さて，検査を行っていることで「品質管理をしています」と答えるのは従来

の考え方ですが，検査自体（検査スタッフ・検査室・検査結果など検査に関わる一切）も品質として捉えると話は変わってきます．つまり，検査を記録し“見える化”するにとどまらず，積極的に安心を得るための“見せる化”への手段としての転換です．検査結果を含めて，検査全体の流れを付加価値化する挑戦です．検査経費をわざわざ勘定科目を変更して，製造コストに算入させていたものを広告宣伝費や取締役の接待交際費に組み替える必要はありませんが，意識的に製造コストではなく営業経費とする視点が重要です．

こうした考えに基づくと，検査は公表・公開することで安心を得るための広告宣伝費として扱うのが適当です．更にいえば，お客様から信頼を頂く施策名目で役員の接待交際費に計上しますと検査コストを身近に感じることができます．また，検査予算は青天井ではありません．検査計画なしでは検査の予算が不安定となりやすく，検査の継続性を失いかねないので注意が必要です．検査予算は経営者視点では経営資源配分の一環であることを忘れてはいけません．

### 3)　最低でも結果を生産現場へフィードバック

目的が明確に見いだせない慣れあいの検査であれ，合目的な検査であれ，検査コストは変わりません．初歩的な目的としての検査結果の共有と生産現場の衛生管理にそれをフィードバックできてない検査室の存在，つまり検査業務の実施そのものが品質であることを自覚できないような検査室であれば，荒療治的に検査中止も視野に入れるべきです．「そんなこと，恐ろしくてできない」と言うことであれば，それだけ改善点が多いと考えることができます．「規格があるから検査する」の思考停止だけは避けなければなりません．

筆者のある事業所での検査経験ですが，粉末混合製品（食品添加物製剤）で，適正に混合ができているかを最も配合率の高い成分の定量値で規格化し，その検査を続けていました．ロット毎に基準値以内を確認し，次工程に進める指示を行うのですが，20 年近く積み重なった検査結果（数百ロット）は俯瞰的なレビューを受けないままでした．ある機会にデータを整理してみると規格不一致件数は 0 件で，検討の結果，粉末の混合時間をモニタリングすれば配合率の検査は不要と結論できました．HACCP の考え方そのものです．

## 4.4　これから自主検査を始めようとする食品企業への提言

第1章の冒頭で「最終製品の抜き取り検査結果では，その製品の安全性は保証できない」と述べました．これは，事実なのですが，それは微生物検査そのものの欠陥によるものではなく，抜取り検査の限界と理解すべきものです．

安全と対の品質（安全性以外の製品の属性）との関係性では微生物検査は判定の有効な手段です．生菌数は品質の変化に伴って増加する（正しくは微生物の増加に伴って品質が劣化する）ので，定期的に製品の検査を行うことにより，品質が劣化する原因などを明確に指摘できます．生産施設の温度の変化を生菌数の増加という現象で明確に捉えられる程すぐれた精度を持っています．微生物検査は汚染の有無と，汚染箇所や衛生的な生産環境を作り出すための情報を得ることができる唯一の方法といえます．このことから，製品や原材料の継続的な生菌数検査は食品等事業者には必須といえます[5]．

池亀[6]は自主検査で検査機器や方法にこだわってしまい，同定まで行うのが検査であるような誤解がある実態に対し，必要なことは①コストが安いこと②結果が早いことなどが優先され，検査法に必要以上に拘泥すべきではないと警告しています．食品等事業者は自らの責任と自らの判断で，微生物検査の手段をあらゆるオプションから選択する時代になってきました．参考となる運用例は第9章で詳細に紹介します．

■参考文献

1) 厚生労働省：ソフト及びセミソフト・タイプのナチュラル・チーズのリステリア菌汚染防止について，平成5年8月2日衛乳第169号，1993
2) ジョセフ・マイヤー：そのまま食べられる食肉製品施設における安全性確保の手段，月間 HACCP，2002；**8**(9)：33-42.
3) 編集部：米国に見る効果的なリステリアコントロール，月間 HACCP，2007；**13**(11)：29-34.
4) 浅尾　努：衛生指標菌と規格基準の現状と今後—国際動向を踏まえて～このままで良いのか．日本の食品細菌検査法～，月間 HACCP，2008；**14**(6)：20-30.
5) 戸ヶ崎恵一：HACCP 導入企業における信頼される微生物検査体制，月刊 HACCP，2014；**20**(7)：20-25.
6) 池亀公和：食品産業における微生物検査と HACCP の問題点，日本食品微生物学会雑誌，2004；**21**(2)：105-107.

# 第5章　自主検査で取り扱う食品微生物

## 5.1　変化する食中毒の様相と発生時期の常識
### ―原因菌の入れ替わりと通年発生へ―

各種食中毒菌のプロファイルなどは優れた成書[1-3]がありますのでそちらをご覧下さい．食品衛生に関わる微生物の書籍や記事を選ぶ際には，食中毒事例の今昔を知らなければならないという点に注意する必要があります．

旧来の食中毒に関する知識と，現在の食中毒事情には大きな隔たりがあります．例えば，食中毒の起こりやすい季節は旧来の書であれば夏ですが，現在では冬もしくは通年と言うことができます．平成15年前後に500件以上の発生をみた腸炎ビブリオによる食中毒は，平成24年現在では9件とほとんど発生しなくなり，令和1年度では統計上0となっています．カンピロバクター食中毒などはノロウイルスと同様に増え続け，事件数や患者数の増加が著しいことがうかがえます．

また，腸炎ビブリオ菌，サルモネラ菌属，セレウス菌，ウエルシュ菌などの食中毒菌の多くは，発症するには相当の菌数を摂取する必要がありましたが，今ではごく少量で発症する病原大腸菌のようなタイプが多くなってきました．以下は食中毒警報発令基準ですが，夏を想定したものですが最も発生件数が多

〈食中毒警報発令基準〉

(1)　気温30℃以上が10時間以上継続したとき，又はそれが予想されるとき．
(2)　湿度90％以上が24時間以上継続したとき，又はそれが予想されるとき．
(3)　24時間以内に急激に気温が上昇して，その差が10℃以上のとき，又はそれが予想されるとき．
(4)　次に掲げる気象条件が同時に発生したとき，又はそれが予想されるとき．
　①　気温が28℃以上となり，かつ，6時間以上継続するとき．
　②　湿度が80％以上となり，かつ，相当時間継続するとき．
　③　48時間以内に気温が上昇して，最高と最低の気温の差が7℃以上となり，かつ，相当時間継続するとき．

**表 5.1**　令和1年 病因物質別食中毒発生状況

| 原因物質 | | 事件数 |
|---|---|---|
| 細菌 | サルモネラ菌 | 21 |
| | ブドウ球菌 | 23 |
| | ボツリヌス菌 | 0 |
| | 腸炎ビブリオ | 0 |
| | 腸管出血性大腸菌 | 20 |
| | その他の病原大腸菌 | 7 |
| | ウエルシュ菌 | 22 |
| | セレウス菌 | 6 |
| | エルシニア | 0 |
| | カンピロバクター | 286 |
| | ナグビブリオ | 0 |
| | コレラ菌 | 0 |
| | 赤痢菌 | 0 |
| | チフス菌 | 0 |
| | パラチフス菌 | 0 |
| | その他の細菌 | 0 |
| ウイルス | ノロウイルス | 212 |
| | その他のウイルス | 6 |
| 化学物質 | | 9 |
| 寄生虫 | | 347 |
| 自然毒 | 植物性自然毒 | 53 |
| | 動物性自然毒 | 28 |
| その他 | | 4 |
| 不明 | | 17 |
| 総数 | | 1061 |

厚生労働省統計資料：2019 年度病因物質別月別食中毒発生状況を元に作表

**表 5.2**　主な食中毒菌の発症菌数

| 食中毒菌 | 発症菌数 |
|---|---|
| サルモネラ | 10,000 前後以上 |
| 黄色ブドウ球菌 | 100,000 以上 |
| 腸炎ビブリオ | 100,000 以上 |
| 病原大腸菌 | 10～100 |
| セレウス菌 | 100,000 以上 |
| カンピロバクター | 10～100 |
| ノロウイルス | 10～100 |

い冬場のノロウイルスは想定していません．微生物とはいえない病原体であるウイルスは，食中毒は夏に発生するとした通説を覆し，春から秋は細菌性食中毒，秋から春まではウイルス性食中毒が発生し，食中毒発生の時期はもはや通年です（**表 5.1**，**表 5.2**）．

## 5.2　自主検査の原則
### ―食中毒菌を扱わない：腸管出血性大腸菌を例に―

自社に検査施設と検査スタッフを擁し，既に微生物検査をされている事業者への注意です．自社内に検査体制があると「あれもこれも」式に「原料に汚染しているかも知れないサルモネラ属菌を調べて」，「製品検査に腸管出血性大腸菌 O 157 を加えて下さい」等の要求は高まるばかりですが，基本的に病原性菌の検査をしてはいけません．その理由は，「病原性菌だから」です．

第 4 章で自主的な微生物検査項目は，汚染指標菌のみとすることが原則であり，食中毒菌の検査は極力控えなければならないと述べました．腸管出血性大腸菌 O 157 の検査法を例にその理由を示します．

#### 1)　取引先からの検査依頼を，鵜呑みにしてはいけない

あなたが白菜などの浅漬を製造している経営者で，量販店のバイヤーとの間で交わされる会話を想定します．バイヤーは「浅漬で腸管出血性大腸菌による食中毒が発生し，死者が 7 名も出たことはご存知ですよね．当社としましては，納品頂く生産者の方々へ腸管出血性大腸菌の検査をお願いすることとなりました」と持ち掛けます．あなたは無言で困惑の様子．死者を出す事故が同一業界で起これば，バイヤーは納品業者に「検査してから出荷して下さい」と言い，生産者もまた「検査したい・すべきであろう」と返しますが，それは検査法，検査費用，検査の危険性や代替法などへの無知と言わざるを得ません．

**図 5.1** は腸管出血性大腸菌検査の公定法（通達法）の概略ですが，高度に複雑を極める検査方法です．図中，灰色で表したステップは培養を示しています．

#### 2)　食中毒菌の培養とは，食中毒菌の大量生産である

例えば図 5.1 中にある「食品検体 25 g＋mEC 培地 225 mL」とは，検査する食品を 25 g 採り，225 mL の mEC 培地で菌を増やすことを指しています．微生物検査の基本的手順です．個々の菌は肉眼的には小さすぎて見ることができず，また，1 個の菌では少な過ぎて各種の試験に供することができません[4]．しかし，それぞれの菌を増やして単一の集団とすれば肉眼的に見えるようにな

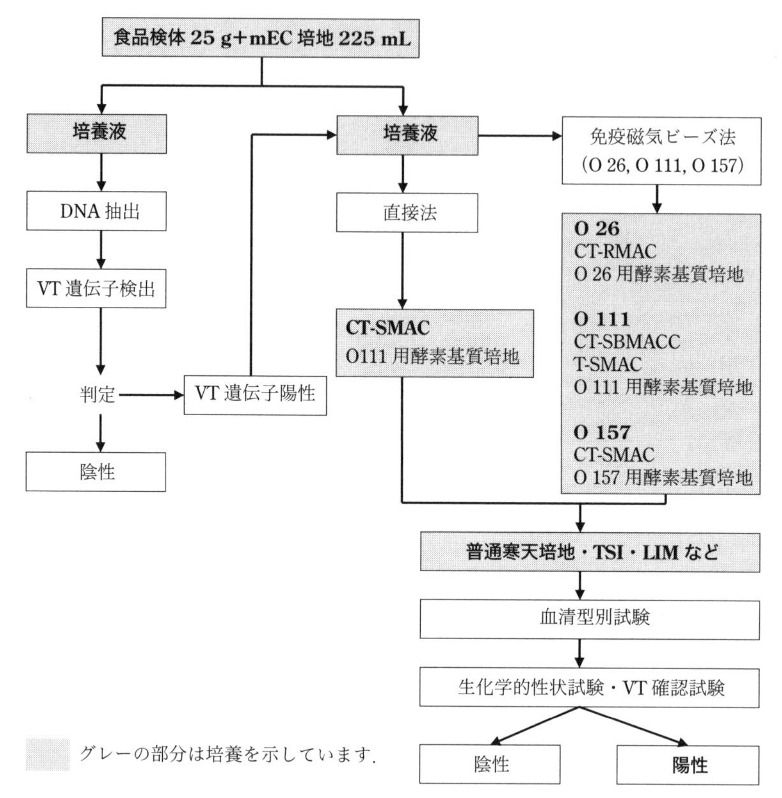


**図 5.1**　食品からの腸管出血性大腸菌 O 26, O 111, O 157 検査法
(「食安監発 0515 第 1 号―平成 24 年 5 月 15 日」より)

り, 計数や生化学的な検査が可能な数になります. このプロセスを培養と呼んでいます.

一般的に食品中の腸管出血性大腸菌数は極めて少ないですが, 仮に 1 個 /g とすると「食品検体 25 g＋mEC 培地 225 mL」で培養した時, 腸管出血性大腸菌の数は少なく見積もっても $10^6$ 個 /g, 総数では $2.25\times10^8$ 個 (22,500,000 個) と試算できます. この例でわかる通り, 微生物検査が培養で成り立っている限り, 食中毒菌を検査する行為は食中毒菌の大量生産を意味することとなり, 検査室は菌の大量生産施設であるといえます.

### 3) 検査機関のプロが誤った検査結果で，倒産の瀬戸際に

この腸管出血性大腸菌の検査の複雑性，専門性は，専門家さえ誤りを犯す危険性を持っています．その例がトーチクハム事件です．2000年6月20日，埼玉県川越保健所は，トーチクハムおよびセントラルフーズが製造した3種類のハムやソーセージから腸管出血性大腸菌O 157を検出したとして，当該製品の回収を命じました[5]．

回収対象は約3,100個程度でしたが，約2,000個程度がすでに販売されていたにもかかわらず食中毒報告がなかったため，怪訝に思った2社は再検査を要請しました．しかし，川越保健所は再検査をせずに回収命令に踏み切りました．両工場は厚生省の総合衛生管理製造過程の認定を受けており，製造工程でCCPに相当する加熱工程で腸管出血性大腸菌が残存する恐れが極めて少ない食品とされる点を踏まえ，厚生労働省による立ち入り調査をした結果，収去検査当日の加熱殺菌は正常で衛生上の問題は見当たらないと結論しました．また，再検査結果で腸管出血性大腸菌が検出されませんでした．

このことから県は「当初の検査に誤りがあった可能性が高い」として，DNAパターンを分析したところ，異なる工場で製造されたにも関わらず，DNAパターンが一致しました．専門領域での判断ですが，通常ではありえない現象です．最終的な精査で，DNAパターンは同保健所が検査用に保管している「標準菌」のものであることが確認され，検査による誤判定が確定しました．事の顛末は以上ですが，検査ミスであることが分かった埼玉県は，倒産の危機に瀕したこの2社に対しての経済的救済と名誉回復に行政をあげて取り組みました．幸いに倒産の憂き目には合わずに済みました．

この検査ミスの原因は，検査が正しく行われたかを検証するために用いられた既知の腸管出血性大腸菌（陽性サンプルという）の遺伝子が，検査試料である食肉製品に飛散したことでした．検査の専門家でもミスをしてしまうこの様な例からも，腸管出血性大腸菌の検査はしてはいけない危険性を持つことを理解し，中小の食品等事業者の手に負えるものではないと理解していただきたいと思います．

### 4) 自主検査で食中毒菌を特定することの無意味さ

この通達試験法は，腸管出血性大腸菌O 26・O 111・O 157についてのもの

**表5.3**　代表的な腸管出血性大腸菌の血清タイプ

| O1：H20 | O103：H2 |
|---|---|
| O2：H6 | O111：H- |
| O4：H10 | O114：H4 |
| O5：H- | O118：H2 |
| O26：H11 | O118：H12 |
| O26：H- | O128：H- |

※H-はH抗原をもたない（鞭毛がない）ことを意味する．

です．

当初はO 157についてのそれでしたが，その後にO 111での食中毒事件が発生，次いでO 26を原因とする食中毒があり，度々改正され現在に至っています．**表5.3**は代表的な腸管出血性大腸菌の血清型で，腸管出血性大腸菌には多くの血清型が存在することがわかります．血清型と腸管出血毒（ベロトキシン）とは関連はありません．この通達検査法はたった3つの血清タイプにのみ適用可能であり，新たに別の血清型の腸管出血性大腸菌の食中毒が発生すれば通達は改正され，将来的にまた改正，その繰り返しです．

本書では公定法（通達法）と自主検査を対比させて自主検査の在り方を示していますが，自主検査の目的は自社製品の安全確保が目的であって，腸管出血性大腸菌の血清型を知る必要性は全くありません．更には，腸管出血性大腸菌の有無を調べることもほとんど無意味です．第4章で述べた「リステリア・モノサイトゲネスという食中毒菌を検査対象とするのではなく，リステリア菌属の検査で目的は達成できる」と同じ考え方です．

製品の安全性を脅かす食中毒菌をすべて検査すると仮定したら，どれほどの経費とマンパワーが消費されるかを想像できるでしょうか．想定しうるすべての食中毒菌が陰性であったとしても，抜き取り検査の限界を超えることはできず，製品の安全保証とはなりません．

### 5）「公定法」に偏らず，「指標菌」の持つ考えを活かす自主検査を

経営を脅かす程の検査業務や経費は，検査の継続性が維持できず，失敗すると考えるべきです．前述のトーチク事件は，頑迷に食品の微生物検査は公定法でなければならないという考えに偏っている方々への強いメッセージと考えます．自主検査はそれ自体が安全であり，食中毒菌の有無を十分に推定できる汚染指標菌を簡単・正確に取り扱えるものでなければなりません．「汚染指標の大腸菌検査で検出されなければ，腸管出血性大腸菌もいない」，「腸内細菌科菌群が検出されなければ，腸管出血性大腸菌もいない，サルモネラ菌属もいな

い」が前提の指標菌です．検査の専門性の高度化は，むしろ害悪であり，誤った改善です．専門性が高まれば高まる程ミスを誘発させるリスクが高まることに気づきましょう．自主検査での正しい改善とは，専門性を排除し，だれでもできる作業・手順へのステップと理解して下さい．

HACCPの改善においても「より詳細に，ここまですれば」と，なにかを追い求めるような真面目さも必要ですが，「手順が少なくなればミスは減る，手順が簡単になればミスは減る」は真理です．手順や複雑性を増やしてはなりません．幸い，ヒューマンエラーに配慮した自主検査手段が比較的安価に提供されており，中小規模の食品等事業者が導入できるデバイス類は，令和4年現在で完備されています．

## 5.3 汚染指標菌と規格基準

食品の健全性，品質を評価するための検査対象として，特定の微生物群が指定されています．このような微生物群を汚染指標菌と呼び，汚染指標菌に対する考えは2つに分けることができます．

① 製造・加工・貯蔵時などで刻々と変化する食品本体の衛生レベルと，それを製造・加工・貯蔵する製造施設・環境の衛生レベルを数値化・見える化する．すなわち品質が維持されているか，劣化しているかを評価する．

② 直接的に有害な食中毒菌を検査する代りの代替菌であって，食品本体の安全性とそれを製造・加工・貯蔵する製造施設・環境が安全な製品作りに適しているか否かを判断する．すなわち，食中毒菌の有無を間接的に評価する．

このような考え方を基に，我が国では食品衛生法で「乳及び乳製品の成分規格等に関する省令（乳等省令）」および「食品，添加物等の規格基準」に微生物の種と規格値（数）が規定されており，そのほとんどは汚染指標菌についてのものです．ただし，対象になっている食品は限定されており，現在の多様な品目・品種について，食品衛生法は規格基準を定めることができていません（**表5.4**，**表5.5**）．

別に，厚生労働省通知として実質的には食品衛生法と同等の規制力を持つ

**表 5.4** 乳及び乳製品の成分規格等に関する省令（乳等省令）で規定されている衛生（汚染）指標菌 一部抜粋

| **製品名** | **総菌数**（総菌数または生菌数） | **大腸菌群** |
|---|---|---|
| 生 乳 | 4,000,000/mL（直接鏡検法） | − |
| 殺菌乳 | 50,000/mL（標準寒天） | 陰性 |
| 脱脂乳 | 50,000/mL（標準寒天） | 陰性 |
| 濃縮乳 | 100,000/mL（標準寒天） | − |
| クリーム | 100,000/mL（標準寒天） | 陰性 |
| アイスクリーム | 100,000/mL（標準寒天） | 陰性 |
| アイスミルク | 50,000/mL（標準寒天） | 陰性 |
| 乳飲料 | 30,000/mL（標準寒天） | 陰性 |

**表 5.5** 冷凍食品の規格基準

| **品 名** | **生菌数** | **大腸菌群** | **腸炎ビブリオ** | **E.coli** |
|---|---|---|---|---|
| 無加熱摂取冷凍食品 | 100,000/g 以下 | 陰性 | | |
| 凍結前加熱加熱後摂取食品 | 100,000/g 以下 | 陰性 | | |
| 凍結前未加熱加熱後摂取食品 | 3,000,000/g 以下 | | | 陰性 |
| 生食用冷凍鮮魚介類 | 100,000/g 以下 | 陰性 | 100/g 以下 | |
| 冷凍ゆでたこ | 100,000/g 以下 | 陰性 | 陰性 | |

（網掛け）は規格には基準がないことを示している．

「弁当及びそうざいの衛生規範について」「漬物の衛生規範について」「洋生菓子の衛生規範について」「セントラルキッチン／カミサリー・システムの衛生規範について」「生めん類の衛生規範等について」があり，表の通り，食品衛生法と同様に製品の規格として汚染指標菌が採用されています[6-10]．自社製品がこれらの業種に相当する場合には，この規格との合致が重要となります（**表 5.6**）．

さらに，各自治体条例などで食品の規格基準が定められていることもあります．なお，これら法律に基づいた規格基準以外に，流通・小売企業では独自の「受入規格」を定めていることも多く，受入規格は，保存試験も含めてかなり

**表 5.6**　各種衛生規範と微生物規格

| 弁当・惣菜 | 生菌数（/g） | E.coli |
|---|---|---|
| 加熱処理したもの | 100,000 以下 | 陰性 |
| 未加熱処理のもの | 1,000,000 以下 | — |

| 漬　物 | カビ | 酵母（/g） |
|---|---|---|
| 加熱殺菌したもの（包装後） | 陰性 | 1,000 以下 |
| 一夜漬（浅漬） | — | — |
| 漬物全般 | カビ・産膜酵母が発生していないこと | |

| 洋菓子 | 生菌数（/g） | 大腸菌群＊ |
|---|---|---|
| 製品 | 100,000 以下 | 陰性 |

大腸菌群＊：生鮮果実部を除く

| 生めん | 生菌数（/g） | 大腸菌群 |
|---|---|---|
| 生めん | 3,000,000 以下 | — |
| ゆでめん | 100,000 以下 | 陰性 |
| 具（加熱処理） | 100,000 以下 | — |
| 具（未加熱処理） | 3,000,000 以下 | — |

厳格な規格を要求している場合が少なくありません．受入規格に製品規格を合致させるには HACCP に沿った衛生管理が重要です．また，これらには食中毒菌の検査も必要なことが多く，製造と流通との間での規格項目に食中毒菌検査についての何らかの合意が必要な時代となっています．

HACCP 義務化を柱とする令和 3 年 6 月施行の改正食品衛生法は，省令を基本として厚生労働省一元管理による同質性の衛生管理指導が盛り込まれ，先に述べた衛生規範は全て廃止されました．また，各都道府県での関連条例も廃止が指示されましたが，衛生規範や都道府県の条例による微生物規格自体は，別の形で継承され，内容に大きな変更はないと考えます．もちろん，製造者の製品規格や販売者の受入規格は食品衛生法で規定される性格のものではありませんが，相対でのコンセンサスは引きつづき重要であることに変わりありません．

## 5.4　汚染指標菌の種類と性質

### 5.4.1　代表的な汚染指標菌と管理対象となるその他の菌

生菌（数），大腸菌（群）および真菌（カビ・酵母）と指標的食中毒菌である黄色ブドウ球菌などが多くの食品の規格基準に盛り込まれています．**表5.7**は代表的な汚染指標菌です．

これらの汚染指標菌以外に管理対象となる菌としては，乳酸菌があります．発酵食品であるヨーグルトや伝統的な漬物には欠かせない健康に寄与するイメージが強い乳酸菌ですが，ハムなどの食肉製品の変敗，変質（緑化）やパック商品の膨張事故などの原因菌でもあり，衛生管理対象菌となります．

また，クロストリジウム属菌は，ウエルシュ菌（*C. perfringens*）とボツリヌス菌（*C. botulinum*）の2つの食中毒菌の指標菌です．クロストリジウム属菌は絶対嫌気性 (酸素の無い状態で増殖する) で耐熱性芽胞を形成する細菌です．自然界に広く分布しており，加熱真空包装食品などでは，加熱により耐熱性芽胞が活性化され増殖しやすくなります．

クロストリジウム属菌は絶対嫌気性ですので，一般生菌の検査では検出されません．したがって真空包装食品等はクロストリジウム属菌検査によって品質管理することが必要です．腸球菌は，主にヒトを含む哺乳類の腸管内に存在する常在菌です．外界で増殖しにくく，人畜の糞尿で汚染されていない限り，環

**表5.7**　衛生指標菌の種類と目的

| 衛生（汚染）指標菌 | 定量／定性 | 目的 |
|---|---|---|
| 生菌数（中温） | 菌数算定 | 品質管理 |
| 乳酸菌数 | 菌数算定 | 品質管理 |
| 真菌（カビ・酵母）数 | 菌数算定 | 品質管理 |
| 大腸菌群 | 定性（一部, 菌数算定） | 安全性確認 |
| 糞便系大腸菌群 | 定性（一部, 菌数算定） | 安全性確認 |
| 大腸菌 | 定性（一部, 菌数算定） | 安全性確認 |
| 腸内細菌科菌属 | 定性（一部, 菌数算定） | 安全性確認 |
| 腸球菌 | 定性（一部, 菌数算定） | 安全性確認 |
| クロストリジウム属菌 | 定性（一部, 菌数算定） | 安全性確認 |
| 黄色ブドウ球菌 | 定性（一部, 菌数算定） | 安全性確認 |

境中の水や土壌にはほとんど分布していません．大腸菌よりも加熱や冷凍に対する耐性が強く，大腸菌（群）や腸内細菌科菌群と同様に汚染の指標菌として，食品衛生法の清涼飲料水（ミネラルウォーター）の基準などに用いられていますが，それ以外の食品には残念ながら普及していません．

### 1) 汚染指標菌として多用される「生菌数」と腸内細菌科菌群

**図 5.2** は食品衛生に関与する微生物を模式的に表したものです．これからわかるように，汚染指標菌として最も重要かつ多用される生菌（数）は，食品に存在するすべての微生物＝総菌（数）または全菌（数）ではなく，生菌（数）は総菌（数）に含まれる一部の菌であり総菌（数）は違うものであることがわかると思います．

「生菌」とは字にあるように生きている菌を指しますが，ある条件下で増殖する菌の総体であり，食品に存在するすべての微生物ではありません．すなわち，品質を評価する生菌（数）とは，食品中に存在する一部の菌であって，多くの腸管系感染症菌と同様に好気的条件下で人の体温付近で良く増殖できる菌群を指しています．

また，腸内細菌科菌群は生菌（数）の中に位置し，その中に大腸菌群が，次

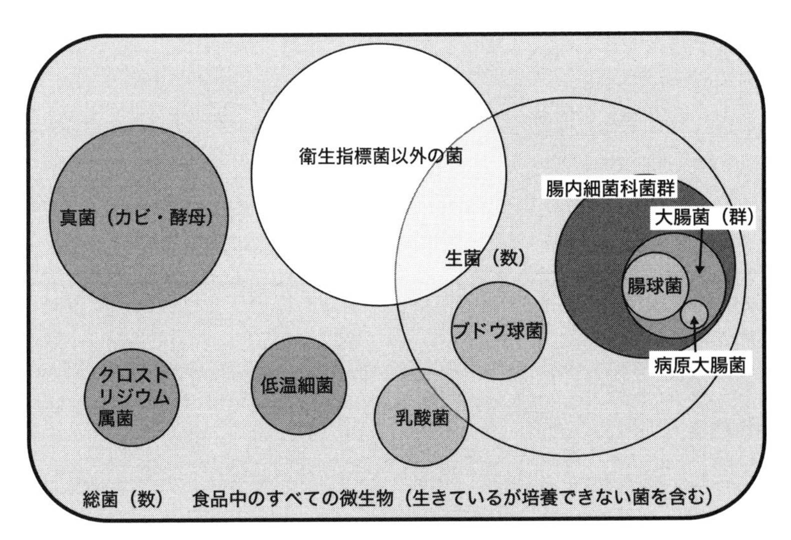


**図 5.2**　食品衛生に関与する微生物

いで糞便系大腸菌群，大腸菌という位置関係です．この位置関係を理解することは汚染指標菌を知る上でとても重要です．腸内細菌科菌群・大腸菌群・糞便系大腸菌群および大腸菌は，何れも腸管系感染症菌（病原大腸菌・赤痢・チフス・腸チフス・サルモネラ・カンピロバクターなど多くの食中毒菌）汚染の有無を推定できるので，製品の安全性保証や製造施設・環境の良否の判断に利用されます．なぜなら，腸管系感染症菌とは大腸を含む腸内で増殖して感染症を引き起こす可能性を有し，食品の安全を危うくする主体だからです．

これらの名前からおわかりの通り，腸内細菌科菌群は腸内に棲息する細菌であり，大腸菌は大腸に棲息する菌，腸管系感染症菌は腸管で増殖，棲息する菌です．何れも腸に棲息するといってかまいません．

### 2）大腸菌が食品から検出されるということは・・・．

腸内細菌科菌群は人や哺乳類動物の営みの中で糞便と共に体外に排出されます．よって大腸菌が食品から検出されたということは，この食品は糞便の汚染を受けたとみなされます．糞便汚染の確認菌と呼んで差し支えないものであり，不衛生な取り扱いを受けた証拠となります．

昭和27年の乳等省令の施行に際しては「市乳の大腸菌群は消化器系汚物による汚染度を示すものであるので常時従業員の衛生教育に努められたい」と注意書きが付記されて通知されました．言葉を選ばなければ「この食品は糞まみれです」というのと同じ意味であることを理解しましょう．

自主検査では，この糞便汚染指標菌の有無を検査して目的を終えます．菌の種類などを知りたいと考えるのは悪いことではありません．知的好奇心が旺盛なのはHACCPを扱う者の資質として好適です．しかし，自主検査の目的は「製造する食品が衛生的な状態なのか」ということなので，不衛生な取り扱い履歴があるとわかれば，直ちに対策を講じるためにマンパワー・経営資源を投入しなければなりません．

また，**図5.2**に示した通り，乳酸菌（数）は生菌数には含まれませんので，生菌数検査で乳酸菌は計測できません．真菌（数）やクロストリジウム属菌も同様です．よって，これらは別の検査法で調べなければなりません．また，対象となる食品にはそれぞれ特徴があります．自主検査で多用される衛生（汚染）指標菌の詳細は**表5.7**の通りです．

## 5.4.2 生菌数とは

### 1) 生菌数の歴史的背景

生菌数の歴史的背景は，腸管系感染症と切っても切れない関係にある水道の微生物管理から読み取れます．水道における微生物学的な管理は，19世紀末のRobert Kochの業績によるところが大きく，コレラやチフスの集団感染は，砂ろ過により細菌聚落数（現在の一般生菌）が<100個/mLに制御された水道水を介しては発生しないという観察事実に拠ったものとされます．

細菌聚落数の培養は培地成分にゼラチン（25℃付近でゾル化）が用いられており，培養温度は20℃付近に設定されていました．その後の培養方法の変遷を見ると，必ずしも指標細菌としての一般生菌の位置付けが一様ではなかったと思われます．まず大きな変化として，培地成分として寒天の利用があげられますが，これにより培養温度を高温域まで広げることが可能となり1929年から37℃（24時間）が採用されています．

培養温度を温血動物の体温に近づけた真の理由は明らかでありません．病原微生物あるいは糞便汚染の把握を企図したものと推測できます．ここで注意すべきは糞便汚染の指標として別途大腸菌群の導入が図られて，糞便汚染あるいは病原微生物汚染の代替指標が重複する傾向を見せている点です．

1950年に，水道協会の上水判定標準と日本薬局方による常水判定標準が厚生省の飲料水検査指針に統一され，「一般生菌数は1 mL中100を超えてはならない」ことが定められました．また，一般生菌の培地が1978年の「第4条に基づく水質基準に関する省令」（厚生省令第56号）により，それまでの普通寒天培地から標準寒天培地に変更されて現在に至っています[11]．

### 2) 規格基準と乳等省令で規定されている細菌数（生菌数）

食品衛生法にある食品・食品添加物等の規格基準と乳等省令で規定されている細菌数（生菌数）は，一般細菌数，一般生菌数，好気性平板菌数，SPC（Standard Plate Count），TPC（Total Plate Count）などと呼ばれているものと同一の概念です．

私達が会話の中で「ばい菌」，「細菌」と言っているそれであり，生きている細菌を指しています[12]．この呼び方は食品衛生領域で用いられるもので，細菌学分類上の名称ではありません．SPCの名の通り生菌数とは標準寒天培地

（SPCA：Standard Plate Count Agar）で35±1℃，48±3時間，通常の空気下で培養後，寒天培地上（内）に発育した肉眼で見える程の大きさの単一集団（コロニーと呼ぶ）を数えあげ，通常，食品1gあるいは1mL当たりで換算した数と定義されます．

多くの食中毒菌はこの培養温度を至適としており，また，食品を腐敗させる細菌の多くは生菌数も同様に中温域で活性が高いことから，その多少は品質を評価する唯一の有力な手段として有効であると同時に食中毒菌汚染の可能性をも示しています．

細菌数が十分に少なければ食中毒菌も安全なレベル以下であり，細菌数が著しく多い場合には食中毒菌が存在し，かつ，食中毒発症菌数に達している可能性があるとの考え方です．しかし，この品質と安全性の2つを同時にカバーすることに無理が生じてきている実態があります．生菌数はもっぱら品質の指標と考えたほうが混乱を招かないと思われます．

### 5.4.3　一般生菌検査法の盲点となる低温細菌

#### 1）　低温細菌とは

**表5.8**は，至適発育温別に生菌（数）を3つに分けたものです．

前述の35±1℃の培養条件で検出される中温生菌を食品衛生上で生菌数と呼び，低温細菌（psychrophilic bacteria）とは，発育至適温度に関係なく5～7℃で7～10日以内に寒天培地に肉眼的に識別できるコロニーを形成する細菌で低温菌とも呼ばれます．また，0℃で増殖する細菌を低温細菌と呼び，そのうち増殖の最高温度が20℃以下のものを好冷細菌と呼ぶ場合もあります．これらの細菌は自然界に広く分布し，10～30℃でよく発育し，脂肪分解能やタンパク質分解能を有し，食品の製造や加工の段階で食品に付着していることが多いことにより食品の腐敗に強く関係しています．

*Pseudomonas*属は代表的な低温細菌であり，脂肪分解酵素，蛋白分解酵素が低温下で産生量が増加するため，低温保存下での品質劣化や腐敗の原因となります．なお，リステリア・モノサイトゲネス，エルシニア・エンテロコリチカ等の食中毒菌も低温細菌の中に含まれます．低温細菌は高い温度（35℃）では増殖できないものが多く，一般生菌の検査では検出できない実態があります．

生産地から消費地まで一貫して低温を保って流通される仕組みであるコール

表 5.8　3 つの生菌数　食品微生物学辞典[12]から作表

| 細菌数(生菌数) | 特　徴 |
|---|---|
| 低温生菌数 | 0℃で増殖できる細菌をさすが，食品衛生分野では 5〜7℃付近で発育できる菌を言う．海洋の 90％以上が 5℃前後であることから海産物に含まれる菌が代表的. |
| 中温生菌数 | 増殖の下限が 5〜10℃，上限が 43〜45℃で多くの食中毒菌は中温菌で常温保管の食品の品質に係わっている. |
| 高温生菌数 | 中温細菌より高い 50℃以上で増殖する菌で，食品衛生領域でホットベンダーでの缶飲料の品質で問題視され，増殖上限は 80℃．別に温泉や海底熱水孔には超高温菌が棲息する. |

ドチェーンは，品質の劣化を防止することと食中毒菌の増殖を抑制することで安全な食品が消費者まで届けられるとして構築されたものです．現在ではあたり前の流通スタイルですが，食品を低温下で保存することで起こる問題，すなわち，低温細菌は増えているにも関わらず，一般生菌検査法ではその実態が見えない現象には注意が必要です．特に多くの食品の原料や製品が冷蔵管理されている実態から，賞味（消費）期限設定で直面する問題といえます．

### 2)　低温細菌と賞味（消費）期限の実情

AK 社はズワイガニ棒肉加熱製品の期限設定評価を公定法（**表 5.8** の中温生菌数）で経時的に生菌数検査を行い，保存温度 10℃で 5 日間の期限を想定しましたが，専門知識を有する生産担当者や流通担当者から「この期限設定内でわずかではあるが，官能評価で腐敗前期の兆候と思われるものがでる」と指摘があり，この商品の低温細菌数を計測したところ，5 日間保存で $10^6$/g 台の菌数が計測されました（**図 5.3**）.

海産物に関与する低温細菌の多くは酵素活性が高い場合が多く，この菌数では品質が劣化していると判断できます．商品の期限設定評価試験で生菌数を検査する場合には，低温細菌数が計測できる 25℃，72 時間培養で行うことが適切です.

このような事例は多数存在し，藤井[13]は冷蔵保管食品の賞味期限設定のための保存試験において辛子明太子を例にとり，公定法から離れて，低温細菌を想定した検査法を採用しないと正しい賞味期限設定ができないと指摘，「要冷

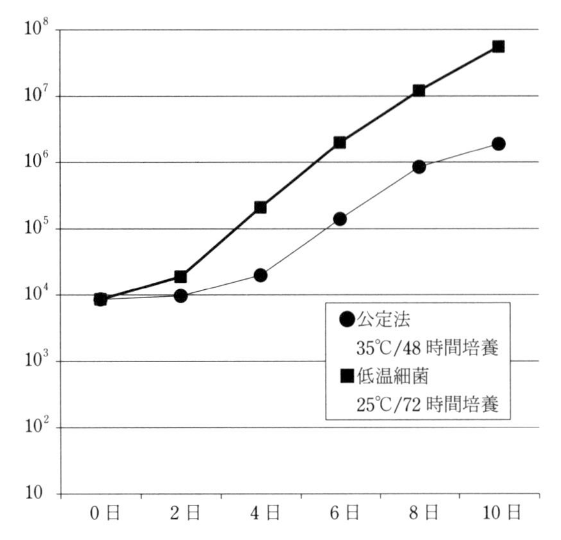


**図5.3**　ズワイガニ棒肉加熱製品の保存試験での菌数の変化

蔵食品の賞味期限を決めるため，10℃で保存試験を行い，その際の生菌数を調べるとしよう．その場合，生菌数は食品衛生法に定められている一般生菌数測定法（標準寒天培地を用い，35℃48時間培養）で求める場合が多いのではなかろうか．

しかしこの方法は不適当である．なぜなら上記の培養温度は中温細菌が対象であり，10℃保存中に腐敗を起こす低温細菌は測定できない（35℃では増殖しない）からである．事実，低温で腐敗した刺身や明太子の生菌数は20℃では$10^9$/gであるのに35℃培養では$10^5$/gにしかならず，腐敗を見落とすことになる．要冷蔵食品の生菌数は20～25℃以下の培養温度で求めないと，お詫び広告を出すはめになるかもしれない.」と警告しています（**図5.4**）．

さらに「食品の生菌数測定に公定法が万能でないことは，少し考えれば気が付いてもいいことであるが，食品検査や監視指導の担当者らは，生菌数測定法は公定法に限ると思い込んでいて，得られたデータ（生菌数）と事象（腐敗）に齟齬が見られても疑問に思わず，マニュアル通りの作業に追われてきたのではないだろうか」とし，「低温で貯蔵・流通をする食品では腐敗の主役は低温細菌であり，それらは35℃では増殖できないものが多いので，生菌数測定は

**問題**：あるメーカーでは，辛子明太子（要冷蔵，10℃以下貯蔵）の菌数上限値を $10^5$/g とし，その値に達する日数の 8 割の日数を賞味期限定としている．図は，賞味期限を設定するために 10℃で貯蔵試験を行い，食品衛生法で定められている一般生菌数測定法（標準寒天培地を用い 35℃で 2 日間培養後に計数する）によって生菌数を測定して結果を示したものです．生菌数は 15 日目に $10^5$/g に達したので，このメーカーでは辛子明太子の賞味期限を 12 日間に設定した．しかし，この賞味期限設定の方法は不適当と考えられる．それはなぜか．100 字程度で説明せよ．

**解答例**：辛子明太子を 10℃で貯蔵した際に増殖して腐敗原因となるのは，中温細菌よりも，原料に由来の低温細菌（海洋細菌）である．これらは培養温度の 35℃ではほとんど増殖できないため，この結果から賞味期限を設定するのは不適当である．

**解説**：食肉や魚肉などを低音貯蔵した際には，主に低温細菌が増殖する．これらの増殖温度の上限は普通の 20 ～ 25℃以下である．したがって，このような食品の賞味期限設定のための生菌数測定は，低温細菌が増殖可能な温度（20℃）で行う必要がある．なお，海洋細菌は塩分要求性があるため，培地は半海洋性またはそれに近い組成のものが好ましい．

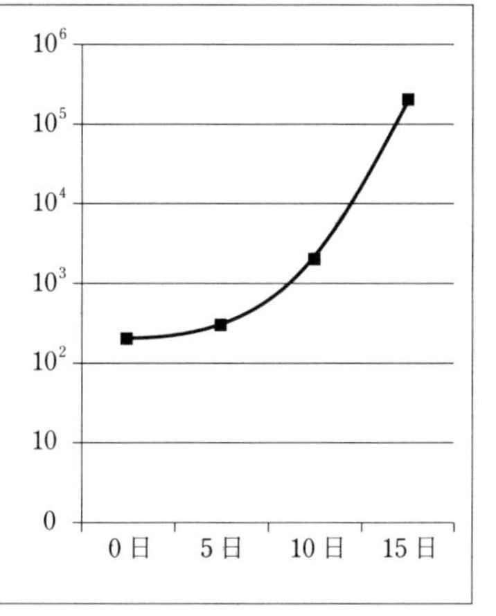


**図 5.4**　期限設定のための保存試験での誤り

「よくわかる食品有害微生物問題集」藤井建夫より転載

20℃，3 日間培養で行うことが望ましい．公定法では，一律に 35℃培養を規定しているが，低温貯蔵食品に対しては，20℃培養を適用すべきであり，告示の早急な改正が望まれる」と重ねて警告しています[14]．

### 3)　低温域から高温域まで存在する細菌と食品の生菌数

私たちの身の回りには低温域や中温域ではなく高温域で保管される食品もあります．例えば，ホットベンダーの缶飲料などです．ここでは培養温度を 50℃以上としないと品質の劣化や変質に関与する細菌の検査ができないことを，これをお読みになっている方々は容易に気がつくと思われます．

地球上にはヒトを含めて多種多様な生物が存在し，細菌も相互生存に重要な役割を果たしています．あたり前のように土壌，水，生き物の中には多くの細菌が生息しています．よって，細菌類は，通常の環境で生産される食品中に当然のことながら存在しています．食品に含まれる細菌数は，食品の種類や状態によって大きく異りますが，温度，水分，浸透圧，酸素分圧など細菌が増える環境が整えばいつでも増えるのです[15]．

それではどれ程の生菌数なのでしょうか．

私たちが口にする食品中の生菌数は，食品の種類や製造方法だけでなく，保存温度や保存期間などによっても刻々と増減し数としては，$10^2$ 以下から $10^6$

程度の範囲です．鮮魚の生菌数は $10^3$〜$10^6$/g，腐敗した魚では $10^6$〜$10^9$/g 程度とされます．多くの食品で腐敗と菌数の間には相関があり，一般に食品中の生菌数が $10^7$〜$10^8$/g に達すると官能的にも腐敗と認められることが多いので，生菌数は品質劣化（腐敗）の指標として用いられています．

**表 5.9** に示したように，市販の牛肉，豚肉，鶏肉では，$10^3$/g から $10^4$/g オーダーの生菌数は必ず検出されます．喫食時加熱冷凍食品の 1,000,000/g 以下とは食品衛生法の「食品，添加物等の規格基準」で規定された冷凍食品の規格値です．このことから動物由来，植物由来の食品のいずれも細菌がいると考えがちですが，「肉」本来は無菌です．私たちが「肉」と呼んでいるのは動物の「筋肉」であり，敗血症でもない限り，動物の筋肉中に細菌は「0」です．しかし，マーケットで販売される精肉は「0」ではなく「10,000〜100,000 前後」が実態です．この数字のギャップこそが品質維持の究極のターゲットです．そして，このギャップを埋める品質管理がどれほど問題解決に近づいているのかを知るのが生菌数検査の醍醐味といえるかも知れません．

ここでいう「肉」に比べると生野菜の生菌数は格段に高い値です．野菜や果実類などの農産食品は，土壌菌による汚染が避けられず，さらに組織が軟弱で収穫後に容易に損傷し，貯蔵・流通段階での微生物増殖の可能性が高くなっています．また，野菜などの生育に微生物が深く関与しており，共生関係にある細菌などは野菜にとっては必要不可欠な存在ですらあります．

食品の微生物汚染は「原材料が生産された（動植物が生きていた）環境の状況」，「取り扱い，加工，調理の状況」，「包装，保存，流通の状況」のそれぞれの段階で影響を受けることになるので，生菌数検査はまさしく farm to table 各

**表 5.9**　食品中の生菌数

| 食　材 | 公定法（35℃ / 48 時間培養）での細菌数 / g |
|---|---|
| 生野菜 | 1,000,000〜5,000,000 |
| 精　肉 | 10,000〜100,000 前後 |
| 加熱食材 | 10,000 以下 |
| 缶　詰 | 0 |
| 喫食時加熱冷凍食品 | 1,000,000 以下 |

段階での衛生状況を把握する唯一の手段といえるかも知れません.

### 5.4.4　糞便汚染指標菌（腸内細菌科菌群・大腸菌群・糞便性大腸菌群・大腸菌）のプロローグ

#### 1)　菌数・菌種と腹痛

腸内細菌科菌群・大腸菌群・糞便性大腸菌群・大腸菌はいずれも，食品や生産環境が検査時から見て比較的時間的に近い段階で糞便汚染を受けている，または，受けていないことを推定する指標菌であり，これらは腸内常在性の菌です．生菌数と同様に汚染指標菌ですが，その検査目的は安全性の確認のみといえ，生菌数と異なり品質評価にはなりません．ここで言う安全とは，これらと同じ場に棲息する腸管系感染症菌がいない，または，検出できない程度の汚染数であると置きかえて評価することを意味します．

関連しますが，筆者がある企業のお客様相談窓口担当者から「一体，どれ位の菌数になったら腹痛をおこすのでしょうか」と質問を受けたと経験があります．「腹痛」とは食あたりであり，食中毒と言い換えられます．ここで生菌数の増加は品質の劣化をイメージしがちですが，発酵食品ではこの考えは通用しません．納豆を例とします．納豆は穀物などに付着している納豆菌 *Bacillus natto* が大豆を納豆という食品に変えたものといえますが，製品中には $10^9$/g 程度の生菌数が計測されます．生鮮魚介などの初期腐敗は $10^7$/g であるので，この値を参考とすると納豆は「腐っている」と結論できますが，納豆で「腹痛」は起こらないことは周知の事実です．なぜでしょう．

それは納豆には食中毒菌（病原性菌）がいないからです．腹痛は生菌数の多少で起こるのではなく，食中毒菌（病原性菌）が発症菌数以上いるかいないかで決まります．納豆菌の姉妹種にセレウス菌 *Bacillus cereus* という食中毒菌があります．下痢性と嘔吐性に分けられますが，このセレウス菌で納豆を作ることは可能で，セレウス菌で作られた納豆を食べると当然のように「腹痛」を起こします．

腐敗や発酵に関与する菌と腹痛（＝食中毒）に関与する菌とは別のものであり，腐敗は品質管理で扱う対象，食中毒は安全管理で扱う対象です．この区別を明確にすることがとても大切です（**図 5.5**）．

少々，不見識な言い方ですが，腐っているものを食べても「腹痛」は起こり

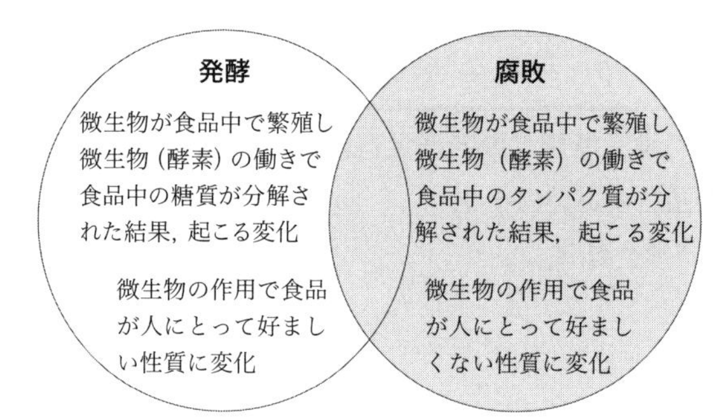


**図 5.5**　発酵と腐敗の違い

ません．この例に限らず，日常私たちは多数の菌が含まれる食品を食しています．ヨーグルト，塩麹しかりです．塩麹は米麹 *Asperigillus oryzae* で作られるから安全なのであって，同属の黄麹 *Asperigillus flavas* で塩麹を作ったらアフラトキシン入りの毒塩麹ができることとなります．

**2)　ヒトは食品衛生上では「汚い」存在，その自覚が安全な食品を作る**

**図 5.6** は私たちの体と細菌が棲む場の概略を示しています．

前項で動物の筋肉は無菌であると述べましたが，ヒトを含めた動物の消化器官は常に細菌類の暴露を受け，その中で共生し，小腸付近では乳酸菌などが，大腸から直腸付近では大腸菌などが活発に活動しています．「それが生き物ということだ」と理解して下さい．そして，それらの菌は糞便と共に外に排出されます．

ヒトは多種多様なかつ多数の細菌を口から入れても胃酸で殺菌し，胆汁酸で弱らせて健康を守りますが，一方では小腸や大腸に細菌を棲まわせ，彼らの営みで健康を保ってもいます．私達はそんな「管・チューブ構造」を持った生き物です．その意味では，ヒトは食品衛生上では「汚い」存在であり，その排泄物たる糞便が食品に付着していたらと想像することが，腸内細菌科菌群・大腸菌群・糞便性大腸菌群・大腸菌を知る上でとても重要なことです．

食品等事業者へ「重要な点は命です．我々（皆様）は『命を預かる仕事』をしている．これに気づかないと何も始まりません」と長井はメッセージを発しています[16]．これら糞便汚染の指標菌が陽性と判定された食品とは，「ヒトや動物の比較的新鮮な糞便に汚染され，腸管系感染症菌の汚染が疑われる」その

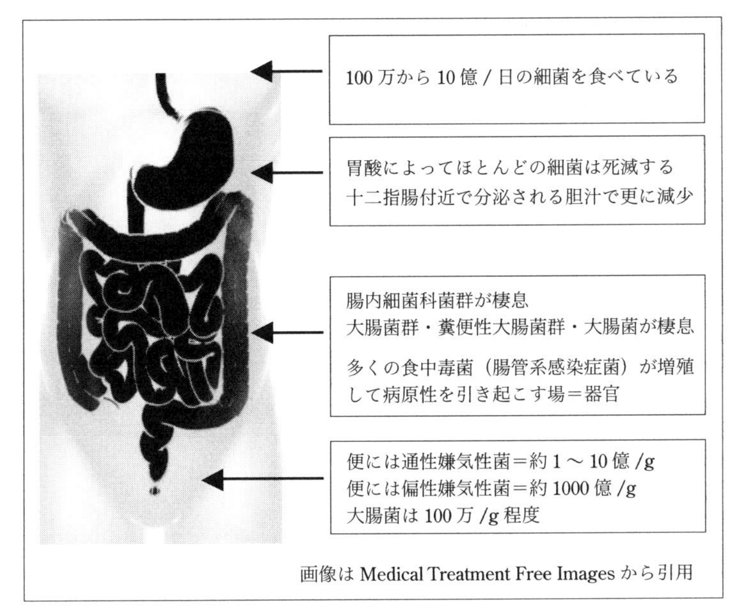


**図5.6** ヒトと細菌の関係

結果，重篤な場合にはヒトを死に追いやることになりかねないと気づかなければなりません．一つひとつの工程に糞便の汚染がないかを確認していくことが，どれほどお客様そして食品等事業者の生死の鍵を握っているかに気づきましょう．

また，ヒトの命を預かることに誇りを持てるのも食品等事業者です．そして汚染を防ぐため，汚染を拡散させないための手順がヒトの命に関わっていることに気づきさえすれば，すべてが変わると言って過言ではありません．

「なぜ，この方法でこの容器を洗う？」，その解答を得る前にこの容器を洗う人が「他人の命を預かっていること」に気づいているか，です．私たちはなぜ，これらの糞便汚染の指標菌を検査するのであろうかと改めて問うと，食中毒菌（病原菌）を検出するよりはるかに簡単に検査できるから，と回答して差し支えありません．

### 5.4.5　糞便汚染指標菌（腸内細菌科菌群・大腸菌群・糞便性大腸菌群・大腸菌）の来歴と特徴

#### 1）腸内細菌科菌群―コーデックス基準へ

令和3年6月1日施行のHACCP義務化を伴った改正食品衛生法にたどり着く間に食品微生物検査は通知法などで，いわゆるガラパゴス化からグローバル化へ少しずつですが，方向転換していました．

この腸内細菌科菌群は平成23年に生食用食肉の規格・基準として初めて我が国で定められました（**表5.10**）．

同年に発生した焼肉酒家えびすでのユッケ・生レバーを原因食とする病原大腸菌事件を受けたものですが，生食用として製造販売する際の規格基準に大腸菌群ではなく腸内細菌科菌群を採用し，生食用の安全を担保するためサンプリング数を従来の「規定なし」から25に増やし，全25サンプルで腸内細菌科菌群が陰性/25 gでなければならないと定めています．大腸菌群からの決別です．

また，規格基準の意味を明確化しています．すなわち，出荷する生食用食肉から25試料（サンプル）を採取して「すべてが陰性/25 gとする」としただけではなく，収去検査した時，「陰性/25 gである事及び指定された加工方法が妥当であるかの検証の用に25試料（サンプル）を検査し，すべてが陰性/25 gであれば妥当である」としたものです．検査目的の明確化が図られました．

**表5.11**は，平成23年11月14日に開催された社団法人日本食品衛生協会主催の生食用食肉の規格・基準と検査に関する講習会：五十君靜信氏（国立医薬品食品衛生研究所）の資料からの引用ですが，腸内細菌科菌群がコーデックスの基準となっており，この検査法であれば，検査の最終標的であるサルモネラ属菌や病原大腸菌の検出が直接的に可能である利点を説いています．いずれにしろ我が国ではまだ馴染みはありませんが，既に腸内細菌科菌群の国際検証

**表5.10**　生食用食肉の規格・基準

| 微生物 | n | c | m |
|---|---|---|---|
| 腸内細菌科菌群 | 25 | 0 | 不検出/25 g |

**n**＝検体数　**c**＝基準値mを満たさないが許容される数
**m**＝基準値

表 5.11 それぞれの衛生指標菌試験法を採用した場合の長所・短所

| 糞便汚染指標菌 | 長　所 | 短　所 | 検出可否 | |
|---|---|---|---|---|
| | | | サルモネラ属菌 | 病原大腸菌 |
| 腸内細菌科菌群 | 分類学的な根拠があり，コーデックスでも微生物基準として既に採用されている． | 国内では，あまり用いられていない． | ○ | ○ |
| Coli forms (ISO) | 海外で汚染指標菌として用いられている． | 国内の大腸菌群とは培地が異なり同一ではない． | × | ○ |
| 大腸菌群 | 国内の汚染指標として広く用いられている． | 海外の Coli form とは同一ではない． | × | ○ |
| 糞便系大腸菌群 | 国内の基準として実績がある． | 海外の試験法はない． | × | ○ |
| 推定大腸菌 | 海外では汚染指標として用いられている． | 国内では，あまり用いられていない． | × | ○ |
| 大腸菌 | 分類学的な根拠があり，遺伝子学的な試験法への移行が可能である． | IMViC 試験まで行うのは困難である． | × | ○ |

機関でバリデーションされたプロプライエタリ培地が流通しており，自主検査に支障はきたさないといえます．

なお，腸内細菌科菌群は大腸菌群や糞便系大腸菌群と異なり細菌学分類上の名称ですが，その特徴は大腸菌群が乳糖を分解してガスおよび酸を産出する性状を鑑別（同定）の鍵としているのに対し，腸内細菌科菌群は乳糖の代りにより多くの菌が持っているブドウ糖代謝を鍵としていることで，広く糞便汚染を検出できると期待されています．しかし，糞便汚染との直接の関係性は大腸菌よりはるかに弱いので，加熱処理食品の汚染指標としては好適ですが生鮮物などには向いていないと思われます．

### 2) 大腸菌群―大腸菌有無の代替指標と揺らぐ地位

(1) 昭和 20 年食品衛生法での明記

我が国では，食品の安全性担保として大腸菌群陰性の試験表が重宝されている実態がありますが，その検査方法は日本固有と言ってよいかも知れません．

昭和20年代に食品衛生法で幾つかの食品に対する規格・基準が定められ「氷菓・氷雪」でデソキシコレート寒天による大腸菌群検査方法の明細が記されましたが，アップデートされることなく現在に至っています．デソキシコレート寒天を用いた検査法が汎用的であったことから，食品衛生法で規格基準が定められていない食品の検査に多用されてきました．

しかしその後，大腸菌群は土壌・河川など自然界に広範囲に分布していることが研究者らにより明らかとなり，糞便汚染がない食品や原材料が大腸菌群陽性となる不都合が生じています．これでは生鮮物などで大腸菌群の検査を行うことの意義はないばかりか混乱を招きかねない事態です．陽性の判定であっても不良品なのか良品なのかの判定ができないからです．

### (2) 大腸菌群検査の問題点

洋菓子の衛生規範の規格[8]はこの混乱の象徴といえます．洋菓子の衛生規範では，洋菓子の微生物規格を製品1g当たり，生菌数1,000,000以下，大腸菌群：陰性と定め，大腸菌群の検査にあっては生鮮果実部を除くと記されています．

規範が作成された当時にはこの「生鮮果実部を除く」という付帯事項がなく，例えばイチゴのケーキであれば，イチゴ，クリーム，スポンジを含むすべてを検体として検査していました．不衛生な取り扱いをしていないにも関わらずイチゴ由来の大腸菌群の定義に合致する細菌が，ケーキ全体を陽性判定に導いてしまうことになります．筆者はこの問題で某保健所に照会をしたところ，衛生規範に記している通り，洋菓子全体を検査試料とするよう指示があり，呆れたことを思い出します．

大腸菌群は熱に弱いことから加熱済み食品において，加熱条件の不備や加熱処理後の不衛生な取り扱いがあったことの指標として用いることができるとしていますが，第3章で記した通り，簡易（プロプライエタリ）法で酵素基質法による精度の高い大腸菌の検査方法があるので，わざわざ大腸菌群検査を採用する必要は極めて乏しいといえます．

一方，グローバル化の視点では，少なくとも日本の検査方法は改正されなければならないと考えます．また，大腸菌群に置き換わる腸内細菌科菌群を積極的に採用し，国際標準との一致性を急がないと貿易上のトラブルが発生することは避けられません．我が国は食品の相当量を諸外国から輸入しているという現状と，今後は積極的に日本の食品を輸出する戦略を取らなければならないからです．

(3) 水道の安全管理の歴史で見る指標菌としての大腸菌群の信頼性低下

大腸菌群を水道の安全管理の歴史で見ると，感染症の原因菌は人を含む温血動物の糞便を由来とすることから，「糞便汚染を検知することで感染症菌混入の危険性を探知」する，という代替指標菌を用いた検査手段が導入されたことを起源としています．

糞便汚染の指標として，ヒト等の腸管内に常在する菌の内で最も数の多い（$10^8$～$10^9$/g）大腸菌，*Escherichia coli* が選択されました．しかしながら，当時の培養技術では簡単に大腸菌を直ちに検出する技術はなく，菌の同定には高度な細菌学的知識と複雑な培養技術が要求されていました．そこで，大腸菌が有する生化学性状のうちの5つに着目し，その性状をすべて備える細菌群をもって大腸菌を代弁させましたが，この細菌群が大腸菌群で，それ以降，今日まで代替指標菌として用いられています．

時経列的に見ると，大腸菌群の検査が検討された時期は1911年頃にまでさかのぼることができます．1926年に協定上水試験法の附則として採用され，1932年に判定基準（上水判定基準及試験方法）が設けられています．その後，1966年の水質基準に関する省令（厚生省令第11号）で「大腸菌群は検出してはならない」と規定されました．

大腸菌群には *Escherichia* 属，*Citrobacter* 属，*Enterobacter* 属，および *Klebsiella* 属などが含まれており，その中には外界でも増殖可能な細菌類が含まれます．また，これら細菌類の構成比率は常に流動的です．したがって「大腸菌群は糞便汚染の指標性は低いという認識が今日の国際的な理解である」とされいます[11)]．

### 3) 糞便系大腸菌群－大腸菌群の中で44.5℃（大腸菌の特徴の一つ）で発育する

この糞便系大腸菌群も，**表5.11** からわかるように海外では指標菌として採用されていません．大腸菌群より高い特異性で糞便汚染の指標となります．大腸菌群の中で44.5℃で発育可能な菌群で，所定の培地で44.5℃の培養を行います．44.5℃での増殖は大腸菌の特徴の一つであり，糞便系大腸菌群と判定された多くは大腸菌であることより，煩雑な確認試験を行わずに大腸菌の存在を推定するとしたものです．

19世紀後半に相次いでコレラ菌やチフス菌が発見され，これらの菌を検査する煩雑性の解消と迅速性が求められ，食品中の大腸菌の有無がコレラ菌などの有無と直結するとした論理が編み出されました．その大腸菌の代替として糞便系大腸菌群を含め，**表5.11**にある腸内細菌科菌群，大腸菌群，糞便系大腸菌群，推定大腸菌などがあります（**図5.7**）．コレラ菌やチフス菌検査の代替が大腸菌検査であり，大腸菌検査の代替がこれらの検査法という関係です．

しかし，現在では酵素基質法と発色法の組み合わせによって，大腸菌の検査が短時間に簡単に行える手段があります．すなわち，大腸菌群が特異的に産出するβ-ガラクトシダーゼとβ-グルクロニダーゼを標的酵素とし合成酵素基質との反応生成物を用いる方法です．極めて高い精度で大腸菌を検出することができ，短時間，かつ安価にしかもクロモジェニック（発色）技術を導入して色の変化で鑑別できる専門性排除機能さえ有しています．既に水道法では水質基準検査法に採用されており，各社から販売されている培地の多くはAOACIなどの国際検証機関でバリデート（検証）されています．自主検査では，バリ

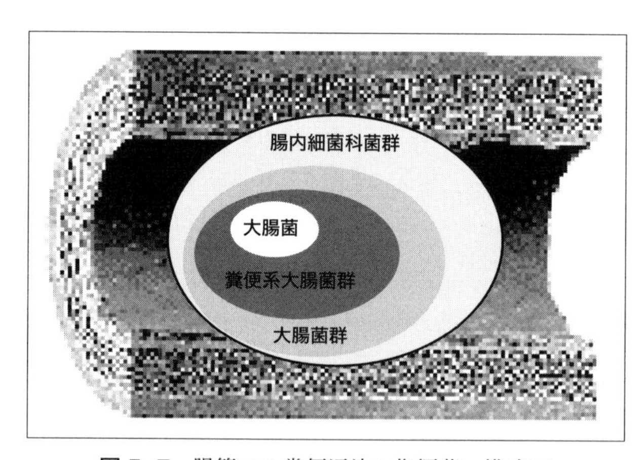


**図5.7**　腸管での糞便汚染の指標菌　模式図

デーションができている法を利用することをためらう必要は全くないと考えることができます.

### 2) 大腸菌—食中毒菌の代替検査としての大腸菌検査

(1) 衛生指標菌としての長所と迅速・簡便な培養技術の登場

前項で腸管系感染症菌（多くの食中毒菌）の代替検査として，大腸菌検査が好適であることを記しました．大腸菌はヒトや動物の糞便に存在しますが，自然界での寿命はかなり短いといえます．よって，食品から検出された場合は，比較的新鮮な糞便の汚染があったことを示唆でき，不衛生な取り扱いの証拠となりますが，寿命の短さはまた，食品が不衛生な取り扱いを過去に受けていた，いわば汚染経歴の証とはならず，この点では腸内細菌科菌群が優れています．

また，腸管系感染症（多くの食中毒）の可能性が否定できないことを意味しますので食品の安全管理上で重要なパラメータといえます．国際的な動向では少なくとも未加熱食品の糞便の汚染指標として適用され，その範囲は広がりつつあります．繰り返しますが，唯一，加熱食品は大腸菌群試験が利用できますが，わざわざ従来法で大腸菌群を検査する合理的根拠はありません．

第6回厚生科学審議会生活環境水道部会水質管理専門委員会では，「指標細菌として大腸菌を用いるべきであった．然るに，大腸菌群が採用された理由は，単に当時の培養技術が制約となっていたに過ぎない．今日では，迅速・簡便な大腸菌の培養技術が確立されており，技術的問題は解決されている．」としています．

(2) 大腸を持たない魚類・家禽に大腸菌汚染はない

大腸菌群は河川や土壌，未加熱の食材などに広く存在するとされ，大腸菌は糞便由来性が高いとされていますが，食材となる動物には大腸という器官がないものが多数います．陸生の哺乳類を除けば大腸を持つ動物はむしろ少ないともいえます．例えば魚類，家禽類がそれに当たります．

**表 5.12** は，魚介消化器官から大腸菌（群）の分離を試みた結果です．検査例が少ない資料ですが，無頭エビ以外の鮮魚，貝類，甲殻類では大腸菌や大腸菌群が存在しないことを示唆しています．ここで興味深いのはエビ類です．冷凍の無頭エビ（インドネシア産）では8検体中の3検体に大腸菌群が検出さ

**表 5.12**　海産物消化器官からの大腸菌群検出

（日本細菌検査株式会社食品科学研究所　未発表）

| 海産魚 | 試料番号 | 大腸菌群 |
|---|---|---|
| ブリ幼魚 | 1 | — |
| | 2 | — |
| | 3 | — |
| イサギ | 1 | — |
| | 2 | — |
| メバル | 1 | — |
| | 2 | — |
| 真鯛 | 1 | — |
| サンマ | 1 | — |
| | 2 | — |
| | 3 | — |
| イワシ | 1 | — |
| | 2 | — |
| | 3 | — |

| 貝類 | 試料番号 | 大腸菌群 |
|---|---|---|
| ハマグリ | 1 | — |
| | 2 | — |
| | 3 | — |
| | 4 | — |
| | 5 | — |
| | 6 | — |
| アサリ | 1 | — |
| | 2 | — |
| | 3 | — |
| | 4 | — |

| 甲殻類 | 試料番号 | 大腸菌群 |
|---|---|---|
| 活エビ | 1 | — |
| | 2 | — |
| | 3 | — |
| | 4 | — |
| | 5 | — |
| | 6 | — |
| | 7 | — |
| | 8 | — |
| | 9 | — |
| 無頭エビ | 1 | ＋ |
| | 2 | ＋ |
| | 3 | — |
| | 4 | — |
| | 5 | ＋ |
| | 6 | — |
| | 7 | — |
| | 8 | — |

れています．この調査結果は，① 本来，エビ類の消化管内に大腸菌群を含め大腸菌は存在しない　② 加工することにより大腸菌群に汚染される場合がある，ということが示唆されます．

すなわち，エビ自体の大腸菌（群）ではなくヒト由来の大腸菌（群）＝糞便が加工によって汚染したと考えることができます．

### (3) 水産加工品の大腸菌汚染は二次汚染

今まで水産加工品の大腸菌群汚染について「もともと魚介類が汚染されてい

るので，除去が難しい」とされていた実態がありますが，それは間違いであり，水産加工品からの大腸菌群の検出は二次汚染が原因であり，管理法を見直す必要があります．すなわち，漁獲時を含めて，加工・流通の際に衛生的な取扱いを徹底すれば，水産物の大腸菌群汚染を防ぐことができます．

大腸菌群は海水中では長期間生存できません．河川水の流入がある沿岸部を除いて，沖合〜外洋で大腸菌（群）は存在しないことが知られています．また，魚介類の消化管内の菌叢（細菌の種類と量・比率）は生息環境海水のそれを反映するとされており，さらに，大腸菌（群）は定住しないと考えられます．

例えば，生食用の牡蠣では棲息水域が大腸菌や大腸菌群に汚染されているかも知れないことを前提に清浄な（大腸菌・大腸菌群などがいない）海水で浄化することが義務付けられていますが，浄化によって大腸菌・大腸菌群は著しく低下します．このことは少なくとも牡蠣では大腸菌・大腸菌群はその消化器官に定着しないとする考えを支持するものです．

これに関連して海洋性哺乳動物である鯨について，調査捕鯨された鯨の消化器官から大腸菌分離を試みた例では，大腸菌群は検出されていません．少なくとも海産魚介類での大腸菌や大腸菌群の有無は，もっぱら二次汚染対策の情報となると考えることができます．

### 5.4.6 黄色ブドウ球菌

#### 1) ただの「バイ菌」か「危害要因」か

黄色ブドウ球菌 *Staphylococcus aureus* は食中毒菌であると同時に，普遍的に人や食用動物の皮膚，毛髪などに存在する菌で，国際的には不衛生な取り扱いの有無を推定する指標として検査されています．

ヒトの手からの検出率は，10〜15%程度であり，食品工場などの従事者を対象とした手指検査は，生産環境の実態調査とともに個人衛生の観点からもよく検査される菌です．食品中からも高い確率で分離され，村上ら[17]は検出感度を高めた方法で食品中の黄色ブドウ球菌の検査を行い，高率で黄色ブドウ球菌に汚染されている実態を明らかにしています（**表 5.13**）．

食品中の黄色ブドウ球菌の検出は，従業員の手洗い・消毒の不備，食品の衛生的取り扱いの不備，あるいは原材料と製品の交差汚染の可能性が示唆され，自主検査の対象菌と考えて良いと思われます．

日本では馴染みがありませんが，指標的食中毒菌という概念があります．それ自体は食品中に存在しても危険性はないとする考えです．黄色ブドウ球菌はこれにあたります．

HACCPは危害要因分析を前提とした衛生管理手法ですが，黄色ブドウ球菌は危害要因ではありません．黄色ブドウ球菌に関わる危害要因はその存在や増殖ではなく，相当数の増殖の結果として食品中に生成されるエンテロトキシンが危害要因です．この点からは黄色ブドウ球菌自体は「ただのバイキン」ということができます．

本書において「自主検査では食中毒菌を扱わない」としており，その理由の一つを検査自体の安全性としています．検査担当者と食品製造施設の保全とい

**表 5.13**　各種食品の黄色ブドウ球菌汚染の実態

| 試　料 | 検査数 | 黄色ブドウ球菌陽性数 | 黄色ブドウ球菌陽性率 |
|---|---|---|---|
| 生鮮食品 | 1537 | 318 | 20.7% |
| 惣菜 | 3013 | 255 | 8.5% |
| 弁当 | 679 | 77 | 11.3% |
| 鮮魚 | 164 | 43 | 26.2% |
| 練り製品 | 554 | 25 | 4.5% |
| 精肉 | 276 | 136 | 49.3% |
| ソーセージなど | 132 | 7 | 5.3% |
| 卵と液卵 | 135 | 9 | 6.7% |
| 野菜 | 478 | 69 | 14.4% |
| 麺類 | 244 | 6 | 2.5% |
| 乳製品 | 71 | 5 | 7.0% |
| ケーキ | 141 | 29 | 20.6% |
| 和菓子 | 243 | 14 | 5.8% |
| 冷凍食品 | 226 | 41 | 18.1% |

村上・石橋・和田（広島県環境保健協会生活科学センター）平成14年より一部改編

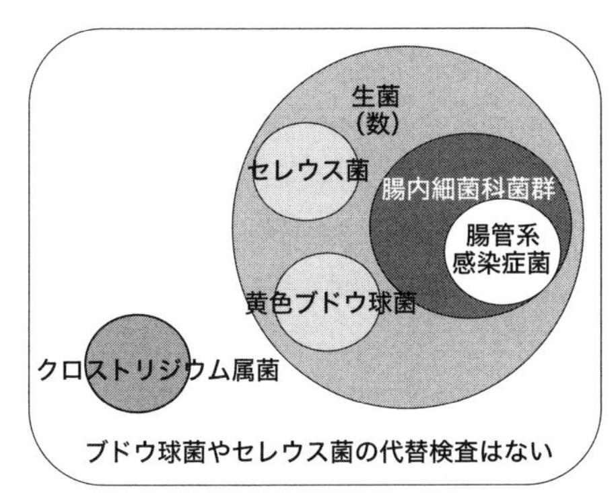


サルモネラ菌や病原大腸菌など，多くの食中毒菌は腸管系感染症菌であり，腸内細菌科菌群や大腸菌(群) などの糞便汚染指標菌と同じサイトに棲息している.

腸管系感染症菌以外の代表的な食中毒菌は,
・黄色ブドウ球菌
・セレウス菌
・ウエルシュ菌やボツリヌス菌

**図 5.8**　ブドウ球菌は腸管系感染症菌ではない

うことです．また，食中毒菌の検査の代替として糞便汚染の指標とした糞便汚染指標菌があるとしましたが，黄色ブドウ球菌は糞便汚染指標菌では代替できない位置関係にあります（**図 5.8**）.

黄色ブドウ球菌の検査の必要性が生じた場合，例えば，従業員の手指検査を定期的に行うとした場合には，生菌数や糞便汚染指標菌より厳格な管理を行わなければなりません．黄色ブドウ球菌の検査は，バイオセーフティ（第 6 章で詳細）の観点で本書が食品等事業者に提案する検査対象菌の限界（指標的食中毒菌と汚染指標菌）と言ってよく，検査実施に当っては検査安全性と精度でうさぎ血清での凝集反応などを含んだ検査法ではなく，酵素基質法による簡易法の採用が絶対条件です.

### 2)　公定法で見逃しがちな黄色ブドウ球菌

M 県の果汁飲料製造者が，全従業員を対象に毎年延べ約 1,200 名の手指検査を実施したにもかかわらず，陽性者数は 0 であったとして相談を受けた例です.

検査方法は公定法である卵黄加食塩マンニット法でしたが，卵黄加食塩マンニット寒天では定型的なコロニーがなく，それ以降の確認試験に進めた経験がないということでした．陽性者が 0 であった理由は，検査担当者が陽性例を経験したことがなく，黄色ブドウ球菌鑑別に重要な卵黄反応を教科書にある典型的な画像でしか知らなかったことでした．つまり経験不足による見逃しです．後日，酵素基質法のプロプライエタリ法（ペトリフィルム TMSTX プレート）で，50 名を対象とした検査を実施したところ，4 名の陽性者が検出されました.

余談ですが，老眼の筆者はこの卵黄反応を見逃した経験があり，誤判定の恐れがあることから，45歳をもって公定法による黄色ブドウ球菌の検査を断念しました．

## 5.4.7　真菌（酵母・カビ）

### 1）　酵母・カビの二面性と細菌との棲み分け

酵母とカビ（キノコを含む）を真菌と呼んでいます．細菌と異なり，核膜を有する真核生物で細菌よりは哺乳類の細胞に近い微生物で，大きさも異なります．本書は，微生物を見えない対象として解説していますが，カビは肉眼で見ることができ，酵母は1万円程度の簡易なデジタル顕微鏡で視認できる大きさです（**図5.9**）．

HACCP原則1:危害要因分析では生物学的危害要因として病原細菌，リケッチア，ウイルス，原虫・寄生虫，酵母，カビが挙げられますが，酵母は基本的に毒素産生がありませんので危害要因とはなりません．酵母は発酵食品に欠くことのできない有用微生物であるとともに，食品の変質をもたらす原因微生物でもあるという2つの側面を持っています．

一方，カビ類にはカビ毒（マイコトキシン）を生成する種類があります．酵母と同様に発酵食品には欠くことのできない有用微生物であるとともに食品の品質劣化の原因となり，一部には製品の安全性を脅かすものがあります．

このように原核生物の細菌と真核生物の真菌の増殖はいずれも食品の変質の原因となりますが，食品の特性によって棲み分けられています．**表5.14**は主な微生物の増殖下限水分活性値を表したものですが，細菌類は黄色ブドウ球菌やリステリア・モノサイトゲネスなどを除くと0.95前後で増殖できなくな

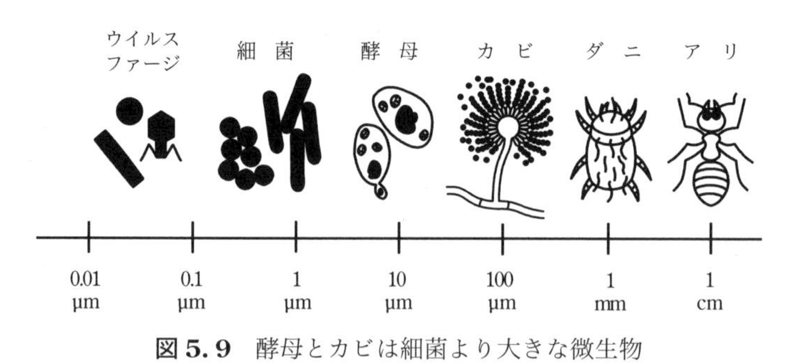


**図5.9**　酵母とカビは細菌より大きな微生物

りますが，一般的な酵母では 0.88，カビでは 0.80 と低い値です．

細菌類の増殖速度は真菌類に比べると圧倒的に早いので，水分活性 0.95 以上の食品では真菌類に影響を受ける前に細菌の影響で変質します．また，水分活性 0.95 以下の食品では細菌類が増殖できませんので，食品の変質はもっぱら真菌類の増殖に起因していることになります．

**表 5.14**　微生物の増殖と水分活性

| 微生物 | 増殖下限水分活性値 |
|---|---|
| 腸炎ビブリオ | 0.94 |
| 黄色ブドウ球菌 | 0.83 |
| サルモネラ | 0.94 |
| カンピロバクター | 0.98 |
| ウエルシュ菌 | 0.94 |
| ボツリヌス菌 | 0.97 |
| **一般的な酵母** | 0.88 |
| **一般的なカビ** | 0.80 |
| **耐乾性カビ** | 0.65 |
| **耐浸透圧性酵母** | 0.61 |

### 2)　酵母による食品の変質と検査

植物性原料を使用する食品，糖類および塩類を多量に使用する食品は，酵母の増殖によりガス産生，酸産生，アルコール発酵，酵母自体による白濁や臭いの原因となるエステル化合物などを生成し，食品の品質劣化，変質の原因となります．

近年では，ガス置換包装，真空包装，脱酸素剤封入包装などの普及で，今までになかった酵母による食品の変質が見られるようになりました [18]．

酵母は土壌中に多く分布していますが，食品の製造環境においても到るところに存在していますので，酵母による変質の原因の多くは不衛生な製造環境にあるといえます．前述のとおり，酵母は基本的に無害です．安全指標として食品中の酵母数を規格基準に求めることは無意味ですので品質指標とすることが合理的ですが，酵母数を検査する目的があやふやですと，定期的な酵母数測定は無意味となります．少なくとも酵母数の管理と食品の安全性は直接的には関連しません．

酵母の検査はむしろ，「製造環境，例えばパイプのジョイント部分にどれだけ製品の変質をもたらす酵母がいるか」を調査する環境モニタリング検査に重きをおき，期限設定のための保存試験と消費者からの苦情対応の用とすることが合理的といえます．なお，苦情対応では「どんな種類の酵母なのか」，すなわち同定が必要な場合も多くあるので，その場合は第三者検査機関や公的な研究機関などへ相談することが早道です．

酵母の検査も国際検証機関で検証済の簡易（プロプライエタリ）法が数社か

ら販売されており，生菌数検査と全く同じ方法で検査することができるので，自主検査に大きな負担はかかりません．

### 3）カビ類による食品の変質と検査

**図 5.10** はカビ類の生活史の概略です[19]．細菌でみられる分裂による増殖と異なり，成長したカビの分生子から胞子が放出され，食品などに着床，発芽して菌糸が成長するという過程をたどりますので，細菌では1個が2個，2個が4個と $2^n$ と指数関数的に増えますが，カビの場合は1個の胞子から一度に数万レベルの胞子が放出されます．

検査では1つの胞子を1つのカビ数としますので，段階的に増加するとしたイメージではありません．そもそも，1つの胞子から成長したカビは肉眼で見ることができる「カビが生えた」状態となりますので，この点も他の微生物と異なる点です．

真菌類の食品苦情で最も多いことは「カビが生えた」ということです（**表 5.15**）．「カビが生えた」食品は不愉快で欠陥製品といえるので通常は品質上の問題ですが，そのカビがカビ毒（マイコトキシン）生成真菌であった場合，「カビが生えた」は安全上の問題となります．カビ毒はその種類によって汚染される農産物や時期，場所が異なりますが，現在300種類以上のカビ毒が知られています．食品汚染で危害要因となる代表的なカビ毒は次の4種です．

① とうもろこし・穀類や落花生などから検出されるアフラトキシン類

② 穀類やコーヒー，ココアなどから検出されるオクラトキシンA

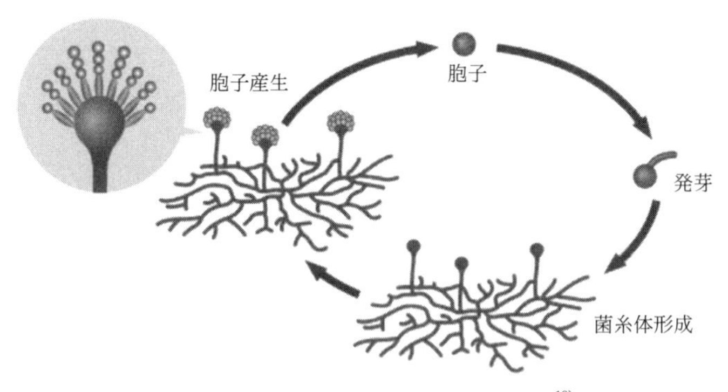


**図 5.10**　カビの生活環（無性生殖）[19]

③ 小麦や大麦などから検出されるデオキシニバレノール，ニバレノール

④ りんごなどから検出されるパツリン

この中で特に注意しなければならないのはアフラトキシンです．アフラトキシンは1960年に英国で発生した七面鳥大量死事件の原因物質として発見され，主な産生菌である *Aspergillus*（アスペルギルス）属の *A. flavus*（アスペルギルス・フラバス）にちなんで，「アフラトキシン」（トキシンは「毒素」の意）と名付けられました．

**表 5.15** 真菌による苦情事例の苦情内容による分類[20)]

| 苦情内容 | 事故数 | 比率（%） |
|---|---|---|
| 異物 | 483 | 78 |
| 異臭 | 47 | 7 |
| 異味 | 39 | 6 |
| 有症 | 34 | 5 |
| 変色 | 14 | 2 |
| ガス発生 | 6 | 1 |
| その他 | 5 | 1 |
| 合　計 | 628 | 100 |

アフラトキシン $B_1$ は遺伝毒性が関与する強い発がん物質で，ほとんどの動物種の肝臓に悪影響を与えることがわかっており，肝細胞がんとの関連が指摘されています．特にB型肝炎に感染している人は肝細胞がんが発生するリスクが高くなるとされていることから，摂取量を可能な限り低減すべきとされ，食品衛生法において食品中に検出されてはならない物質として規制されています．

食品微生物の検査は，見えない存在の可視化＝見える化です．その意味からするとカビ類の検査は目視で可能といえますが，「カビが生えた」時点で食品としての価値を失います．常識的に「カビの生えた」場所と「カビが生えていない場所」があることを私達は知っており，カビの発生は偏在的で，マイコトキシンも偏在的であることが当然推定できます．こうしたことから，第1章で詳しく述べた「抜き取り検査による最終製品の安全を保証することは誤りである」が，マイコトキシン汚染の場合にもあてはまります．そして，カビの検査も，酵母と同様に環境モニタリングや苦情対応の用とすることが合理的です．

製品の規格基準に酵母数やカビ数を定めている場合がありますが，結果的には「カビが生えないこと」の保証としての規格基準であると考えると，規格基準そのものを検証する必要があるかも知れません．また，酵母やカビ類の同定は自主検査には全く不向きですので，必要な場合は第三者検査機関の利用以外にはありません．この分野は未だ専門性の高い領域です．

なお，自主検査としてカビの検査を行う場合，プロプライエタリ法のフィル

ム（ドライゲル）培地を用いる必要があります．カビは発育すると胞子を空気中に放出するので，検査室から生産施設へ汚染する可能性があり，それを軽んじてはなりません．公定法や通知法などのシャーレと寒天培地，例えばポテトデキストロース寒天を用いる検査方法では容易に胞子が放出されると考えるべきです．

■参考文献


1) 小久保彌太郎：現場で役立つ食品微生物 Q&A，中央法規出版，1, 1-231, 2005.
2) 総合食品安全辞典編集委員会：食中毒性微生物，1, 3-280, 産業調査会，1997.
3) 藤井建夫：食品微生物学の基礎，1, 98-111, 講談社サイエンティフィック，2013.
4) 桑原祥浩：食品・環境の衛生検査，1, 5, 朝倉書店，2014.
5) 井原久光：リスクマネジメントと組織-雪印食中毒事件を事例にして，長野大学紀要，2000；**22**(3)：271-287.
6) 厚生労働省：弁当及びそうざいの衛生規範について，3次改正，1995.
7) 厚生労働省：漬物の衛生規範について，平成25年改正，2013.
8) 厚生労働省：洋生菓子の衛生規範について，第2次改正，1995.
9) 厚生労働省：セントラルキッチン / カミサリー・システムの衛生規範について，1次改訂，1993.
10) 厚生労働省：生めん類の衛生規範等，2次改正，1995.
11) 厚生労働省：微生物に係る基準について，第6回厚生科学審議会生活環境水道部会水質管理専門委員会資料 2, 2003.
12) 日本食品微生物学会編：食品微生物学辞典，初版，126-127, 中央法規出版，2010.
13) 藤井建夫：賞味期限の落とし穴，月刊フードケミカル，2006；**22**(7)：31-34.
14) 藤井建夫：その消費期限設定，間違っていませんか，月刊フードケミカル，2019；**35**：2-5.
15) 増田邦義，植木幸英：食品衛生学 2版，4-5, 講談社，2004.
16) 長井 昭：ガッテン HACCP 命の保証と衛生管理 1版，1-16, 鶏卵肉情報センター，2012.
17) 村上和保・石橋 弥・和田貴臣：食品材料，食品および調理施設からのメチシリン耐性黄色ブドウ球菌 (MRSA) の検出，日本食品微生物学会誌，2002；**19**(3)：127-131.
18) 内藤茂三：真菌による食品の変質対策—最近の話題—，日本食品微生物学会雑誌，1994；**11**(1)：11-17.
19) 吉浪 誠：食品製造現場におけるカビ汚染の原因究明と対策，日本食品微生物学会雑誌，2014；**31**(1)：13-19.
20) 藤川 浩・和宇慶朝昭・諸角 聖：東京都における最近16年間 (1987～2002年度) の真菌による食品苦情，日本食品微生物学会雑誌，2005；**22**(1)：24-28.

# 第6章　自主検査導入に際しての注意点

## 6.1　自主検査導入へのアプローチ

自主検査の導入を検討されている食品等事業者へ，百聞は一見にしかず，微生物検査（自主検査6つのステップ）を実際に体験することを強く勧めます(**図6.1**)．実際に体験することなく本書を含め微生物検査のテキストなどを参考にして，「自事業所で自主検査ができるのか」「誰がするのか」などを検討すると人的資源の確保や費用対効果へ関心が行きがちです．筆者は導入できない，導入しないとするトレードオフな理由に重きを置き過ぎて導入をためらう事業者が多いことを体験しています．

**表6.1**は，食品微生物検査の実習を主とする研修講座を，定期的に開設している代表的な団体です．ここにあげた団体以外に，各都道府県の工業技術試験場や産業技術センターなどの機関でも頻繁かつ定期的に開催されています．プロプライエタリ法を提供する企業も，試用の機会を提供しています．

検査を体験することは，導入の可否を検討する最良の方法ですが，その意義はそれに留まりません．導入後には，操作法や検査結果の判断などで多くの疑問が必ず生じます．その際の問題解決，フォローアップにこれらの団体はいず

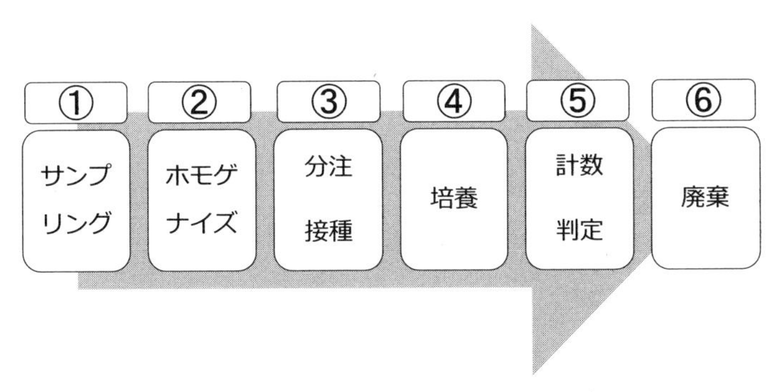


**図6.1**　検査の概略　6つのステップ

**表6.1** 主なHACCP管理者養成のための講座開催団体

| 団体名 | ホームページ |
|---|---|
| 一般財団法人 日本食品分析センター | http://www.jfrl.or.jp/ |
| 一般財団法人 東京顕微鏡院 | http://www.kenko-kenbi.or.jp/ |
| 東京都立食品技術センター | http://www.food-tokyo.jp/ |
| 一般財団法人 日本冷凍食品検査協会 | http://www.jffic.or.jp/ |
| 一般社団法人北海道食品産業協議会 | http://hofia.org/ |

れも好適な存在です．頼れる相談窓口として積極的に活用することが自主検査の継続には必須といえます．

これら実習を主とする研修講座は基本的に有料ですが，有料であるが故に責任を持った対応が成されています．各都道府県の機関や団体・企業はいずれも社会的責務として食品等事業者の健全な経営を願い，安全で美味しい食品作りに役立ちたいと考えています．

また微生物検査の手順を解説したマニュアルや手引書は検査の実践で遭遇する問題を解決するのに役立ちます．その中で，寺本らによるDVD「製造現場にやさしい食品細菌検査」と，春田らの編集による「目で見る食品衛生検査法」[1,2]は特に優れた検査操作の手引書で好適なフォローアップ内容となっています．

中小の食品等事業者が，微生物検査を外部機関に委ねず自前の自主検査が実施できるようになった背景として，微生物検査設備・器具・培地などの簡易化に依るところが大きいと思われます．この簡易化により検査についての専門性は軽減され，検査操作は文字通り「誰でも」行うことが可能となりました．しかし，すべてが簡易になった訳ではありません．自主検査を行う際の注意点は多岐に渡りますが，５Ｗ１Ｈで自社事情を勘案しながら検査計画を作ると，疑問や問題点が明らかになってきます[3]．

小久保は「検査を行う際に留意すべき点は対象微生物，対象サンプル，サンプリング法，検査頻度の設定，検査法，評価のいわゆる５Ｗ１Ｈにつきる．なかでも特に大事なのは評価である．検査は慣れてくれば誰でもできるが，評価はある程度勉強が必要である．評価できなければ正確な検査はできない．検査を行ったらその検査の結果の意味を説明できることが必要である」と説いています[4]．また，検査は検査すること自体が目的ではなく，結果もまた目的ではありません．結果を読み取り，どう現場にフィードバックし，安全な製品作りの体制の構築を目指して活かしていくかにかかっています．本章は汚染指標菌の検査手順に関わる注意点を中心に解説します．

## 6.2　検査施設について

### 1)　自主検査の５Ｗ１Ｈ

食品等事業者が実施する微生物の自主検査を５Ｗ１Ｈに当てはめると，次のようになります．

1 W：What？　：何を検査する
2 W：Who？　：誰が検査する
3 W：Why？　：なぜ検査する
4 W：When？　：いつ検査する
5 W：Where？　：どこで検査する
1 H：How?　：どのような方法で検査する

第５章では，自主検査「1 W：What？」については，食中毒菌などは扱わず汚染指標菌のみとしましたが，HACCP に沿った衛生管理では食材（原料や製品）に限定することなく，清潔の証明（一般衛生手順の妥当性評価）として，製造環境である施設，装置，器具，資材や人そのものが重要な検査対象となってきます．

「2 W：Who?」は，特段の資格や教育履歴は不要ですが，検査技能検定機関で定期的に検証を受けた者が行うことが絶対的条件となります．

「5 W：where ?」は，事業所内のどこに検査に必要な設備や用具を設置するかですが，簡易法であっても培養プロセスが必ずある点に注意が必要です．この培養プロセスは生きた微生物の大量生産といえますので，バイオセーフティの考えに対応した検査施設または環境であることが要件となります．

「1 H：How?」は，AOACI などで検証されたプロプライエタリ法が好適です．

### 2) バイオセーフティ

バイオセーフティとは，検査担当者が検査を通じて受ける可能性のあるバイ

**表 6.2**　バイオセーフティレベル

| 要求される管理 | バイオセーフティレベル（リスク群） | | | |
|---|---|---|---|---|
| | 1 | 2 | 3 | 4 |
| 実験室の隔離 | 不要 | 不要 | 要 | 要 |
| 汚染除去時の実験室気密性能 | 不要 | 不要 | 要 | 要 |
| 陰圧換気 | 不要 | 望ましい | 要 | 要 |
| 排気の HAPA 濾過 | 不要 | 不要 | 要／不要 | 要 |
| 入口部2重ドア | 不要 | 不要 | 要 | 要 |
| エアロック | 不要 | 不要 | 不要 | 要 |
| エアロック＋シャワー | 不要 | 不要 | 不要 | 要 |
| 前室 | 不要 | 不要 | 要 | ー |
| 排水設備 | 不要 | 不要 | 要／不要 | 要 |
| オートクレーブ現場処理 | 不要 | 望ましい | 要 | 要 |
| オートクレーブ実験室内 | 不要 | 不要 | 望ましい | 要 |
| 両面オートクレーブ | 不要 | 不要 | 望ましい | 要 |
| 生物学的安全キャビネット | 不要 | 望ましい | 要 | 要 |
| 職員安全モニタリング設備 | 不要 | 不要 | 望ましい | 要 |

レベル1：（個体および地域社会へのリスクは無い，ないし低い）ヒトや動物に疾患を起す可能性の無い微生物．

レベル2：（個体へのリスクが中等度，地域社会へのリスクは低い）ヒトや動物に疾患を起す可能性はあるが実験室職員，地域社会，家畜，環境にとって重大な災害となる可能性のない病原体．実験室での曝露は，重篤な感染を起す可能性はあるが，有効な治療法や予防法が利用でき，感染が拡散するリスクは限られる．

レベル3：（個体へのリスクが高い，地域社会へのリスクは低い）通常，ヒトや動物に重篤な疾患を起すが，通常の条件下では感染は個体から他の個体への拡散は起こらない病原体．有効な治療法や予防法が利用できる．

レベル4：（個体および地域社会へのリスクが高い）通常，ヒトや動物に重篤な疾患を起し，感染した個体から他の個体に，直接または間接的に容易に伝播され得る病原体．通常，有効な治療法や予防法が利用できない．

オハザード（食中毒に罹る）に対する安全管理であり，同時に検査施設から食品製造施設へバイオハザードを持ち込ませないための製品の安全管理の概念です．バイオセーフティについてはNPOバイオメディカルサイエンス研究会編の好著[5]があるので一読をお勧めします．

WHOの実験室バイオセーフティ指針[6]**表6.2**では，食品等事業者が実施する自主検査はレベル2と同等またはそれ以下に留めることが強く示唆されています．食品等事業者では品質管理や新商品開発のための試験検査室を設けている場合も多く，微生物検査の設備はこれらと同居しているのが実態です．また，検査担当者が新商品開発などを兼務している場合が多いと思われますが，微生物検査用の設備や器具は同一の区域に集めて，「微生物を持ち込まない」，「持ち出さない」を厳重に運用する必要があります[7]．

食品等事業者が常に生産現場で最大の注意を払っている，「如何に製品や原料に微生物汚染をさせないか」というルールは，検査施設にも適応されます．検査担当者がガウン（白衣）のままで，生産施設に入るなどはよく見かけるシーンですが言語道断です．試験室で着るガウン（白衣）は，試験薬の付着や微生物汚染を受けないようにするためのものであり，自らの体（手指を含めて）を清潔に保ち外部からの汚染を防ぐ安全衣です．一方，製造施設内での作業衣（白衣）は同じものであっても，目的が逆で，自らの体（手指を含めて）は不潔であるので，製品を汚染させないためのものです．

すなわち，検査エリアから製品へ微生物汚染が起こらないように管理するのが，検査運営の最重要項目と理解して下さい．しかし，検査施設のバイオセーフティ管理が不十分だから検査はできないと考えるのも間違いで，ハードウエアが完備しているかどうかが問題なのではなく，正しく運用（ソフトウエア）されているかどうかが重要なのです．

施設はよくハコモノと言われますが，ハコモノが完備されなければ自主検査はできないという思考停止に陥らないよう注意しなければなりません．先ずは検査の体験です．

### 3)　検査室の見せる化

新たに検査施設を導入する際には，基本的なパーティションは必要となりますが，検査の見える化を積極的に取り入れます．検査の目的は何かを突き詰めて考えると，製品の安全管理は事業者の信頼の確保や「消費者から安心を頂く」ということにたどり着きます．これにより経営は安定し利益確保に繋がります．すなわち，事業所の奥で隔離された検査施設はバイオセーフティでは好ましいものですが，訪問者の目に止まる場所に検査施設を設け，積極的に「見せる」としたプランへの変更です．

“検査ができる→検査している→安全な製品作りの体制ができている（作ろうとしている）→信頼できる”このように訪問者・消費者の目に写るわけです．そして，このような見方の変化は，外部の来訪者に留まらず従業員へも強い影響力を与えます．検査室の見せる化で従業員の自社製品への誇り，自社の安全対策への信頼が得られるとすれば，自主検査の価値は検査室の設置のイニシャルコストやランニングコストをはるかに上回るものとなります．最も身近にいる消費者は従業員であることを忘れてはいけません．

## 6.3　検査担当者―誰が検査をする？―

### 1）　検査する人の要件

5 W 1 H の Who ?：検査法（操作法）をどこで学ぶかについては前述の通りです．自主検査は対象を汚染指標菌と黄色ブドウ球菌の検査に限定しているので，特別な教育履歴や資格は不要です．

そもそも，現在の食品微生物の検査方法はおよそ150年前にコレラ菌の発見者であるコッホ（Robert Koch）によって確立された細菌培養法といえます．寒天培地やペトリ皿（シャーレ）は彼の研究室で発明され，今日に至るまで使い続けられています．150年前のテクノロジーを現在の私達が受け入れられないはずはありません．唯一の要件は，正しく検査できることが証明されている人かどうかです．詳細は【第2章2.5検査における2つの検証】の通りです．

### 2）　検査スタッフのモチベーションを高めること

検査担当者が不在，他の業務で繁忙，担当者が辞めたなどで検査が中断し，結果としては検査が維持できなくなったなどは，よく耳にする中小企業の実態です．そのような事態を避けるためには検査を実施できる要員を複数名確保する必要がありますが，中小企業では検査担当者が雇用の不安定なパートタイマーである場合も多く，継続した検査体制を維持するためには，待遇面での改善や衛生管理の責任と義務権限を与えられるような人事が勘案されるべきです．

検査担当者とはその名の通り，検査を担当するスタッフですが，検査業務を通じて必然的に衛生管理の改善実務を担当する機会が増え，その素養を養う場面に恵まれます．ある意味検査スタッフは，製品安全保証や品質管理で自社の命綱をの一端握っているわけです．検査スタッフのモチベーションを高める工夫は，管理者の責務といえるでしょう．

検査スタッフに衛生管理一般を含めた教育をした上で，検査担当者に資格や地位を与える方法としては公益法人日本べんとう振興協会（http://www.

**表 6.3**　公益法人日本べんとう振興協会主催の食品微生物検査技士（3 級）

| **形式と対象者** | 通信講座・食品微生物検査担当者など |
|---|---|
| **食品関連法規** | 食品の安全性の確保 |
| | 食品表示 |
| | 大量調理施設衛生管理マニュアル |
| | 食品安全行政 |
| **食品衛生** | 食品衛生とは |
| | 食中毒 |
| | 微生物の形態と性状 |
| | 食中毒の防止 |
| | 物理的危害要因による危害の防止 |
| **食品衛生管理** | 食品 7S の励行 |
| | 一般衛生管理プログラム |
| | HACCP システム |
| | 食品安全マネジメントシステム |
| **食品の簡易検査法** | 微生物検査 |
| | 理化学検査 |
| **試　験** | 筆記試験 |

注）2 級から実習と実技試験

**表 6.4**　北海道食品産業協議会主催の食品微生物検査技士（2 級）

| 形式と対象者 | 講座（1 日間）と実習（2 日間）・3 級取得者限定 |
|---|---|
| 食品衛生微生物学総論 | 微生物の分類と性状 |
| | 食中毒菌の概論 |
| | 各食品の規格基準による検査法の違い |
| 食品衛生微生物学 各論 | 汚染指標菌の種類と検査法 |
| | 食中毒菌の検査法（黄色ブドウ球菌，サルモネラ菌属） |
| 実　習 | 分離培養法と性状試験，酵素基質法 |
| | 大腸菌群・大腸菌，サルモネラ属菌，黄色ブドウ球菌の検査法 |
| 試　験 | 実技試験 |

bentou-shinkou.or.jp/wp）が認定業務を行っている食品微生物検査技士 1 級～3 級や，一般社団法人北海道食品産業協議会（http://www.hofia.org/info.html）が帯広畜産大学などと提携して認定している食品衛生微生物検査士資格があります．それぞれ国家資格ではありませんが，十分な資格内容となっています．**表 6.3** は公益法人日本べんとう振興協会の 3 級食品微生物検査技士のカリキュラム，**表 6.4** は一般社団法人北海道食品産業協議会の 2 級食品微生物検査技士のカリキュラムです．

## 6.4　検査手順―サンプリングと計数判定・結果の取り扱い―

既に紹介した**図 6.1** の検査の操作 6 ステップを，簡易検査キットでの検査手順に当てはめたのが**図 6.2** ですが，ここでは，①サンプリングでの注意点と，⑤計数・判定の取り扱いを中心に解説します．なお，YouTube やホームページで検査手技を動画で公開していますので，参考になります．令和 4 年現在での公開例としては

① 日本細菌検査：http://www.bacct.com/introduction/demonstration/
② 3M：https://www.3mcompany.jp/3M/ja_JP/food-safety-jp/resources1/video/
③ 福島工業：https://www.youtube.com/watch?v=yUAprM574JQ

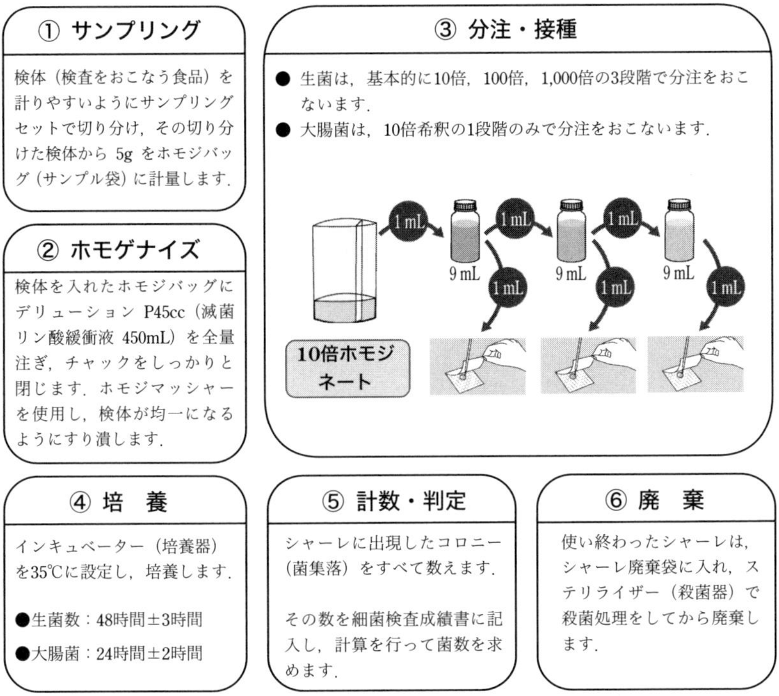

**① サンプリング**

検体（検査をおこなう食品）を計りやすいようにサンプリングセットで切り分け，その切り分けた検体から 5g をホモジバッグ（サンプル袋）に計量します．

**② ホモゲナイズ**

検体を入れたホモジバッグにデリューション P45cc（滅菌リン酸緩衝液 450mL）を全量注ぎ，チャックをしっかりと閉じます．ホモジマッシャーを使用し，検体が均一になるようにすり潰します．

**③ 分注・接種**

- 生菌は，基本的に10倍，100倍，1,000倍の3段階で分注をおこないます．
- 大腸菌は，10倍希釈の1段階のみで分注をおこないます．

1 mL　9 mL　1 mL　1 mL　9 mL　1 mL　1 mL　9 mL　1 mL

10倍ホモジネート

**④ 培　養**

インキュベーター（培養器）を35℃に設定し，培養します．

●生菌数：48時間±3時間

●大腸菌：24時間±2時間

**⑤ 計数・判定**

シャーレに出現したコロニー（菌集落）をすべて数えます．

その数を細菌検査成績書に記入し，計算を行って菌数を求めます．

**⑥ 廃　棄**

使い終わったシャーレは，シャーレ廃棄袋に入れ，ステリライザー（殺菌器）で殺菌処理をしてから廃棄します．

**図 6.2** 検査の概略　6のステップを簡易検査キットでイメージング

などが公開していますが，プロプライエタリ法の紹介を兼ねて多くの企業が検査手順など次々と公開しつつあります．

### 6.4.1 サンプル（試料）とは—生きている微生物，履歴を確実に—

サンプルとは，検査する食品，原料，製造施設の拭取り箇所などのすべてを指しますが，検査対象が生きた微生物であるので汚染指標菌である限り，その結果は時間や温度によって大きく変動することを念頭に置かなければなりません．例えば製品中の食塩量などは，水分の蒸発さえ管理（密封した容器に納める）すれば，塩分濃度の検査結果の変動はほとんどありませんが，生きた微生物の数や種（菌叢）は刻々と増減し変化していきます．

私達が知りたい検査結果とは，サンプリングした時点のものです．よって，サンプルを採取した後は，適切な温度管理の下，短時間で検査できるようにする準備が必要です．サンプルは冷蔵で運搬するのが一般的ですが，サンプルの特性を一番よく知る現場の常識感が大切です．例えば，常温で保管する製品を冷蔵で運搬する必要はありません．逆にどのような菌が存在するか不明な点では冷蔵は現実的には必須です．

扱うサンプル（試料）の特性は多様ですので，履歴は検査結果と合わせて記録（見える化）が必要です．このサンプリング履歴が，検査成績を現場に落としこむ際に不可欠な情報となります．サンプリング履歴の欠損や不正確な記録は，検査そのものを無価値にしてしまうと言っても過言ではありません．「あれ？　この結果ってなんだ？」となりますと，すべては水の泡です．

サンプルリング履歴は，品名・検査の目的・検査項目・形状や包装形態・製造場所・採取または製造年月日・温度・採取数量・内容量・採取者の氏名などです．また，履歴には運搬の際の情報として，採取した食品などの包装容器，温度と検査までの時間などを記録することが薦められます．

## 6.4.2　サンプリングまたはサンプリングプラン

サンプリングとは，サンプル（試料）を採取する際にどの程度の量が必要であるかとか，どのような器具を用いてどのような容器に取り入れるのかなどの詳細ではありません．検査の目的を製品の安全保証とし，ロットから所定の検査試料を無作為に採取する，いわゆる「抜き取り検査法」を指すもので，サンプリングプランとも言われる概念です．

ロットとは製品などの集まりを指すもので，ロット内では食品の品質が均質・同一であるとみなしたものです．例えば，同一の原料で同一の製造ラインで作られたもの，同じ日に作られたものなど根拠のある区別が可能なものをいいます[8]．

### 1）ICMSF（国際食品微生物規格委員会）のサンプリングプラン

サンプリングプランの重要性が指摘されています．ICMSF（The International Commission on Microbiological Specifications for Foods）が提案するサンプリングプランは統計学を利用した理論的なもので世界標準となっています．ICMSFのサンプリングプランは原則として，1ロットでのサンプル数を最低5とし，食中毒症状の重篤度合いや発生頻度と，食品の取り扱いに基づくリスク

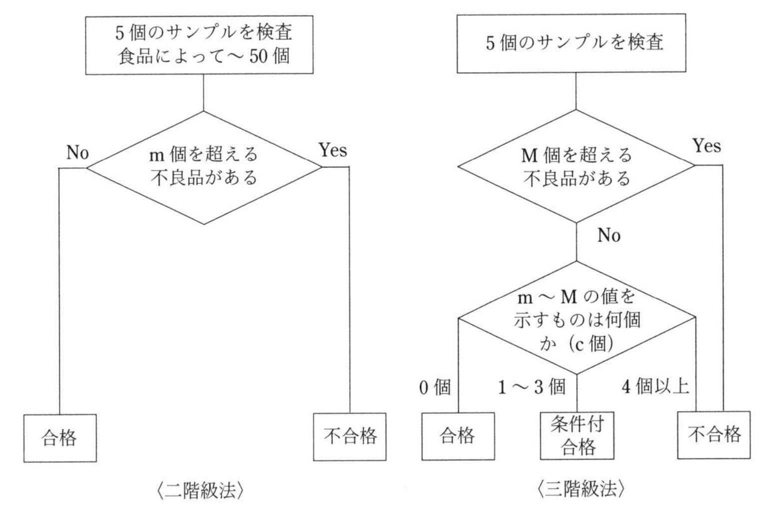


**図6.3**　ICMSFによる二階級・三階級法

の程度で食品を分類し，そのリスクに対応したサンプル数や良否判定の基準を変動させる方式を取っています[9].

リスクの高い食品では，二階級法が採用され，比較的リスクが低いものについては条件付き合格基準値を設けた三階級法となっています．**図6.3**はICMSFの典型的な2つのサンプリングプランの概略です．

(1)　二階級法と三階級法，Mに込められた抜き取り検査限界への挑戦

三階級法は，nとc，mで決まる二階級法にM（条件付き合格の判定基準となる菌数）を加えたものです．nは1ロットからランダムに取り出される検体の個数，mは基準値（菌数限度），cはロットを合格と判定するのに許される不良検体の個数（nのうち，mを超えてもよい検体数），Mは1検体に許容される最大の微生物濃度（基準値）を示し，Mで規定される濃度よりも高濃度に汚染された検体は不良検体と考えられるとしています．

このサンプリングプランでは微生物数によって，製品の品質を次の3つのクラスに分類しています．

①　許容できない品質：微生物数がMを超える（サンプル中のどの検体も超えてはならない）

② 優良品質：微生物数がmを超えてはならない

③ marginally acceptable quality（辛うじて許容できる品質）：mを超えるがMを超えない検体がc個未満のとき（mを超えるがMを超えない状態は望ましくはないが，数が限られていれば許容できうる）Mは許容でき，GHPに従って製造していれば達成できる微生物数

としています．

換言するとmarginally acceptable quality（辛うじて許容できる品質）レベルの製品は流通することができる安全性を保っているとしたものです．**表6.5**は，幾つかの食品でのサンプリングプランを表わしています．乳児用調整粉乳ではc値が0ですので2階級法であることがわかると思いますが，サンプル数は30～60が指定されており，リスクの多少でプランが設計されていることがわかると思います．

また，サンプル数が最低でも5である理由は統計学上での最低の試料数であって，食品中の微生物は不均一な分布で存在していることに基づいています．

**表6.5**　ICMSFのサンプリングプログラムと基準値例

| 食　品 | 検査項目 | サンプル数 | c値 | 基準値 | |
|---|---|---|---|---|---|
| | | | | m /g | M/g |
| 生鮮または冷凍魚類 | 生菌数 | 5 | 3 | $10^4$ | $10^7$ |
| | 糞便系大腸菌群 | 5 | 3 | 4 | 400 |
| | ブドウ球菌 | 5 | 3 | $10^3$ | $2\times10^3$ |
| ブランチングした冷凍野菜 | 生菌数 | 5 | 3 | $10^4$ | $10^6$ |
| | 大腸菌群 | 5 | 3 | 10 | $10^3$ |
| ひき肉 | 生菌数 | 5 | 3 | $10^7$ | $5\times10^7$ |
| | 大腸菌 | 5 | 3 | $10^2$ | $5\times10^2$ |
| | ブドウ球菌 | 5 | 2 | $10^2$ | $10^3$ |
| | サルモネラ属菌 | 5 | 0 | negative/25 g | negative/25 g |
| 乳児用調製粉乳 | *Enterobacter sakazakii* | 30 | 0 | negative/10 g | negative/10 g |
| | サルモネラ属菌 | 60 | 0 | negative/25 g | negative/25 g |

食品中の微生物検査法解説書[7]から一部を引用

ICMSFのサンプリングプランはCodex承認プランでもあり，国際標準といえますが，1ロットで5サンプルは中小の事業者には負担が大きいと言わざるを得ません．食品中の食中毒菌の分布は均一である場合も不均一である場合もありますが，ICMSFのサンプリングプランは抜き取り検査の限界をどこまで下げられるかへの挑戦であり，リスク評価に基づいた製品の良否の判断を目的としています．

(2)　三階級法によるサンプリングの考え方の例と問題点

その一例を乾燥イチジクで汚染が懸念されるカビ毒マイコトキシンの一種であるアフラトキシンで示します．

大きなロット中のマイコトキシン濃度は，それを産生するカビの存在場所で局所的に高くなることが知られています．そのため，サンプリング誤差が大きくなりやすく，どのようなサンプリグプランを採用するかが大変重要です．

EC規制No. 401/2006（食品中のマイコトキシン濃度の公的管理のためのサンプリングおよび分析の方法の制定）で定められているサンプリングプランは，アフラトキシンのロットにおける分布の偏在性を強く反映したプランです．このサンプリングプランでは，15トン以上のロットの場合には，1つのインクリメント（サンプリングで用いられる概念で，包装された食品1つは1アイテム，そこから一度に抜き取られた一部の試料をインクリメントと呼びます）の重量を300 gとして，100のインクリメントを抜き取り，合計30 kgの集合サンプルを収集します．30 kgの集合サンプルは3つに分割し，その後，均質化することで10 kgの検査用サンプル3つを調製します（**図6.4**）．

ただし30 kgを分割せずに均質化できる場合には，そのまま30 kgの試験サンプル1つを調製しても良いことになっています．また，集合サンプルが12 kg未満の場合は，検査用サンプル調製時に分割せず，12 kgから24 kgの場合には2つに，24 kg以上の場合は，3つに分割するものと定めています．加えて，この規制では乾燥イチジクの派生製品で粒子がとても小さい食品についても，サンプリングプランが定められています．

食品の粒子がとても小さくアフラトキシンの分布が均一な場合には，同一のロットサイズであっても，乾燥イチジクに比べてインクリメンタルサンプルのサイズ集合，サンプルの量の何れも少なくなるようになっています．サンプリ

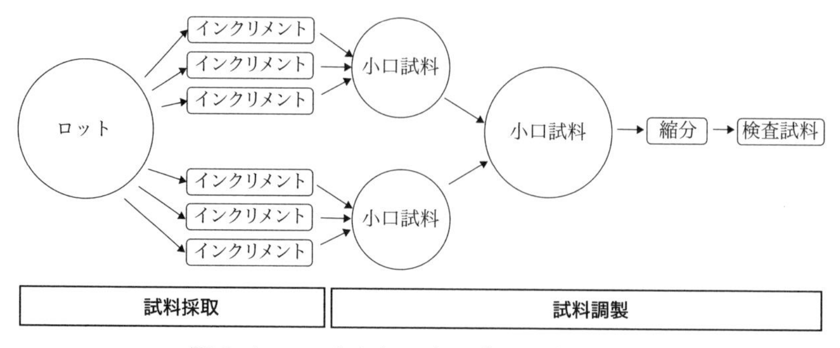


**図 6.4**　ロットからのサンプリングイメージ

ング誤差が小さいと想定してこのような配慮がされているものと考えられます.

一方, 乾燥イチジクの派生製品でも粒子が大きい場合には, アフラトキシン汚染（濃度）が不均一と見られて乾燥イチジクの場合と同様にサンプリングプランが求められています. また, ロットの受け入れに対する判断も異なり, その後に加工処理される乾燥イチジクに対しては平均値で判断しますが, そのまま食べられる場合にはすべての分析値が基準値を満たしていることが求められます[10].

このように不均一な汚染が想定されるものに対してはICMSFなどの国際標準でもサンプリングに付随する不確かさを否定できません. 何をサンプリングに起因する不確かさとするのかの定義さえ明確ではなく, 推定される不確かさの取り扱いの議論も始まったばかりです.

### 2）ICMSF（国際食品微生物規格委員会）のサンプリングプランと我が国の判定の違い

(1) 判定を「線（区間)」で考えるのか「点（白・黒)」で考えるのか

我が国では食品のリスクの多少によってサンプリングプランを指定するとした法的背景がありません. また, 要求した微生物の規格基準は数量的概念ではなく質的概念（陽性または陰性）である場合がほとんどです.

一方, ICMSFでは**表 6.5** の生鮮または冷凍魚介類を例としますと三階級法を採用し, 生菌数はサンプル数5個すべてで $1\times10^7$/g を超えてはならないが $10^4$/g から＜ $10^7$/g までなら3個までは許容できる品質, 糞便系大腸菌群は 400/g を超えたら不良品と判定しますが, 4/g～＜ 400/g が5個中3個までなら許容，同じ様に黄色ブドウ球菌も $2\times10^3$/g を超えてはならないが $10^3$/g から＜ $2\times10^3$/g が5個中3個までなら許容できるとしたものです．本邦の衛生規範では黄色ブドウ球菌の規格基準は「陰性」と規定しています．

陰性という表現は「ゼロ，ノーリスク」を暗示する安全の誘導表現とみることができます．平成27年度試験法改正通知法で検査した場合の陰性の実態は，0/g ではなく＜ 50/g です．「あってならない」で事を収める文化と，「ある物はある．どの程度なら品質が悪いとするか」を規定するロジックな文化との違いと考えることはできますが，この ICMSF による品質判定を理解していないと，輸入食品で面食らう羽目になります．

(2) 最終製品の定時的定点的抜き取り検査の有効性

単に不良な原材料による製品や製造装置の洗浄不良などを原因とした微生物の汚染は，均一・均質性である場合が多いのも事実です．このような場合，最終製品の抜き取り検査に縮分[注1)]を前提としたサンプリングを取り入れることで，ICMSF よりはるかに少ない（導入しやすい）1ロット1サンプルという検査プランに明確な有効性が生まれます．

### 3) Codex の提唱する Moving Window を用いたプロセス検証サンプル検査

最終製品の微生物検査を一発勝負，1ロット1検体で白黒を判定する伝統的な日本スタイルと世界標準間には大きな隔たりがあります．本章で記した通り，ICMSF や Codex で網羅的な製品のリスク分析を元に1ロット当たりの最低検体数を5（5～最大60）と定め，判定もまた単純な白黒決着ばかりではなく，許容できるレベル（許容できないレベルも当然，設定される）とその適合数を規定しています．

HACCP 制度はなんとか整った我が国ですが，微生物検査の国際標準化には

注1) 縮分法：分析などに供する試料を分割してその一部を採取してはまた分割してその一部を採取するという方法を繰り返し，全体をよく代表する試料を採取する方法．

特に最終製品の抜き取り検査によってそのロットの安全性を保証するものではなく，適切な衛生管理の検証を目的とすると定時的定点検査は多くの情報をもたらしてくれます．定時的定点観測とは，毎日製造される製品を継続的に検査することで，その目的は品質管理上の問題点を見える化するためであると考えます．定時的定点観測の検査結果は，製造室の温度変化を生菌数の変動として捉えることができる程に感度の高い情報を提供してくれることを筆者らは経験しています．

まだまだ遠い感が否めません．中小規模の食品事業者がこの国際標準のサンプリングプランを導入しようとしても導入できない最大の理由は，日々，多数の検査を行うことの非実現性と検査コストやマンパワーの負担増です．

この点は国際標準を導入しているEUなどでも同じ問題を抱えています．その解決の一つとしてCodexはMoving Windowでの運用を提唱しています．

Codexは2013年に「食品中の微生物基準の設定と適用に関する原則」の改訂を行い，Moving Windowによる衛生管理の健全性評価を提唱しています．Moving Windowの考え方と運用方法はこの改訂に留まらず，例えば，2021年世界保健機関（WHO）の微生物学的リスク評価シリーズ29「中等度の急性栄養失調及び重度の急性栄養失調を管理するための脂質ベースですぐに使用できる（ready-to-use）食品の微生物学的安全性：第2報」でもMoving Windowを用いたプロセス検証サンプル検査が提唱されていて，広く普及させる意図が見えます．

（1）微生物検査におけるMoving Window

Codexのサンプリングプランによる製品管理では1ロットから決められたサンプル数（n）の検査を行い，その中で基準値（m）を超えるものが一定以内（c）に収まっている場合，その製品が不良品ではないとして合格の判定をしています．

一方，Moving Windownの考えは，決められたサンプル数を一度に採取するのではなく，ある期間でそのサンプル数を採取するというものです．例えば1日1検体の検査を行い，5日間の合計をn個として評価するという考え方です．

ロットの定義を5日間製造分に変更したともいえますが，HACCPで工程管理が安定している場合では5日間を1ロットとみなすことができるとしたものです．

ここで5日目の翌日の6日目の検査結果は，前日評価を行った一番古いデータ（1日目）を除外して2〜6日の合計5日間を対象として評価，それを1日ずつ順に繰り返します．この方法では，日々多数の検査を行う必要がないため無理なく微生物検査を通じてHACCPの健全性を評価することが可能です．まま軽視されがちな日々の検査結果に別の命が宿るといえます（**図6.5**）．

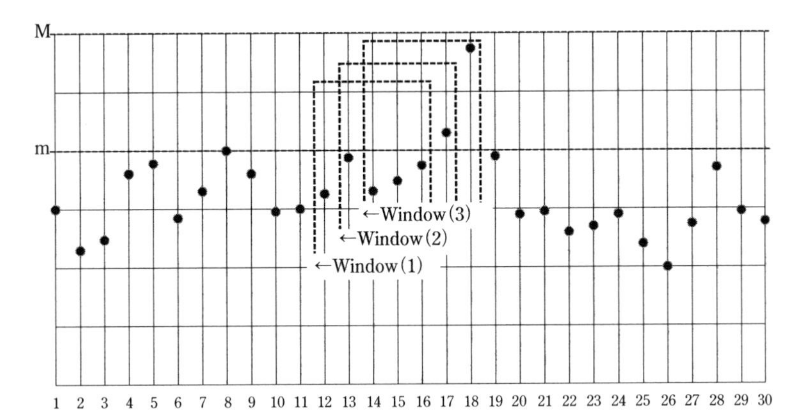


**図 6.5** 生菌数を毎日 1 検体検査して判定する例を Moving Window での管理に変える

坂口千尋（東京都市場衛生検査所）他：卸売市場内の水産仲卸施設における HACCP に沿った監視手法の検討〜監視の効率化・平準化に向けたチェック表を用いた取り組み〜, 食品衛生研究 Vol. 72, No7 2022 を参考に作図

(2) Codex Moving Window が対象とする微生物

Moving Window は一般生菌数，大腸菌（群）や黄色ブドウ球菌などの汚染指標菌を対象とします．**図 6.5** は三階級法の基準に対応するもので，過去の検査成績から m＝10,000/g，M＝1,000,000/g とし N＝5，c＝2 のサンプリングプランで管理した場合の Moving の模式的な例です．毎日 1 検体の生菌数の結果を縦軸に，日時を横軸で表しますが，Window は常に 5 日分で構成され，新しい結果が追加される毎に Window は右に移動していきます．

坂口千尋氏ら（食品衛生研究 Vol. 72, No7 2022）の解説で具体的な活用例をみてみましょう．図中の Window (1) で示した 5 日間は，m を超えることなく管理は「良好」と検証されます．その翌日の結果は m を超えましたが，Window は 1 日分ずらして Window (2) での評価となり，n=5，c=1 となります．この段階で工程内の不備を点検，清掃などの徹底を行い生産は継続します．

翌日の結果は，更に高い菌数が観察され M の値に近づいていますが，Window (3) で評価し n=5，c=2 ですので，これ以上の逸脱は許容されない状況です．よって，前日と同様の改善策を講じるとなりますが，場合によっては衛生管理計画のマスタープランを至急に見直す必要があります．

この翌日の結果以降では m 以下に収まりました．このように5日間単位の Window で衛生管理の評価を行い，HACCP プランの見直しなどで生産活動を維持していくのが Moving Window の考え方と運用方法といえます．すなわち衛生管理の出来栄えを判断し，管理が許容できない方向にシフトしている場合に速やかに対策を講じることができるメリットがあります．

(3) Moving Window による微生物検査の目的

この Moving Window による微生物検査の目的は何でしょうか．福富肇氏の解説（J.Food Micrbiol., 32(2): 2015）では日本の食品の微生物規格基準と EU の食品安全基準には大きな相違がある点を指摘しています．すなわち，EU では製品についての安全基準と製造工程に対する衛生基準を設けて食品の安全基準としていますが，日本では製品（最終製品）についての規格基準があるだけです（**図 6.6**）．

いくつかの食品を対象に衛生規範が制定され EU の工程衛生基準に相応していましたが，令和4年に廃止され，実質的に製品に対する規格基準だけの状態です．扱う微生物も特徴的です．

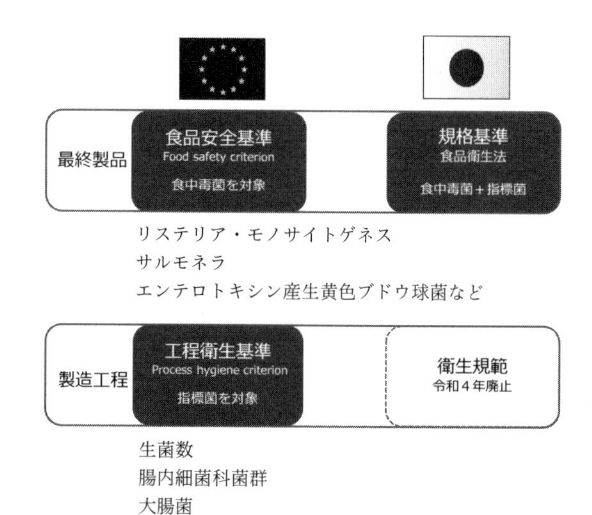


**図 6.6**　日本と EU の微生物規格基準の相違

木村凡：食品微生物学（検査と制御方法）https://foodmicrob.com/ より引用（一部変更）

EUでは，製品基準は基本的に食中毒菌を対象とし，工程衛生基準では生菌数，大腸菌，腸内細菌科菌群やコアグラーゼ陽性黄色ブドウ球菌などの汚染指標菌を対象としています．このEUの2つの微生物基準はEU規則No.2073/2005で設定されています．

製品規格は最終製品に対するもので逸脱したものは回収措置が取られます．この点は我が国と同様ですが，他方の工程衛生基準で基準値以上の場合には，製造工程の衛生を維持するための改善措置が必要とされます．

Moving Windowはこの工程衛生基準を運用する担い手でありHACCPシステムが適切に機能しているかを検証する時の指標としています．

(4)　微生物規格基準のパラダイム・シフト

日本の食品の微生物規格基準とEUの相違点でもうひとつの注目点が生菌数に対する考え方の違いです（**図6.6**）．

実は当たり前なのですが，このMoving Windowの仕組みでわかる通り，製品の安全性は生菌数の多少によって評価されるものではなく，あくまでも品質指標であって衛生的な環境，衛生的なハンドリングによる製造ができているかのチェックといえます．生菌数の多少で「最終製品が安全でない，最終製品は安全」式の判断はできません．

令和4年7月のリコール情報で「殻付かき」の微生物規格基準違反が公表されています（**図6.7**）．細菌数（生菌数）が規格を上回ったとして食品衛生法違反で回収命令が出されましたが，仮にEU域内で生菌数を用いたMoving Window方式で管理していたら？と想像すると，日本の現状のもどかしさを感じざるを得ません．

HACCP義務化以降，「HACCPの健全性を検証するため生菌数を用いて

消費者庁

**日時**　：令4年7月6日和
**品名**　：殻付かき（生食用）
**回収の理由**：食品衛生法違反
生食用かきの成分規格である細菌数の基準を超過
細菌数が，86,000/gであり，生食用かきの成分規格（50,000/g）を超過した．

**図6.7**　微生物規格基準違反の例

Moving Windowで回していく」を採用すべき優良な方法ですが，前提は「自施設内活動である限り」というのが今日の日本の現状です．食品衛生法で取り扱う製品に細菌数（生菌数）の規格基準が定められている場合は一発勝負が再登場です．製品の安全性評価に直接的にはほとんど意味のない生菌数などの汚染指標菌を無反省に多用し続けることは，避けたいところです．

#### 4）抽出と縮分―サンプリングに見る検査に必要なセンス

前述のアフラトキシン検査のサンプリング例は自主検査には負担が大きいと言わざるを得ませんが，その考え方を理解したサンプリングは必要です．

「可能な限り実態を反映できるようなサンプリングを心がける．微生物の汚染は必ず偏在しているとしたサンプリングを心がける」は，検査に必要なセンスです．微生物検査のサンプリングは抽出と縮分に分けられます（**図6.8**）．

このように最終製品や原料に汚染しているかも知れない食中毒菌などをサンプリングとそのサンプルの検査結果で判断するには，一定の検査ルールが必要

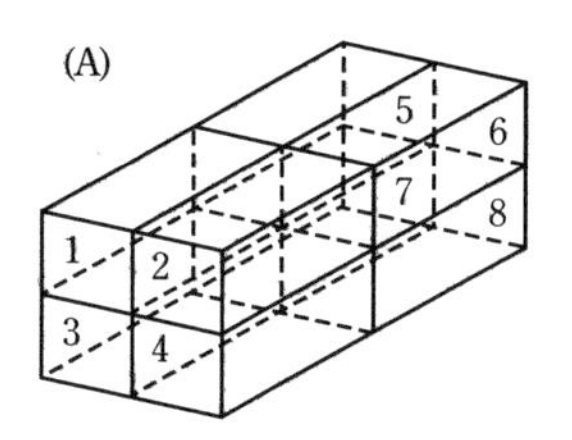


**抽出**：数の多い製品では，何らかの方法で検査試料を選び出さなければならないができるだけ偏りのないようにしなければならない．1個のリンゴを分析する場合の例では，まず，リンゴ箱を8区画に分け，それぞれのブロックから任意に1個を取り8個のリンゴとする．

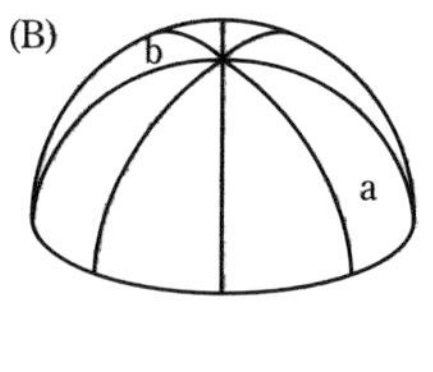


**縮分**：1個のリンゴでも検査には大きすぎる．試料の量を次第に減らして検査試料とすることを縮分という．リンゴの例では左図のように切り分け，上下を互い違いにして偏りをなくすようにする．棒状の縮分では等間隔に切り取り，一定の番号ごとに集めるなどが推奨される．

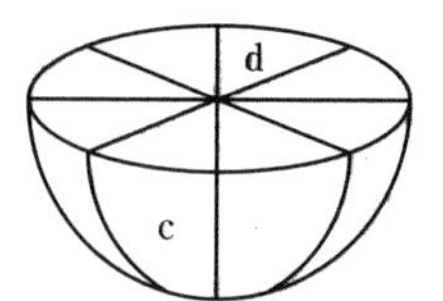


注）粒体や粉体の場合には4分法による縮分が多用される．

**図6.8**　サンプリングの実際　抽出（A）と縮分（B）

です．しかし食品は多種多様ですので，自由度を高めた自主検査法があっても不思議ではありません．合目的の考え方です．

### 6.4.3　製品の特徴に対応したサンプリング

#### 1)　アイスクリームはどのようにサンプリングをしますか？

あなたをアイスクリームの製造者と見立てます．納品先への製品安全証明としてロット毎の検査成績書の提示が必要で，かつ賞味期限の再設定のために保存試験が必要との理由で検査をすることにしました．サンプリングの基本は，微生物の分布は不均一であることを前提に可能な限り試料全体から採取する訳ですが，アイスクリームは比較的均質な製品であるので，あなたは特別な配慮をせずとも適切なサンプル調整が可能であると判断することができます．

#### 2)　弁当はどのようにサンプリングしますか？

あなたを弁当の製造者と見立てます．納品先から製品安全証明としてロット毎の検査成績書の提示が要求されていて，賞味期限の再設定のために保存試験が必要との理由で検査をすることにしました．このお弁当はご飯40%，鶏唐揚20%，塩さば15%，野菜煮物10%，卵焼き8%，生野菜5%と漬物2%の構成です．弁当はアイスクリームとは異なり，多種な食品が個別に集まった食材集合製品です．

この例では7品目ですが，サンプリングの基本に従い，可能な限り試料全体の実態を反映するよう各食材の構成重量比に合わせてサンプリングしましたが，「果たして，これは正しいであろうか？」と疑うセンスが必要です．

この検査は納入先からの指定で製品ロット毎が要求されていますので，食材集合の弁当を一つの製品と考えれば，このサンプリング法は正しいと結論できます．

しかし，この検査の真の目的は何でしょうか．その目的が，お弁当というパッケージされた7種の食材の平均値をもって生菌数や汚染指標菌の有無とするのではなく，お弁当を食べた消費者が「腹痛を起こさない」ためであるとしたら，このサンプリング法は誤っているといえます．

食品等事業者の方々はプロフェッショナルです．どの食材が傷みやすいのかは知っています．弁当のそれぞれの原材料にはそれぞれ特徴があり，みな等しく同時に傷みだすのではないことは自明です．少なくとも弁当製造事業者は，弁当を構成する全食材の微生物的な特徴を掴まないと（見える化）不良品を良品として判断してしまう危険性が生じます．換言すると製品の安全性を考えるなら，最もリスクの高い食材を汚染標準食材として検査するといったプランがなされるべきです．

前章【5.3.3・大腸菌群】で洋菓子の検査では生鮮果実を除いてサンプル調整をしないと不都合が生ずることを述べましたが，これも原則である「試料全体からの採取」に固執したサンプリング法をとれば，良品を誤って不良品と判断してしまうことになりかねません．

このように原則にとらわれない目的に応じた検査の自由度は，自主検査の最大の特徴といえます．

### 3）と畜場での枝肉のサンプリングはどのようにしますか？

あなたをと畜場の職員と見立てます．病原大腸菌対策として枝肉の大腸菌検査をする場合の検査計画を立てるとします．検査は1g当たりの生菌数と大腸菌としました．環境の拭き取り検査では一定面積当たりで菌数を求める方法もありますが，公定法での規定がないことを理由として，食材では一般的ではありません．

さて，精肉店に納品される枝肉の大腸菌汚染の有無をどう検査するかと自問自答します．①肉は本来，無菌　②汚染は肉の表面だから枝肉全体を想定したサンプリングは不適当，これらにより「大腸菌は牛の糞便に存在するのであるから，肛門付近の一定部位を採取してサンプルとする方が汚染の状態が推定できる」と答えを出したとします．

これは一つの正答です．【第4章4.2.2　実際的でない試料の採取法と均質化法から合目的を探る】で詳細を記した「とちく場における衛生管理について」では，枝肉から試料を採取するのは現実的でないとし，枝肉の微生物等検査実施要領を改定し，枝肉表面の検査に変えました．更に公定法以外の，AOACIで検証されたプロプライエタリ法が採用され，この通知をもって検査方法の検証（バリデーション）とされました．公定法からの脱却と現場対応の結果です．

「1g当たりの検査」から「一定面積（1 $cm^2$）当たりの検査」に変えますと，図6.1の検査全6ステップ中の①「サンプリング」と②「ホモゲナイズ」がほとんど省略できます．自主検査で常に考える「簡易化のためのカスタマイズ」の例です．

多くの食材の細菌汚染は食材表面に偏在しているので，この方法での自主検査の結果は，1 g 当たりの成績より感度が良くなります．すなわち，不良性が検出しやすくなります．更には簡易・簡素化で検査に費やすマンパワーや消耗品経費が軽減できるなどメリットが多く，例えば，精肉や魚介のフィレなどの原料検査には好適です．逆に混合された食材，例えばハンバーグなどでは表面の汚染に留まらないのでこの方法は採用できません．自主検査は自由度の高さがモットーです．

サンプリングを含めて食品微生物の多くの成書は，原材料や食品自体を対象としているのものがほとんどです．いわゆる抜き取り検査前提の視点です．第1章などで度々述べていますが，HACCP は抜き取り検査による製品の安全性を保証する考えを改めるものです．食品の微生物検査を「この作業工程」，「この製造設備」，「あなたの手指」は，微生物学的に清潔なものなのか＝洗浄・殺菌手順が正しいのかを検証するためのものとすると，自主検査の自由度は更に広がります．

### 6.4.4　生菌数の求め方と考え方

#### 1)　日本薬学会編：衛生法注解 2015 年版を中心に

図 6.1 の検査ステップ⑤の「計数判定」は，培養操作を終えて出現したコロニーから生菌数を求めるものですが検査初心者がつまずきがちな点です．生菌数計数には幾つかのルールがあります．このルールはサンプリングプランと同様，抜き取り検査の結果でロットの品質の良否を判断するという性質上から正確性や均質性を期するあまり複雑になっており，筆者が審査した NPO 分析技能検定機構の技能試験での相当数の誤りは「計数」についてのものでした．

“Compendium of Methods for The Microbiological Examination of Foods” の第 4 章 Colony Count Methods に比較的詳細が記されていますが，ここでは，日本薬学会編の衛生法注解 2015 年版[11]の生菌数計数を使って解説します．

**表 6.6** は，簡易法ではなく寒天培地を用いた標準的な方法を採っています．計数範囲はコロニー数 30～300/ 寒天培地が指定されており，プロプライエタ

**表 6.6** 生菌数計測 寒天培地による混釈平板培養法での例
日本薬学会編集衛生試験法注解・2015 から[12)]

**寒天培地当たりのコロニー数が 30〜300 個となるものが得られるように広い希釈段階**

| 資料番号 | 各希釈のコロニー数 | | コロニー数の比 | 採生菌数 | 参考規約 |
|---|---|---|---|---|---|
| | 100 倍 | 1,000 倍 | | | |
| 1001 | 234 | 24[b] | | 23,000 | i |
| 1002 | 293 | 42 | 1.4[a] | 36,000 | ii(a) |
| 1003 | 140 | 32[b] | 2.3[a] | 14,000 | ii(b) |
| 1004 | 拡散[c] | 36 | | 36,000 | iii |
| 1005 | 1,234[b] | 拡散[c] | | >120,000 | iii,iv |
| 1006 | 1,234[b] | 333[b] | | | iv |
| 1007 | 22[b] | 1[b] | | <3,000 | v |
| 1008 | 0[b] | 0[b] | | L.A[d] | vi |
| 1009 | 拡散[c] | 5[b] | | L.A[d] | iii,vi |
| 1010 | 45[b] | 55[b] | | L.A[d] | vi |
| 2001 | 375[b] 408[b] | 40 36 | | 38,000 | i |
| 2002 | 312 285 | 23[b] 27[b] | | 30,000 | i |
| 2003 | 296 378 | 32 24[b] | 1.1 | 31,000 | ii(a) |
| 2004 | 138 162 | 42[b] 30[b] | 2.4 | 15,000 | ii(b) |
| 2005 | 274 230 | 35 拡散[c] | 1.4 | 30,000 | ii(a),iii |

a：2 希釈段階のコロニー数を試料同量中の数値に換算したときの比
b：採用しなかったコロニー数
c：拡散集落が 1 平板の 1/2 以上を占めた場合でとして不採用
d：Laboratory accident（試験室内事故）として不採用
L.A：Laboratory Accident 試験室内事故

リ法では別途に計数範囲の条件指定があります．例えば3M 社製の ペトリフィルム™ AC プレートではコロニー数 25〜250／プレートが指定されていますので，以下の“30〜300”を“25〜250”に読み替えて下さい．表中の「参考規約」は次の通りです．

i　：拡散コロニーがなく 30〜300 の場合，すべてを計数記録．各希釈段階で複数の場合はそれらの算術平均を求める

ii　：連続した希釈段階に 30〜300 の範囲にコロニーがある場合，その希釈段階毎に細菌数を算出した後，その比に応じて次の方法で細菌数を求める

ii(a) ：二つの細菌数の比が2以下の場合，二つの希釈の各細菌数の算術平均

ii(b) ：二つの細菌数の比が2以上の場合，細菌数の少ない方を採用

iii ：拡散コロニーがある場合，以下の条件に合致する以外には拡散コロニー（Spreader）と記録

iii(a)：拡散コロニー以外は良く分散しており，計数に支障がない

iii(b)：拡散コロニーが覆っている部分が1/2以下

iv ：すべてが300個以上のコロニーの場合，300以上として，希釈倍率を乗じて細菌数を算出300個に近い数を採用する場合もあるが，参考値とする．

v ：すべてが30個以下のコロニーの場合，iii) および vi) に該当しなければ，30個以下として，最も希釈倍率の低いもので計算し，何個以下（30，300，3000など）と記載

vi ：試験室内事故（Laboratory Accident L.A)

(a) コロニーの発生がない場合，ただし無菌試験などは別

(b) 拡散コロニーが1/2以上を占めている場合

(c) 汚染されたことが明らかな場合（No.1010）

(d) その他，不適当と思われる場合（No.1009）

(1) 表6.6　試料番号1001

試料番号1001で100倍希釈のコロニー数は30～300の範囲に，1,000倍希釈でのコロニー数は30～300の範囲外にあるので，採用対象は100倍希釈の234となります．234×100＝23,400と計算され，上位2桁までの表記とする慣例ですので上位3桁目を四捨五入し23,000/gとなります．

(2) 表6.6　試料番号1002

試料番号1002は，100倍希釈のコロニー数と1,000倍希釈のコロニー数が何れも30～300の範囲にあり，単独で計算した場合の菌数比（100倍の値239×100＝23,900と1,000倍の値42×1,000＝42,000）が2倍以内であるので，両方の数値が採用対象となり，(239×100)＋(42×1,000)/2＝35,650で36,000/gとなります．

(3) 表6.6　試料番号1003

試料番号1003は，試料番号1002と同様の処理を行うと，両者の比が2.3となり2倍を超えています．この場合は検査結果に信頼性が不足しているとし，希釈段階の低い100倍希釈のコロニー数が30～300の範囲にあるので，この数値を採用対象元にして140×100＝14,000/gとなります．

(4) 表6.6　試料番号1004

試料番号1004は，100倍希釈でコロニー計数に支障をきたす拡散性のコロニーが培地の半分以上を占めているので除外，1,000倍希釈のコロニー数が30～300の範囲にあるのでこの数値から36×100＝36,000/gとなります．

(5) 表6.6　試料番号1005

試料番号1005は，いずれの希釈段階でも30～300の範囲になく300以上のコロニー数の例です．この場合には希釈段階の低い値を参考に1,234を1,234以上と見なして計算元の数値とし，＞1,234×100＝＞123,400＝＞120,000/gとします．

(6) 表6.6　試料番号1006

資料番号1006はすべての希釈段階で30～300以上ですので，この規約では計数不可扱いです．

(7) 表6.6　試料番号1007

試料番号1007は，資料番号1006の逆でいずれの希釈段階でも30～300の範囲になく30以下のコロニー数となっていますが，この場合には希釈段階の低い値を参考に22は30以下であるので＜30×100＝＜3,000/gとしています．

(8) 表6.6　試料番号2010

試料番号2010は，100倍希釈で45，1,000倍希釈では55ですので，それぞれを値から仮計数しますと45×100＝4,500と55×1,000＝55,000で両者の比率は2倍を上廻るだけでなく，10倍程度の違いがあるはずのコロニー数が異常と考えられる値を示していますので，どちらの希釈が正しい菌数になるのかは判断がつかず，試験室内事故として処理し，生菌数を求めることはできません．

(9) 表6.6　試料番号2001-2005

なお，試料番号2001から2005は希釈段階毎に2枚の寒天培地での場合です．規約と照らし合わせた計数計算のトレーニングを薦めます．

#### 2） 自主検査における統計学的知識の必要性

この表6.6で示したものと異なるパターンでコロニー数が出現することは，実は日常茶飯事です．検査で遭遇する問題は「テキストで判断ができないものばかり」が現実です．そのためにも本章冒頭にあげた相談先，フォローアップ元の存在が重要です．いずれにしろロットの良否を判断するための生菌数の計算法ですが，自主検査ではこの詳細に準ずる必要は必ずしもありません．自主検査では，ターゲットとなる管理目標値と実測値の差で良質性を判断する場合がほとんどです．

例えば，ある食材原料の生菌数が5,000/g以下とすると，10倍希釈では500個のコロニー数が期待値となり，100倍希釈では50個のコロニーが期待値となります．未知の食材の生菌数検査では希釈段階を複数として検査することが必要ですが，ターゲット値以下であることを管理しているのであれば，わざわざ計数することが大変な10倍希釈は検査に採用せず，100倍希釈のみの検査法を標準化しておけばよいと考えます．

自主検査では＜30のコロニー数であった場合には，「正確な数字ではないと判断して再検査をする」などはあまり意味がありません．ターゲット値に比べて十分に低いことをもって良質性が保たれていると判断するのが自主検査的といえます．

### 6.4.5　検査方法の標準化と記録

#### 1） 検査標準書の作成で属人化を防ぐ

微生物検査のミスは人の手による操作や計数に由来することがほとんどであり，前項の生菌数の求め方の複雑さに起因しています．ミスを防ぐために微生物検査自体の代替，自動化，機械化などで解決できるものもあります．培養によらない検査を含めて中小規模の食品等事業者に適用できるデバイスについてはこの後の第8章で記します．

微生物検査は個人的な技術で成り立っている場合があり，人によって作業内容に違いがあることが多く，標準化をしておかないと検査のバックアップ要員の養成にも支障をきたします．検査手順の標準化はこうした事態を回避する一つの方法です．手順内容などはそれぞれの食品等事業者事情でカスタマイズ（つくり替える）するものですが，サンプリングに用いる用具，サンプル保管法，サンプル調整法などの明細を余すことなく記入することで標準書作成の準備ができます．

この手順明細の作成は，検査ミスや独りよがりを防ぐものですが，検査の実態と現状を知ることにほかなりません．検査標準書の作成は，検査手順の検証でもあり，不都合，不合理な点がこの手順明細からわかってきます．

### 2）　野帳は情報履歴と検査結果の起点

検査結果の記録は検査（試験）結果報告書との確実な紐付けが重要です．検査試料名に始まり，生菌数計算では計数したコロニー数の実数の記入，培養時間や培養温度など培養条件の記録は最低の記載事項ですが，これら検査に関わ

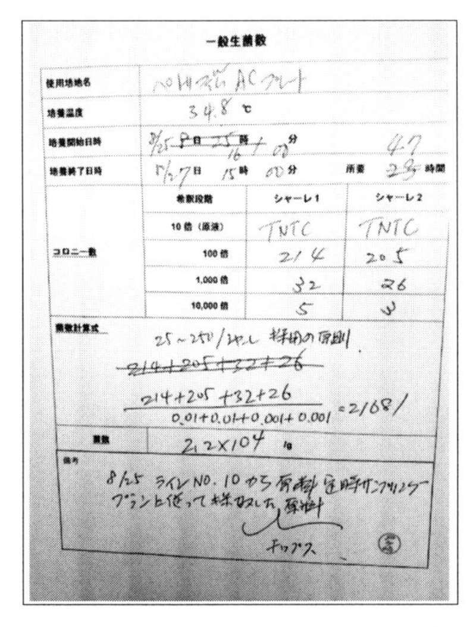

一般生菌数

| 使用培地名 | [illegible] ACプレート | | |
| --- | --- | --- | --- |
| 培養温度 | 34.8 ℃ | | |
| 培養開始日時 | 8/25 日 16 時 00 分 | | |
| 培養終了日時 | 8/27 日 15 時 00 分 | 所要 47 時間 | |
| コロニー数 | 希釈段階 | シャーレ1 | シャーレ2 |
| | 10倍（原液） | TNTC | TNTC |
| | 100倍 | 214 | 205 |
| | 1,000倍 | 32 | 26 |
| | 10,000倍 | 5 | 3 |

菌数計算式

25～250/シャーレ 採用の原則

$$\frac{214+205+32+26}{0.01+0.01+0.001+0.001}=21681$$

菌数　$2.2\times10^4$ /g

備考

8/25 ライン NO. 10 から原料 定時サンプリングプランに従って採取した．原料

図 6.9　検査情報の起点となる野帳の例

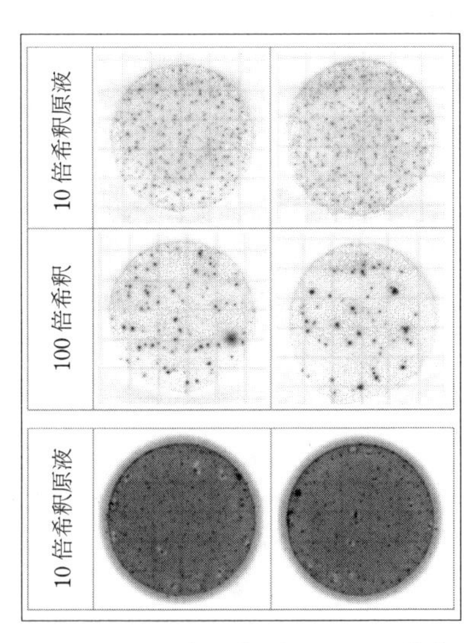


図 6.10　野帳に紐付けされた培養画像の例

る情報は古風ですが，手書きが最適です．記録の大原則「その場で書く，後で書かない」の適用です．**図 6.9，6.10** は検査情報が記された野帳の例です．

記録記入の鉄則であるボールペン使用，消しゴム・ホワイト厳禁，二重線による訂正の採用で，野帳は情報履歴と検査結果の起点になります（図 6.9）．この野帳に紐付けするのが培養画像です（図 6.10）．野帳によって計算と数値化されたデータがわかりますが，数値化されたデータのソースとなった培養画像を紐付けることで，検査毎の検証が可能となります．

簡易検査で用いられる培地の多くは，この図のようにカラーメトリー（色識別）な設計となっていますので，画像による菌数計測や判定が可能です．デジタルカメラやスキャナーなどのデバイスで画像化しておけば，検査は検証に耐えうる完全なデータとして保存されます．

#### 3） 検査結果報告書は公式文書

検査（試験）結果報告書のフォーマットは各社で独自のフォーマットでかまいません．検査（試験）結果報告書は提出先への公式文書と考え，提出先目線で記載する内容を考案すると提出先からの信頼感が醸成されます．例えば，試験表に「参考画像欄」を設けて，スキャナーやデジタルカメラで撮った培地画像を貼付することで，検査結果をビジュアル化するなどがあげられます．

### 6.4.6 培養した菌の廃棄の注意点

自主検査は図 6.1 のステップ⑥「廃棄」で完了します．廃棄は自主検査で最も注意をしなければならないステップです．検査に限りませんが，廃棄などにあまり関心を示さない風潮があります．【第 5 章 5.1 自主検査の原則】で指摘した通り，自施設内での検査室は細菌の大量生産施設といえます．自主検査は汚染指標菌を扱いますが，培養済みの培地などは滅菌や消毒処理を行い，検査室外＝食品製造施設内に大量の生きた微生物が漏洩しない対策を講じます．

培地上に発育したコロニーの計数や，その判定を終え必要に応じてスキャナーやデジタルカメラで画像保存した後は直ちに滅菌や消毒処理を行い，各都道府県の産業廃棄物取り扱いに従い廃棄しなければなりません．HACCP に沿った衛生管理では廃棄物処理が重要視され，廃棄物処理の不手際による食中毒菌の二次汚染を引き起こさないように対策しますが，検査の廃棄物処理も全く同じ視点対策します.

## 6.5　黄色ブドウ球菌を用いた検査計画実施のイメージ

架空の会社ABC食品で実施された手指の黄色ブドウ球菌検査を例にして,検査計画の立て方とその注意点を示します.検査は検査担当者だけでなく従業員全員が参加するものでその意義や検査経費の考え方,また,原材料などのサプライヤー(外部の供給業者)に検査成績書を要求する際の留意事項などを示します.手指の黄色ブドウ球菌のプロファイル(輪郭,横顔)は次の通りです.

### 1)　ターゲットのプロファイル

① およそ10〜15%の割合で人の手指から分離され,鼻腔では更に高く20〜30%と言われている.男性に比べて女性,特に中高年の女性で高率に分離される傾向がある.

② 人の手指や動物の皮膚に常在する菌である.これにより,食品から黄色ブドウ球菌が検出された場合は,人の手指が直接触ったと推定することができる.この点より諸外国では食中毒菌であるとともに,大腸菌(群)と同様に汚染指標菌とされている所以である.

③ 陽性判定を受けた従業員について,約一月後に同様の検査をして再び陽性と判定された者は,常在性の黄色ブドウ球菌保有者といえる.2回目で陰性であった従業員は一過性の付着と考えて良い.

④ 弁当・惣菜業では黄色ブドウ球菌による食中毒事故が多い.

**表6.7**　検査の進め方
検査計画の内容

| | |
|---|---|
| **検査計画書** | 検査の目的を明確化 |
| | 検査の概要 |
| | 検査対象を指定 |
| | 検査方法 |
| | 検査コストの試算 |
| **検査結果** | 検査結果の取り扱い |
| | 結果から引き出される改善案 |

### 2)　検査計画表の作成:項目順に良し悪しの講評

検査の計画書作成が必要です.目的を明確にすることでやるべきことと不要なことが明らかになります.これを怠ると検査結果の評価があやふやになり,検査そのものが無意味となってしまうことになりかねません（**表 6.7**）.

(1) 検査の目的：「全従業員の手指の黄色ブドウ球菌の実態を調査する」はOK？

「実態調査が目的」は，よくありがちな目的ですがこれは正しくありません．正しい目的には結果の利用に言及していなければなりません．「実態を調査した結果，陽性率が○○%でした」式では自主検査としてはほとんど意味がありません．

例えば，目的を「従業員の衛生教育と衛生管理意識の向上」としますと「個人を特定できないよう配慮して黄色ブドウ球菌陽性者がいたことを社内で公表し，原材料や商品に素手で触れることにより黄色ブドウ球菌汚染が起こり，最悪，この施設から食中毒事件を出してしまう可能性があることを理解させる」あるいは「陽性者を，原材料や商品に直接手を触れる可能性のある生産現場からそれ以外の作業に異動させる」などが挙げられます．後者の例は有効性の検証は十分ではありませんが，新規雇用者の採用基準に黄色ブドウ球菌保有の有無を検査する実態があります．

(2) 検査の概要：5 W 1 H を決定しよう．特に「W 4：いつ検査する？（when？）」，「W 5：どこで検査する？（where？）」を中心に

● W 4：いつ検査する？（when？）

検査予告の是非については論議される点ですが，この場合では予告なしの抜き打ち検査のメリットはほとんどないと言って良いと思われます．黄色ブドウ球菌は毛根ロート部に棲息する常在性菌であるので，通常の手洗いでは排除できません．そのため「十分な手洗いをしてから検査しても良い」と事前告知することで，検査を受ける従業員の心理的負担を軽減できるだけでなく，

① 常在性陽性が発見できる
② 汚染が著しい場合には弁解の余地なし
③ 衛生水準が推定できる

などの多様な目的に対応できます．ただし消毒薬の使用は一時的に見かけ陰性となる場合がありますので，消毒薬を使用した手洗いをしないことをあわせて告知することが必要です．

● W5：どこで検査する？（where？）

生産現場が検査対象である場合以外，いかなる検査であっても生産現場内での検査は極力避けなければいけません．検査に必要な用具はHACCPでいうところの物理的危害要因や化学的危害要因と見做す考えが必要です．昼食前の非生産区域，例えば食堂や休憩所などが良いでしょう．なお，ここでいう検査とは，検体の採取に相当する作業で培養操作を含む検査室（域）での検査とは異なり，スワブ（綿棒）で手指を拭き取るだけのものですので，食堂や休憩所などの非生産区域での操作を「可」とするものです．

「従業員数120名全員の検査を計画したが，昼食前の僅かな時間内に手を洗ってもらい拭き取り検査ができるだろうか？」，検査計画にはこのようなイメージトレーニング的な思考が大切です．実際的な手順を想定すると検査計画が具体化されてきます．1回の検査で120名からの採取は時間的に困難と想定すると，回数を分ける，職種で分けるなどのヒントが生まれます．

「では何人くらいを1グループにするか」では，「黄色ブドウ球菌の陽性率は10〜15%なので20名程度とすると必ず陽性例が出る」が鍵です．検査の目的は実態を知ることではなく，陽性者が従業員の中にいることを実体験することから始める衛生教育ですから，全員一括同時の検査法を取らなくともかまいません．従業員が「昨日の検査の結果はどうだった」などとワイワイ騒ぐくらいの関心を引き出す環境作りがポイントです．HACCPの運営で障害となる要因の一つが無関心です．使い方次第で検査はこの無関心層を払拭するための機能さえ持ち得ます．

(3) 検査対象：非生産部門を含む全員の手指－手のどこを調べる？

計画（書）は，検査手順を示すものです．可能な限り具体的な表現とするが必要で，検査担当者が変わっても，この手順に従えば同一・同質の検査が実施できるように記載します．手指を対象とした検査ですが，左右両方の手と指を検査するのか，利き手とするのか，手の甲または手のひらのいずれかでよいのかなど，実際の検査を想定した展開をすると不明確な点が多く見いだせます．

ここでは利き手側の手のひらに細菌が最も多く存在しますので，対象は利き手の手のひら側とします．常識的に食品に直接触れる人の手指は利き手であり

**表 6.8**　ABC 食品の検査概要

| | |
|---|---|
| **検査対象** | 経営者を含め，延べ 120 名の利き手のひら側全面を検査対象とし 20 名× 6 日で実施. |
| **検査方法** | 事前に検査方法を案内し, 各自が自分自身の手（利き手でない方）で利き手，ひら側全体（推定 100$cm^2$）を拭き取る. |
| | 培養操作などの検査は 1 名の担当者で行い，使用する培地は AOACI の Official method 認定の Petirfilm ™ STX プレート，スワブ ( 綿棒）他は日本細菌検査製のものを使用. |
| | 拭き取られた検体には個人名は記録せず，本人だけがわかる数字を用いた. |
| **公　表** | 従業員全員に公表 |

手のひら側ですが，この常識観が重要で，検査の目的である「直接，残材料や製品に手を触れないようにするための教育」から検査対象は利き手の手のひら側であることが容易に導かれます.

非生産部門と生産部門が明確に区分されている場合であれば，非生産部門の従業員を対象外とすることは合理的ですが，一方，生産施設内に非生産部門の従業員が入ることが想定される場合などでは，非生産部門の従業員も検査対象とすべきです.

筆者はデパートに納品した洋菓子から黄色ブドウ球菌が検出されたとして，デパート側の要請で工場の微生物汚染の総点検が行われ，検査法の指導を行った経験がありますが，陽性者に非生産部門の従業員がいてドアノブから黄色ブドウ球菌が検出されました．人の手を源として，複数人が触れるドアノブなどから再び人の手に汚染，そこから食材などに汚染という典型的な経路が推定できました（**表 6.8**）.

### (4) 検査コストの試算：費用対効果を考えて要・不要，見直しを意識しよう！

ABC 食品では検査コストを製造原価に組み入れています．製造原価をいかに安くするかは企業の今日的課題ですので，検査も常に見直しが必要です．貴重な経営資源（マンパワー）を検査に充てるのですから，費用対効果の最適化は当たり前と考えなければなりません．ルーチン化した検査では，ルーチン化の是非を必ず検証して要・不要の両面で費用を比較すると，必ず「気付き」が生じます．

ABC食品が実施する全従業員の黄色ブドウ球菌検査も同様に目的達成の効果見積もりと経費比較を検証材料とします．このように検査計画とは，検査コストを低減させるためにあると言っても過言ではありません．

### (5) 検査結果の取り扱い：社内に公表して，陽性者への注意と相互の注意喚起を！

検査結果は常に検査する側にとって好ましいものであるとは限りませんが，ABC食品が実施したこの検査は，全従業員に公表されないと検査が無価値なものになることは検査計画の段階から明らかです．

ABC食品が実施した検査の概略は次の通りであり，陽性者は15名でした．検査結果は翌週の朝礼で陽性であった培地の画像（**図6.11**）とともに集計され公表されました．

工場長は，「先週，一週間かけて検査した手指の黄色ブドウ球菌検査で120名中，15名の陽性がでました．今回の検査では誰が陽性だったかがわからない方法を取っており，本人だけが知り得る記号が付されているので，本人は自分が陰性だったのか陽性だったのかがわかるようになっています．別途，黄色ブドウ球菌陽性と判断された方への家庭と会社での注意を貼り出しますのでよく読んで下さい」と述べ，

「当社で黄色ブドウ球菌の食中毒を起こしたら会社は潰れます．事故が起らなくても，納品先の製品検査で当社製品から黄色ブドウ球菌が検出されれば，

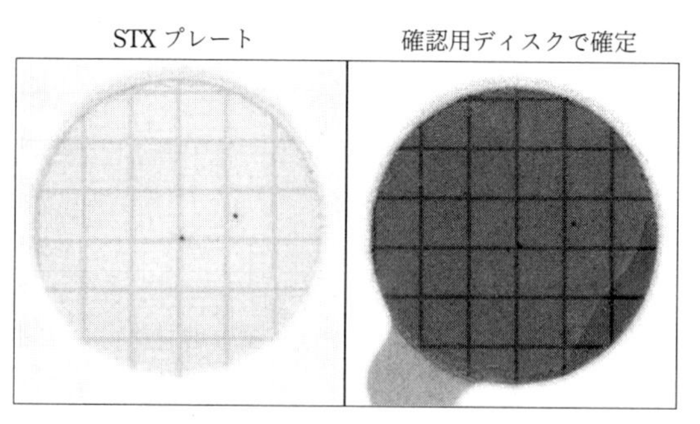


**図6.11**　STXプレートで分離された黄色ブドウ球菌の培養画像の例

**貴方の手から黄色ブドウ球菌が検出されたら**

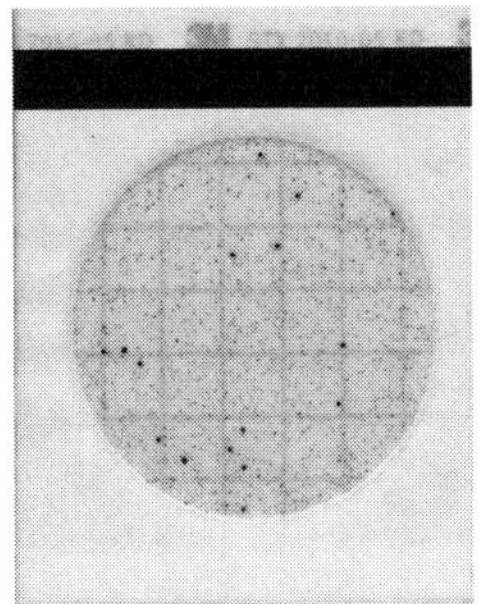

**個人的生活で注意すべき点をご理解**

一過性の黄色ブドウ球菌の付着か，または，保菌者であったのかはわかりませんが，お弁当などを作る際には決して直接食材に直接に触れることをお控え下さい．

ご本人の手に黄色ブドウ球菌が存在してもご本人が中毒を起こすことはありません（手指を舐めても大丈夫です）．また，ご家族に触れるなどしても大丈夫です．

黄色ブドウ球菌自体は無害です．管理不良で食品中に生成・蓄積されるエンテロトキシンが病原性です．

**食品事業所で注意すべき点**

食材に触れないことを厳格に守ってください．黄色ブドウ球菌の食中毒を起こす危険もさることながら，食材・商品から少量であっても黄色ブドウ球菌が検出された場合，不良品として判定され，事業経営被害を引き起こす危険が生じます．
保菌であるかは皮膚のターンオーバー後（約1月）に再検査するとほぼ判ります．

**図 6. 12**　陽性と判定した方へのご注意

それだけで会社は傾きます．だれが陽性者かはわかりません．私かも知れないし，社長かも知れない，隣のAさんかも知れません．今まで手袋の着用を徹底するよう通知していましたが，隣で手袋を使わず直に触って作業している人がいたら注意しましょう．これはもう他人の問題ではありません．相互監視ではなく，相互注意です．できないとこの会社が潰れます」とコメントを終えました（**図 6. 12**）．

(6) 検査結果から引き出される改善案：検査と教育の一体的効果

検査結果が活かされるか否かは，改善案とその実行性にかかっています．たった1回の検査の実態から，相互注意の習慣を生産現場に根付かせることができれば，費用対効果で優れた検査と評価できます．

ここで，ABC食品は専門家を招いて黄色ブドウ球菌についての社内講習を行い，陽性と手荒れの関係から手洗い設備を見直し，正しい手袋の装着法と手袋も消毒することを学びました．教育の効果を工場長が検証したところ，検査と一体化された教育での検査体験はその効果を飛躍的に高めることとなっていました．

検査結果の公表は一体感を醸成し，会社と従業員間での信頼の緊密化が始まります．検査が一部所の一担当のものではなく，会社と従業員相互が共有するものと認識されますと相互に信頼関係が生まれ，会社と関係会社間の信頼にも繋がっていきます．

このABC食品の例は架空のものですが，検査対象が変れば検査のプランが変わるのは当たり前です．しかし，計画の考え方は現実でも同一です．検査する側・される側が相互にイメージを具体化することで計画を作り上げますと欠陥の少ないものとなるはずです．最初から完璧なものを作り上げようと思わず，実際の検査を重ねることで成果を上げて下さい．科学とは仮説と検証で成り立っていることを知り，実例を通じて初めて検査計画はより緻密な第三者の評価に耐えうるものとなります．

## 6.6　サプライヤーマネジメント
### —サプライヤーに依存する安全性と品質—

HACCP原則1：危害要因分析ではすべての副資材を含む原材料について危害要因分析を要求していますが，原材料のサプライヤーから納入される原材料の危害要因分析については，「弱含み」な実態があります．

すべての原料・副原料に対して「生物学的危害要因，化学的危害要因および物理的危害要因は存在しないか」を問えとし，その可能性があるのなら許容されるリスクまで低減する方法の記述を要求し，その可能性がないとした場合は証拠が必要となります．その証拠が，微生物検査成績書はもとよりアレルゲン検査成績書，残留農薬分析書，栄養分析書などの各種検査分析表といわれるものです．

すなわち納品者証明ですが，「原材料の安全性を納入業者に依存することは可能なのか，紙切れ一枚で安全が担保できるのか．そのためには業者の慎重な選定と査察が必須ではないか」などの懸念が生じても不思議ではありません．

危害要因分析はCCP決定の第一歩ですが，原材料または副原材料をCCPにすることは現実的ではありません．それ程に安全性や品質は実はサプライヤーに依存しています．

### 6.6.1 原材料などのサプライヤー（外部の供給業者）に検査成績書を要求する際の留意事項 ―求めるのは検査（試験）成績表ではなく規格書―

立場を変えると，自社がサプライヤーとなり検査（試験）結果報告書を要求される側ともなるので，「どのような検査（試験）結果報告書を出すべきなのか」と，この項のタイトルを変えても差し支えありません．検査（試験）結果報告書はB to B（業務向け商品・原材料）で要求されることが多いですが，B to C（消費者向け商品）でも同様で，この場合には検査結果を元にした表示に置き換えられるだけです（**図 6.13**）.

例えば表示された賞味期限は，微生物検査を含めた多くの検査結果を元にその期間中は品質が保たれていることを証明したものです．微生物検査成績書はもとより，アレルゲン検査成績書，残留農薬分析書，栄養分析書などの各種検査分析表はB to B（事業者間）では書類として，B to C（消費者）では表示という形で情報提供していますが，すべて製品に関する情報であり生産に関する情報ではありません．

**表 6.9** はABC食品の主力商品でミートボールの検査（試験）成績書と規格書を並べたものです．試験成績書には検査対象の特定が必要なのでロット番号が記載されていますが，規格書にはありません．規格書には試験結果の値を記載する場合や限度内と記している場合などがありますが，両者では，

① 製品に関する情報なのか，生産に関する情報を含むものなのか，

② 保証書なのか保証書ではないのか，

の違いがあります．この関係は旧来の日付表示（製造年月日表示）と現在の期限表示との関係と似ています．

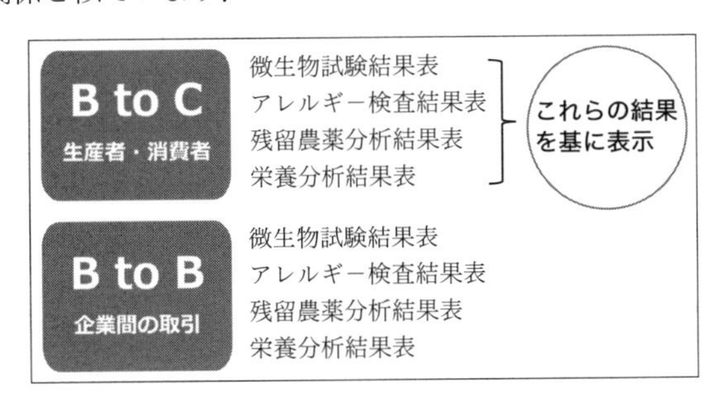


**図 6.13** 検査結果と表示の関係

**表 6.9** 規格書と試験成績書例

| 規格書 | |
|---|---|
| 製品名 | ミートボール |
| 項目 | 規格値 |
| 内容量 | 1,000＋10 g |
| 保管温度 | −18℃以下 |
| 期限表示 | 製造後 2 年 |
| 加熱後喫食 | 加熱後喫食 |
| 生菌数 | < 1,000/g |
| 大腸菌 | 陰性 |
| 黄色ブドウ球菌 | 陰性 |
| 糖度 | 5±0.25 度 |
| 塩分 | 2.5±0.2% |
| pH | 6.0±0.2 |
| 食物アレルゲン<br>特定原材料 7 種 | < 2.0 ppm |

| 試験成績書 | |
|---|---|
| 製品名 | ミートボール |
| LOT 番号 | 140525 |
| 項目 | 結果 |
| 内容量 | 1,014 g |
| 品温 | −22.5℃ |
| 生菌数 | 340/g |
| 大腸菌 | 陰性 |
| 黄色ブドウ球菌 | 陰性 |
| 糖度 | 4.9 |
| 塩分 | 2.55 |
| pH | 6.1 |

旧来の日付表示は，製造者が何月何日にこの製品を作りましたという事実のみの記載であり，極論すると，その製品の安全性や品質について，購入する消費者に「日付を元に判断して下さい」と責任を押し付けているといわれても仕方がありません．

一方，期限表示は指定した保管条件下では安全であり，良好な品質が保たれていますと製造者が保証したものです．試験成績表は，「製造年月日表示」のようなもので納品先（消費者）が判断するための情報を提供するのみであり，生産者の保証という考え方に立った情報提供ではないと見るべきものです．

「規格」とは「保証」と同一の概念で，保証限界点を「規格値」としています．製品に関する情報のみならず製品の製造に関するすべての情報を元にしないと規格は成り立たないと考えますと，サプライヤーに要求するのは「規格書」であり「検査（試験）結果報告書」ではありません．規格書の明細を相互に協議する中でサプライヤーの生産環境がどこまで衛生的なレベルであるか，管理システムが機能しているかを探る糸口となるのではないかと考えられます.

### 6.6.2　JFS/B規格に見る購買管理マネジメントによる安全性確保

一般財団法人 食品安全マネジメント協会のJFS-B規格（version3.0, 2022年5月25日）は，日本で開発された食品安全規格で，食品安全マネジメントシステム（FSM），危害要因制御（HACCP），適正製造規範（Good Manufacturing Practice）の3つのカテゴリーで構成されています.

食品安全マネジメントシステム（FSM）【FSM 13.1 購買】では，

- 外部から調達する原材料，資材及びサービスのうち，食品安全に影響するものすべてが必ず組織が要求する事項に適合するよう，購買に関する手順を作り，実施しなければならない.
- 食品安全に影響する工程を外注する場合は，仕様書・契約書に管理方法を記述するなどにより外注先に提示するなど，その工程の管理が確実に行われなければならない.

と要求しています.

また，【FSM13.2 サプライヤーのパフォーマンス】では，

- 組織は，食品安全に影響するサプライヤーに対する評価，承認及びモニタリングの継続に関する手順を定め、これを実施，維持しなければならない.
- サプライヤーに対する評価，調査，フォローアップの結果は記録に残さなければならない.

と要求しています.

これらの要求は【ISO9001 2015年版】8.4 外部から提供されるプロセス，製品およびサービスの管理に相当するものですが，規格適合の評価の際には，供給者による商品規格書を必須とし，外注の適切性を確保するため，

① 製品の工程管理体制の確認

② 工程内検査精度と結果の確認

③ 最終製品の定期的検証

を推奨しています.

すなわち，原材料の安全性確保は購買管理というマネジメントシステムで扱い，その原則は三現主義（現場・現物・現実）であって紙1枚で済むものでは

ありません.

**〈HACCPと納入者証明〉**

以下は日本でのHACCP普及の第一人者である新潟薬科大学応用生命科学部浦上弘教授の納入者証明についてのコメントです.

「HACCPの弱点を感じることがいくつかある. その一つが納入者証明である. 原材料の安全性を納入業者に依存することは可能なのか. 時には納入者証明をCCPにするが,「紙一枚で安全が担保できるか」と聞かれれば,「難しい」が正答であろう. 誰もが納得できる「証拠」が必要である. そのため, 業者の慎重な選定とその後の定期的な査察などを条件にすべきであると説明する. こう言っておきながら, それができる企業は限られているだろうと想像する. 取引先が国内にあるなら, まだ対処もできるが, 輸入食品の増加はそれを難しいものにしている.」

この正直な学者のつぶやきは,「Farm to Table, すべてのプロセスでHACCPによる衛生管理が徹底されないと穴がありますよ」との警告です. 食品の安全はHACCP管理の原料を購入, HACCPで管理し, HACCPで管理された流通・販売で初めて達成されるとしたものですが, その欠点を補う手段が食品安全マネジメントシステムといえます. もとよりHACCPは半世紀以上前に考案された衛生管理手法で, 原料入荷から出荷まで一筆書きできる製造工程と一施設一品目が前提ですので, 今日的な食品事情に対応できないのは当たり前といえます.

## 6.7　自主検査は高品質商品づくりへの投資である

HACCPは一般的衛生管理の完備が前提です. それは清潔な原料を清潔な工場にある清潔な設備で, 衛生教育を受けた社員が, 高いモラルを持って食品を作ることといえます. 品質管理は生産管理です.

微生物性の危害要因以外は品質の変化に応じて増加また減少することはありませんが, 微生物は品質の変化に伴って増加します（正しくは微生物の増加に伴って品質が劣化する）ので, 定期的に製品の検査を行うことにより, 品質が劣化する原因などを指摘できます. 自主（自前）検査の結果＝見える化された情報は，想像以上に多くの問題点を指摘してくれると実感するはずです．

微生物検査に限らず検査経費をどう捻出するかは経営陣の重大関心事です．無計画な検査や，検査を増やしさえすれば食品の安全性は高まるとした誤解をしたままの検査は長続きしないと考えた方が良く，前項の通りABC食品では検査コストを製造原価に組み入れています．会計処理上では適切ですが，検査費用の本質は投資です．

今や食の安全は取引の大前提であり，経営トップは「自主検査を始める」と宣言し，問題点の見える化で他社に負けない高品質な商品作り，ローコスト化を実現して，競争力のある企業体質を作らなければなりません．そのための投資であって，コストではないと考えれば良く，不良品減少などで収益性を高めることが可能なことを多くの自主検査導入企業が実証しています．

## ■参考文献


1) 寺本忠司・武政二郎・横井川久己男：DVD「製造現場にやさしい食品細菌検査」わかりやすい解説書「食品細菌試験の基本技術」付，1版，鶏卵肉情報センター，2009.
2) 春田三佐夫・細貝祐太郎・宇田川俊一：目で見る食品衛生検査法，7版，中央法規出版，1999.
3) 戸ヶ崎恵一：HACCP導入企業における信頼される微生物検査体制，月刊HACCP, 2014；20(7)：19-25.
4) 小久保彌太郎：食品衛生管理における微生物検査の重要性，月刊フードケミカル，2006；22(11)：24-30.
5) 特定非営利活動法人バイオメディカルサイエンス研究会：バイオセーフティの原理と実際，1版，1-248, みみずく社，2011.
6) 北村 敬・小松俊彦：実験室バイオセーフティ指針（WHO第3版），初版，バイオメディカルサイエンス研究会，5-20, 2004.
7) 三瀬勝利・井上富士男：食品中の微生物検査解説書，第1刷，講談社，38-51, 1996.
8) 厚生労働省：食品衛生検査指針微生物編2004, 初版，日本食品衛生協会，10-25, 2004.
9) 小久保彌太郎：現場で役立つ食品微生物Q & A, 初版，中央法規出版，190-192, 2005.
10) 塚越芳樹・渡邉敬浩：食品検査で実施されるサンプリングの国際的な状況とそれにおけるロットサイズとサンプルサイズの関係，日本食品科学工学会誌，2015；62(4)：165-170.
11) 日本薬学会：衛生試験法・注解2010, 1版，金原出版，59-60, 2010.

# 第7章　食品の期限表示と自主検査

## 7.1　食品の期限表示に見る安全性保証の責任の所在

消費期限または賞味期限の設定は，食品製造者または販売者が決めるという大原則があります．期限表示は食品表示法などで義務付けられていますが，法律で期限を指定するものではなく，業界団体や消費者団体が決めるものでもありません[1]．保健所に「この商品の期限設定は何日が適当でしょうか」と質問しても答えてくれません．また，期限設定は「科学的な裏付けに基づいているか」が問われます．経験知（値）は科学的情報ですが，整理され，客観性を持たせないと「今までこれで大丈夫だった」では消費者は納得できません．

消費（賞味）期限表示の義務化以前は，製造日表示が義務づけられていましたが，

① 保存技術の進歩により，製造年月日を見ただけではいつまで日持ちするかわからなくなっている．

② 製造日表示が返品や廃棄を増大させていた．

③ 国際規格（包装食品の表示に関するコーデックス一般規格）との調和．

が求められたことなどが製造日表示から期限表示へ移行した理由とされます．

製造日表示の時代では，深夜0時から製造を開始して新しさを強調するということもありましたが，製造日表示の本質は，品質の保証を消費者に委ねるのものです．製造者は作った日付を正しく表示しさえすれば良く，消費者はその情報を参考に製品を購入しますが，所有権の移動と共に品質管理も消費者が行うとした側面をもっています．しかし，期限表示制度では厳格に生産者の責任と保証が問われます．期限表示とは，生産者または販売者が製品の保管条件（温度など）を指定し，「期限内では安全である」と宣言することに他なりません．生産者側にはある意味とても厳しい制度といえますが，期限設定はPL法の制定と深く関わっています．

## 7.2　PL（Product Liability：製造物責任）法
### ─消費者の立証負担の軽減─

PL法とは，「製造物」の「欠陥」が原因で他人の生命・身体・財産に損害が生じた場合，製造業者等に損害賠償責任を負わせる法律で，1995年に施行されています．当時，製造物に食品を加えるかで論議されましたが，未加工食品は適用外，加工食品は製造物と規定されました．この法律は消費者の保護を目的としたものですが，製品の「欠陥」を原告（多くの場合は消費者）が証明することを前提としていますので，まだ消費者側に使いやすい法律とはいえないようです．

PL法は加工食品で消費者危害が起こった場合，従来は過失の立証が求められましたが，消費者が損害賠償請求をするうえで必要な要件を，製造業者の「過失」から「欠陥」に変更したものです．「過失」とは，被害を防ごうと思えばできたにもかかわらず，何らかの不注意により防止するための措置を怠ったという主観的なものですが，「欠陥」はその製造物そのものの客観的状態であり消費者の立証負担は軽減されたものといえます．ここで，「欠陥」とは，通常有すべき安全性を欠いていることを指しますが，加工食品の場合の「欠陥」は，製品ラベルの表示の「欠陥」を争点とする場合がほとんどです（**表 7.1**）．

消費期限または賞味期限の表示は食品表示法で義務付けられています．しかし，製造物責任法との法律上の関係は直接にはありません．食品表示に関しての行政上の取締りは従来どおり食品表示法に基づいて行われます．一方，製造

**表 7.1**　PL法での欠陥

| 欠　陥 | 概　要 | 原告側の難易度 |
|---|---|---|
| 製造上の欠陥 | 製造物が設計や仕様どおりに製造されなかったために安全性を欠いた場合． | 高い・ほとんど不可能 |
| 設計上の欠陥 | 設計自体に問題があるために安全性を欠いた場合． | 高い・ほとんど不可能 |
| 指示・警告上の欠陥（設計指示の抗弁） | 製造物から除くことが不可能な危険がある場合に，その危険に関する適切な情報を与えなかった場合．取扱説明書の記述に不備がある場合などが該当する． | 比較的容易 |

者の消費者に対する賠償責任の有無は，PL法により判断されることとなります．

食品衛生法による規格や基準等への適合・不適合と，製造物の欠陥の有無の判断とは必ずしも一致するものではありませんが，製造物の欠陥の有無を判断する上での重要な考慮事項になることは十分考えられます．

## 7.3　改めて「消費期限」と「賞味期限」

期限表示には，消費期限と賞味期限の2つがあります．すべての加工食品は，商品の特性に応じて，消費期限または賞味期限のどちらかを表示しなければなりません．

消費期限は定められた方法により保存した場合において，腐敗，変敗，その他の品質の劣化に伴い安全性を欠くおそれがないと認められる期限を示す年月日です．

賞味期限は，定められた方法により保存した場合において，期待されるすべての品質の保持が十分に可能であると認められる期限を示す年月日と定義されています．なお，賞味期限は「当該期限を超えた場合であっても，これらの品質が保持されていることがあるものとする」としています[2]．

消費期限は，比較的短い時間（日数）で品質の劣化が見られる食品が安全に食べられる期間であり，賞味期限は，比較的長い時間（日数）美味しさが保たれている期間と言い換えられますが，いずれの期限も微生物的に安全性が確保されていることが前提となります．

## 7.4　期限設定と自主検査
### —保存試験のデザインと微生物の知識がものをいう—

前述の通り，食品の期限設定には科学的根拠が要求されるので何らかの試験実施が必要不可欠です．保存試験が中心となりますが，食品特性によって試験デザインは大きく異なります．また，加工食品は多くの原料で構成されていますので複雑なマトリクスといえ，ジェネリック（一般的）な試験方法を規定することは困難です．

保存試験では微生物検査が必須ですが，一律の生菌数で保証期限を決めるほど単純ではありません．発酵食品のように細菌が多くなければ成り立たないものもあり，菌数がいくら以上になったら劣化と判断できなない場合が多々あります[3)]．その意味では，プロプライエタリな簡易自主検査設備の導入が鍵とな

**表 7.2** HACCP 手順 2・3　製品説明書

| 製品説明書 | | | |
|---|---|---|---|
| 製品名　カステラ | | | |
| 製品の名称及び種類 | 名称：カステラ<br>種類：半生菓子 | | |
| 原材料に関する事項 | 小麦粉，卵，砂糖（上白糖，ザラメ糖），水飴，食品製造用水（井水） | ← | 劣化しやすい原材料がないか |
| アレルギー物質 | 小麦，卵 | | |
| 添加物の名称とその使用基準 | なし | | |
| 容器包装 | 台紙・トレー：紙<br>外装：ポリプロピレン | ← | 外装は PP 素材で酸素透過性がほとんどない． |
| 製品の特性 | 重量：350g<br>水分活性：0.9 以内<br>水分量：28〜32%<br>脱酸素剤（酸素と吸着し病原微生物を制御，製品の品質を保つ） | ←<br>← | 水分活性が＞0.9 に管理されているので，腸管系病原性菌は増殖できない．<br>脱酸素剤を封入した密閉包装なので，カビの発生はない．酵母の増殖が懸念されるが，酵母の増殖は官能能検査で確実にチェックできる． |
| 製品の規格<br>（成分規格） | ＜自社基準＞ ※法定基準値なし<br>一般生菌数：3,000/g 以下<br>大腸菌群：陰性<br>黄色ブドウ球菌：陰性 | ← | 自社基準値内であれば品質劣化を引き起こす菌数レベルではない． |
| 保存方法 | 直射日光をさけ常温で保存 | ← | 保管温度は常温であることを確認．期限は賞味期限であり製造日起算 20 日を確認． |
| 消費期限又は賞味期限 | 賞味期限：製造日から 20 日 | | |
| 喫食又は利用の方法 | そのまま喫食 | | |
| 喫食の対象者 | 一般の消費者 | | |

厚生労働省　食品製造における HACCP 入門のための手引書焼き菓子編から引用

ります．自社製品の微生物情報を自前検査で知ることで，保存試験のデザインを描くことができます．微生物検査のフットワークを軽くすることで保存試験が身近なものとなり，食品微生物の知識を深めるものとなります．

HACCP 手順 2，3 は製品説明書と対象となる消費者の特定としています[4]．**表 7.2** の製品説明書は製品の安全情報を記載したもので，保存試験に関わる情報が集約されてます．この例はカステラについての製品説明書ですが，水分活性は 0.9 以下ですので腸管出血性大腸菌やサルモネラ菌などの腸管系病原性菌の増殖は否定できます．脱酸素剤を封入した密封包装ですので，好気性微生物であるカビ類の増殖もありません．このように製品説明書を読み取る力と作成する力（食品微生物の知識）を持ちますと，保存試験のデザインにカビの検査は不要，大腸菌の検査も不要または重きを置かないという視点が組み入れられます．

## 7.5　食品の期限設定を目的とした保存試験

厚生労働省と農林水産省により策定された「食品期限表示設定のためのガイドライン」で，期限設定を目的とした保存試験に当たっては食品の安全性や品質を的確に評価するため「理化学試験」，「微生物試験」，「官能試験」といった客観的な指標に基づいて行うとしています．本書は食品微生物検査の解説書ですので理化学検査については割愛しますが，特に賞味期限で重要な官能検査については簡単に触れます．

### 7.5.1　期限の長さで見た食品と適応する試験

概ね保存期間（日数）で食品を分けると次の 4 つとなります．

① 消費期限が極めて短い生鮮品など 1～2 日（微生物の増殖によって安全性が脅かされる前に品質の劣化が明らか）

② 消費期限が 5 日以内（微生物の増殖によって安全性が脅かされる可能性があり，品質の劣化も認められる）

③ 賞味期限が 10 日～数週間（微生物の増殖によって安全性が脅かされる可能性があるが品質の劣化は少ない）

④ 賞味期限が長い（微生物の増殖はなく，もっぱら他の要因での品質劣化）

### 1)　微生物の増殖が懸念される食品

①の消費期限が極めて短い食品としては生鮮物などが想定されますが，劣化するまでの時間を保存試験で確定して期限を定めるとしたものではなく，商品仕様としての「新鮮さ」に基づく期限に重きを置いても不思議ではありません．科学的な裏付けは保存試験で「理化学検査」，「微生物検査」と「官能検査」の結果から導き出されるものだけではありません．懸念される食中毒菌の保管温度における消長などが記された科学論文などを参考に決定するとしたものも科学的といえます．

例えば，海産物のお刺身盛合せでは懸念される食中毒菌は腸炎ビブリオ菌であるので，お刺身盛り合わせの保管温度を5℃とした場合，論文で腸炎ビブリオ菌数が3日間は変動がないと確認できたら，その値（3日）に安全係数を乗じて2日間を消費期限とすることは全く合理的といえます．よって，保存試験で微生物検査が強くのぞまれるのは②と③の微生物の増殖が懸念され，かつ，中程度の保存日数がある食品といえます．

### 2)　微生物の増殖の懸念の少ない食品と官能評価試験

④の賞味期限が長い食品は，微生物の増殖がないことを他の指標，例えば水分活性で推定できますので，保存試験で微生物検査を行う必然性は乏しいといえます．賞味期限設定のための保存試験に最も重要なものとして官能検査が挙げられます．官能検査は人が五感を用いて評価を行う性質上，信頼性のある内容にすることが重要です．

検査の概要は，まず官能検査を担当するパネルの選定を行います．パネルとは官能検査の被験者のことで，5味を識別する能力を持っている人です．株式会社デリコ http://www.e-delico.co.jp/　が販売している5味識別テスト用の味覚検査キット（味覚キットPRO）を利用することで，自社スタッフからパネル資格のある人を簡単に選定できます．**図7.1**に官能評価の手法と基準の例を示します．ここで官能評価基準としているのはヒトの感覚に頼るものではありますが，5段階評価の各段階に定義づけがされていることから，評価は絶対的なものです．微生物検査では，食材によって同じ菌数が検出されたとしても問題となる場合とならない場合がありますが，官能評価においては評価の度合いが変わることはないという考えです[5]．

**官能検査パネル**

最低3名の官能検査スタッフを選定

**手　法**

5段階評価
- 5：初品のおいしさ保持
- 4：やや劣るが遜色なし
- 3：劣るが商品価値を損なっていない
- 2：かなり劣り，おいしくない
- 1：著しく劣り，おいしさが全くない

おいしさ：匂い・色・風味（味）・外観などの綜合

**規　準**

・3名の内，1名が「2」をつけた場合，検査の継続を協議
・3名の内，2名が「2」をつけた場合，検査を終了

**図7.1**　官能検査基準
（谷川基喜：食品企業における食品賞味（消費）期限設定の実際から引用（一部，加筆））

官能評価とは人を測定装置と見立て，感覚や判断を検査結果とする方法です．人の感覚という主観に客観性を持たせるために色々な統計学処理が必要となる場合が多く，初期投資がない便利な検査方法ですが，中小レベルの食品等事業者には難解ですので，サンプル数は最低3つ/毎，5味識別可能なパネル数も最低3人，評価は初品（または最も優れている製品）を対照とした比較，判定は過半数で構成します．なお，過半数判定ですので，サンプル数とパネル数は3以上の奇数，例えば5とします．

### 7.5.2　保存試験のデザインと手順

保存試験の構成要素は次の通りです．本書の想定読者は中小規模の食品等事業者を想定しており，取り扱っている製品には既に消費期限または賞味期限が表示されていますので，ここでは新商品の場合または期限設定法の再考・検証（レビュー）の場合を想定します．

#### 1）［期限と保存条件（温度）の仮設定］

期間は類似製品から推測する，または販売サイクルなどを考慮した上で推測される，もしくは期待する日数を決めます．既に販売されている製品の検証であれば，表示されている期限とします．「仮に選んだこれらの期限が正しいか」

という検証と補正の意味が含まれます．期限の仮設定では「お客様にどれくらいの期間で消費または賞味をしていただく商品にするか想定をする」とした視点も重要です．

保存条件（温度）は商品が消費者に渡るまでの過程，つまり社内倉庫，流通過程，販売・陳列の各環境と製品特性を考慮して設定します．規格で決められた保存方法(食品衛生法の食品の規格基準，乳等の省令規格，各種衛生規範，各自治体の条例など)があれば，その上限を保存条件とします．

例えば「10℃以下で保存」と温度を指定して表示する場合は10℃を，「常温(又は室温）で保存」などと温度を明示しない場合は25℃あるいは少し過酷な30℃を，保存条件とします．この保存条件は，販売される季節や地域を考慮して決める必要があります．

よく使われている「常温」の意味する温度は食品衛生法の添加物の通則の中では15～25℃，また，日本工業規格 JIS K 0050：2005 化学分析方法通則でも15～25℃であるとしています．「室温」の定義は添加物の通則で1～30℃，日本薬局方の通則も1～30℃としています．冷所は同じく添加物通則で1～15℃，JIS で1～15℃，日本薬局方で15℃以下としており，品質劣化の程度は温度と比例しますので，それぞれの最も高い温度を採用することが原則となります．

### 2）［保存試験の期間］はどれくらい？

安全係数を考慮し保存試験の期間を決めます（例えば，安全係数 0.7 であれば，仮設定の 1.4 倍強の期間）．通常，1.25～1.5 倍を計画します．

### 3）［指標項目］の試験は必要に応じて選択を！

指標となる状態を把握するために試験項目を選択します．規格で決められた項目や納入先の社内規格などを満たす必要があります．前述の通り，保存試験は「理化学検査」，「微生物検査」と「官能検査」で構成されますが，消費期限や中程度の期限である賞味期限の場合は微生物試験が中心となり，期限の長い常温保存の食品の場合は官能検査が中心となります．

客観的な数値で表現される理化学検査項目，例えば，酸価（AV），過酸化物価（POV）や揮発性塩基性窒素（VBN）など，製品の劣化程度を示す良い指標であれば採用できますが，いずれにしろ「微生物試験」，「理化学試験」，「官能検査」などのすべての指標の検査を実施する必要はありません．

業界団体が作成した期限の設定に関するガイドライン（マニュアル）などを参考に指標項目を絞り込むべきです．試験項目選択のポイントは，当該製品が「古くなったらどうなるか」つまり食品の劣化をどのように認識するかに因ります．そのために，原材料，包装形態，保存条件による影響または類似製品での変化を把握することが必要です[6]．

また，商品アイテムが多い，商品サイクルが早いなどの理由により個々の食品ごとに保存試験を実施することが難しい場合は，食品の特性が類似している食品の試験・検査結果等を参考にして期限を設定することも可能です[7]．

#### 4）［測定ポイントの決定］—食品の変化点をとらえる

食品の変化を捉えられるように，どの時点で測定するかを決めます．項目によって減衰するもの，増加するもの，あまり変化のないものがありますので，食品の変化が予測される測定時点付近を重点的に実施します．初発，仮設定期間の1/2，仮設定期間および最長保存期間などがその例です．

なお各測定ポイントでの試験は，製品が未開封状態である必要があります．保存開始前に測定回数分の「製品」（必ず製品形態で）を用意し保存します．さらに，試験項目の数に応じて保存点数を増やします[8]．

#### 5）［基準］—期限の目安となる生菌数

保存試験における期限の目安となる生菌数の基準例を**表 7.3** で示します．この目安は食品衛生法で規格・基準のない食品を想定したものです．食品の規格・基準とはその食品の安全性の保証値ですので，規格・基準のある食品では規格・基準の上限値となります．それ以外に，各種食品の衛生規範（令和3年6月施行のHACCP義務化を含む改正食品衛生法で廃止されましたが，記されている基準は将来的にも大きく変動しないと考えます）や，地方自治体の条例で定められた指導基準が期限の目安となる生菌数となります．

#### 6）［保存試験］—実際のイメージ例

**図 7.2** はN県が食品等事業者向けに作成した期限設定研修用資料から抜粋したもので，包装うどんの例です．保存温度を確認し，期限を想定して保存試

**表 7.3 期限の目安となる生菌数**

| 生菌数 | 食品の種・摘要 | |
|---|---|---|
| $1\times10^5$/g | 加工食品（加熱食品） | |
| $1\times10^6$/g | 未加工食品（非加熱食品） | |
| $1\times10^7$/g | 初期腐敗 | 官能的な変化（異常）が発生* |
| $1\times10^8$/g | 腐敗 | |

*膨張，変色，異臭，混濁，軟化，糸引き，異味など

| 地方自治体の指導基準の例（名古屋市の生食食品指導基準 2003.7.6 改訂） | |
|---|---|
| **生菌数** | **食品の種・摘要** |
| $1\times10^4$/g | 魚肉ソーセージ |
| $1\times10^5$/g | 魚肉練り製品 |
| $5\times10^5$/g | 魚介類加工品（非加熱） |
| $5\times10^4$/g | 乳等を主要原料とする食品 |
| $1\times10^3$/g | 合成樹脂製容器包装食品 |
| $1\times10^5$/g | 豆腐 |
| $1\times10^5$/g | 生菓子 |
| $5\times10^5$/g | その他の食品 |

講演資料：食品の期限設定の考え方と実例について（農林水産省本省 7 階講堂）
氏家隆：（財団法人日本食品分析センター）2008 年 8 月 4 日から引用

験の期間を定め，指標となる項目と判定基準を明らかにして保存試験に臨み，判定基準に照らし合わせて保存日数を決定する一連の流れが記されています．

この例では，6 日目に一般生菌数の判定基準値 $1\times10^5$/g を超え，7 日目に官能検査で不良としていますので，5 日目が限度となります．よって，5 日に安全係数 0.8 を乗じた 4 日目を期限とし，保存温度 10℃以下，製造日から 4 日間の期限設定となりました．

### 7.5.3 期限設定のための微生物検査はいかにあるべきか

期限設定のための検査は微生物の増殖を捉えることを目的としていますので，一般生菌数の測定はほとんどの場合に必要となりますが，劣化の原因が酵母や

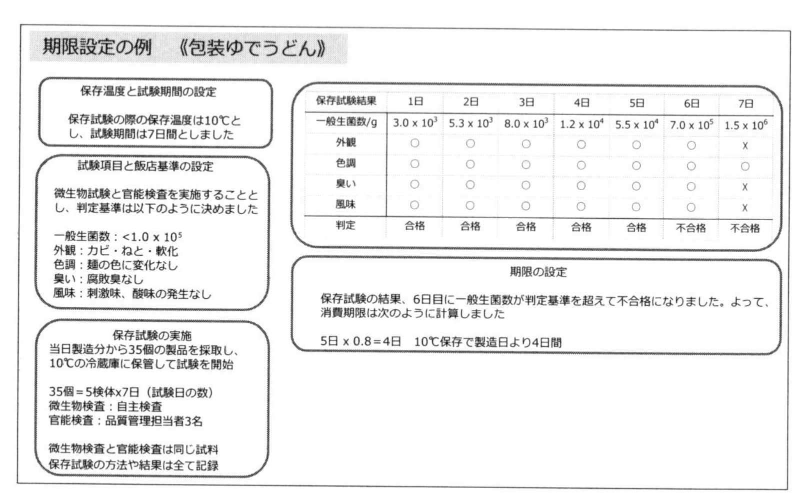

期限設定の例　《包装ゆでうどん》

保存温度と試験期間の設定

保存試験の際の保存温度は10℃とし、試験期間は7日間としました

試験項目と飯店基準の設定

微生物試験と官能検査を実施することとし、判定基準は以下のように決めました

一般生菌数：<1.0 x 10^5
外観：カビ・ねと・軟化
色調：麺の色に変化なし
臭い：腐敗臭なし
風味：刺激味、酸味の発生なし

保存試験の実施
当日製造分から35個の製品を採取し、10℃の冷蔵庫に保管して試験を開始

35個＝5検体x7日（試験日の数）
微生物検査：自主検査
官能検査：品質管理担当者3名

微生物検査と官能検査は同じ試料
保存試験の方法や結果は全て記録

| 保存試験結果 | 1日 | 2日 | 3日 | 4日 | 5日 | 6日 | 7日 |
|---|---|---|---|---|---|---|---|
| 一般生菌数/g | 3.0 x $10^3$ | 5.3 x $10^3$ | 8.0 x $10^3$ | 1.2 x $10^4$ | 5.5 x $10^4$ | 7.0 x $10^5$ | 1.5 x $10^6$ |
| 外観 | ○ | ○ | ○ | ○ | ○ | ○ | x |
| 色調 | ○ | ○ | ○ | ○ | ○ | ○ | ○ |
| 臭い | ○ | ○ | ○ | ○ | ○ | ○ | x |
| 風味 | ○ | ○ | ○ | ○ | ○ | ○ | x |
| 判定 | 合格 | 合格 | 合格 | 合格 | 合格 | 不合格 | 不合格 |

期限の設定

保存試験の結果、6日目に一般生菌数が判定基準を超えて不合格になりました。よって、消費期限は次のように計算しました

5日 x 0.8＝4日　10℃保存で製造日より4日間

よくわかる食品の期限設定 N 県福祉保健部生活衛生課（平成 8 年）から引用（一部，省略）

**図 7.2**　期限設定の例　《包装ゆでうどん》

乳酸菌などである場合は，一般生菌数と並行して検査する必要があります．

保存方法と製造プロセス上の問題から食品や原材料が冷蔵保存される場合は，劣化の原因は低温細菌の増殖にありますので，一般生菌数の培養条件 35℃48 時間から低温細菌を捕捉できる 25℃・3 日培養に変更しなければなりません．低温で増殖する微生物の種類は多岐にわたっており，0℃あるいはそれに近い温度で増殖する細菌も報告されています．低温細菌と期限表示の関係については，本書第 4 章に記していますので重複は避けますが，図 7.2 の包装うどんの保存試験で問題点を洗い出します．

N 県にあるうどん製造会社が，上記の期限設定研修用資料を基に保存試験の計画を立てます．自社にプロプライエタリ法であるペトリフィルム™を利用した検査設備を導入したばかりですが，製造用水は低温細菌が存在すると言われている井戸水であり，指定保存温度を冷蔵（10℃）としていることなどから，試験項目は低温細菌としました．あわせて，同一ロットのうどんを N 県公的検査機関に保存試験を委託し，保存試験の正確性の証としたのですが，両者の結果を照合すると表に示すように細菌数に大きな差が生じています（**表 7.4**）．両者の数値は最大約 1000 倍の違いがあり，低温細菌が捕捉できる 25℃，72 時間培養ペトリフィルム™ AC（一般生菌数用）で検査した場合の値が高くなっ

**表 7.4** 公定法と簡易法での細菌数の違い（冷蔵 4 日後の生菌数）

| 試料番号 | **公定法**（35℃ /48 時間培養） | **自主検査法**（25℃ /72 時間培養） |
|---|---|---|
| 1 | $8.3 \times 10^3$ | $7.9 \times 10^6$ |
| 2 | $7.6 \times 10^3$ | $2.4 \times 10^5$ |
| 3 | $3.8 \times 10^4$ | $1.1 \times 10^6$ |
| 4 | $1.9 \times 10^3$ | $5.1 \times 10^6$ |
| 5 | $1.9 \times 10^4$ | $5.1 \times 10^5$ |
| 6 | $4.2 \times 10^4$ | $3.4 \times 10^6$ |

ています．日本細菌検査・食品科学研究所が行った分離菌の同定試験の結果，典型的な低温細菌 *Pseudomonas* sp. が最優占種であることが確認され，うどん製造者は N 県公的検査機関と協議しましたが，回答は次の通りです．

① 公定法で検査することが公的機関では求められている．

② 食品衛生の研究者としては，冷蔵保存などで *Pseudomonas* などの所謂，低温細菌が選択的に増殖することを承知している．

③ *Pseudomonas* は公定法（混釈）によっては増殖できない場合があるなどの点は承知しているが，予め混釈によらない塗沫法を指定してもらえればよかった．

とした．

注）*Pseudomonas* は寒天の溶解温度で損傷を受けやすく，また 35℃では増殖できない場合が多い．

コンプライアンスを狭義的にみると N 県公的検査機関の対応は正しいと思われます．しかし，公定法で得られた結果を基に期限設定をした場合には不適切な設定値となる危険が生じかねません．昨今の食品に求められる安全性や表示適切性を考えるとうどん製造業者にとっては由々しき問題といわざるを得ません．

期限設定を行う上で，安全性を確認するための微生物検査は省かれることが多い実態があります．消費期限も賞味期限も基本は品質です．消費期限の場合でも，安全を脅かす食中毒菌が発症菌数に到る前までに品質上の劣化があることも多く，食中毒菌数の消長を追いながら，発症菌数を期限限度とする考えには不自由さがつきまといます．食中毒菌の存在を推定する大腸菌検査は，最初と最後のポイントで実施することで十分と考えます．最初の初品試験で検出されれば，そもそも不衛生な取り扱いで製造された製品と見做せますので試験継続は適当ではありません．最後のポイントでの検査は，保存試験が適正な品質の製品で行われたことを証するものと考えます．よって，汚染指標（腸管系病原菌の有無）である大腸菌の検査も保存試験には必要です．

## 7.6　期限設定でのいくつかの問題点

### 1）　混乱の基準（原因）―ハザードベースかリスクベースか

【7.5.2　保存試験のデザインと手順】で示した基準とは保存試験のゴールの値と言い換えることができます．平成17年2月付けで公開されている農林水産省の食品期限表示の設定のためのガイドラインでは，食品の品質劣化を微生物学的に評価することが有用と説明されています．

また，一般的指標としては，「一般生菌数」，「大腸菌群数」，「大腸菌数」，「低温細菌残存の有無」，「芽胞菌の残存の有無」等が挙げられるとしています．そのメリットは客観的な指標（数値）として表現されることが可能であり，合理的・科学的な根拠性を持つと説明する一方で，食品の種類等により許容可能な数値は異なることを考慮する必要があると付記されています．すなわち，このガイドラインを指針とすると自社の製品のゴールが直ちに明確にならない現実に直面します．

「7.5.2　5）［基準］―期限の目安となる生菌数」で示した地方自治体の指導基準を超す製品を作らないよう食品事業者は努めますが，この値が消費期限のゴールとは必ずしも一致しません．安全に食べられる期間を消費期限と理解されていますが，本質は「腐っていない期間」とする方が現実的です．規格基準を超せば，食品衛生法違反＝安全に食べられないとなりますが，規格基準はハザードベース思考の産物ですので，HACCP時代の安全観とは異なります．期限設定は食品事業者自らが自社製品の特性に応じて決定するものであり，ゴールの基準値はリスクベースであるべきですが，実質的に規格基準があることで期限設定の自由度は大きく欠如することとなります．

### 2)　検査結果が良ければ，「その期間を期限設定に当てはめられる」という誤解

谷川[5]は，新商品では，水分活性，初期菌数などの検査結果から想定期間の保存が可能か否かを確認することが可能であると述べています．すなわち，最初から予測をしておかなければ，実際の保存検査実施期間を設定することができず，いたずらに長い期間の保存検査をしてしまうなど無駄を生じる場合があること，および期限設定をすべて検査結果から算定するのは非常に危険であるとしました．

**表7.5**はチルド製品の一般的な保存試験結果ですが，保存検査中にほとんど細菌が検出されていません．30℃保存では5日目まで，また10℃では約30日目までは人の健康を損なうと考えられる生菌数は検出されませんでした．このデータに安全計数0.8を乗ずるとと，30℃では少なくとも4日間，10℃では20日以上の期限設定ができると結論されますが，実際にはこのような期限設定を行っていません．

その理由は，包装形態がそのような環境の中で長く日持ちするための仕様にはなっていない点と，異物の付着や混入を防止するために密封包装は施されていますが，製品表面と包装紙との間にはヘッドペースがあり，この部分に存在する細菌や真菌類が期限内に製品表面で繁殖する可能性が否定できない点が挙げられます．このため，保存検査に入る前に水分活性やpH，包装仕様などの情報を収集し，いつ頃まで日持ちするかを想定しておき，最終的に検査結果と突き合わせて期限設定を行わなければなりません．

**表7.5**　チルド製品の保存検査結果（生菌数）

| 30℃保存 | 初品 | 5日目 |
|---|---|---|
| 製品① | <300 | <300 |
| 製品② | <300 | <300 |

| 10℃保存 | 初品 | 8日目 | 15日目 | 22目 | 29日目 |
|---|---|---|---|---|---|
| 製品① | <300 | <300 | <300 | <300 | <300 |
| 製品② | <300 | <300 | <300 | <300 | <300 |

谷川基喜：食品企業における食品賞味（消費）期限設定の実際[5]から引用

保存試験などを経験していない多くの食品等事業者は，検査結果が良ければその期間を期限設定に当てはめられると思いがちですが，保存試験前に必ず確認しなければなりません．

期限設定は，その製品を熟知している者以外では誤る場合があることへの警告といえます．この点からは，第三者外部検査機関に保存試験を委託するよりは，初期投資をしてでも自主・自前の検査を採用する方が良いと思われます．

### 3）設定期限の再考―曖昧な期限設定と食品ロス

私達日本人は一度決めた基準の変更はよほどのことがないと改訂しない傾向があるような気がしてなりません．PDCAは欧米の合理主義的な考え方の1つですが，日本人は，PDCAを理解してもD（実行）に至らないことを色々な場面で経験します．期限設定もしかりで，「取り敢えず，これくらいであれば特段に問題はなさそうだ」として期限表示をしている実態がないとはいえません．

日本では1年間に約612万トン（2017年度推計値）もの食料が捨てられており，日本人1人当たり，お茶碗1杯分の量のごはんが毎日捨てられている計算です．自社製品の「やむを得ずの廃棄」が期限設定のあやふやさにあるとしたら，設定期限の再考は経営者のトップミッションです．設定期限を再考することで結果として延長も縮小もありますが，その経緯を消費者に伝えることで，「安心を，信頼を頂く」ことができるはずです．

### 4）安全係数0.8を乗ずるということ

食品の廃棄に繋がるもう一つの課題が，食品に消費期限・賞味期限を設定する場合の安全係数です．客観的な項目（指標）に基づいて得られた期限に対して一定の安全幅を勘案し1未満の係数（安全係数）をかけて期間を設定することが基本とされます．原材料から出荷を経て販売から消費までを，指定した温度域での管理が可能と判断できる場合については，0.8以上を目安に設定することができます．

特に比較的長期の賞味期限である場合は，積極的に0.9～1.0を乗ずることもできます．精度の高い保存試験がそれを裏付けるはずです．また，食品ロスを削減する観点からも過度に低い安全係数を設定することは望ましくないものと考えることができ，積極的に0.8以上の安全係数を採用すべきです．

### 5) 期限を過ぎた原材料を使用することの是非

消費者庁の加工食品の表示に関する共通Q&A第2集では，消費期限を過ぎた原材料を使用することは厳に慎むべきとしている一方で，賞味期限は定められた方法で保存された場合において，期待されるすべての品質の保持が十分に可能であると認められる期限であり，この期限を過ぎた原材料を使用することは必ずしも禁止するものではないとしています．

ただし，この場合においても当該原材料の特徴を踏まえた保存温度の変更や加熱加工などを行う際には，社内基準を策定の上，最終製品の品質に問題がないことを科学的・合理的な方法で確認するとともに，その関係記録・帳簿等を保存するなど，慎重かつ十分な管理・確認の下に行われる必要があります．

2007年に発生した賞味期限切れ原料を使った洋菓子問題で不二家は社会的制裁を受け「会社の体質そのものに重大な問題がある」と指摘されました．事の発端は内部告発によるものですが，内部告発者の保護の観点を含め，第1章で述べたHACCPも検査も，透明性や誠実性と共に企業の在り方に深く関わります．この事件の本質は，賞味期限切れの原料を単純に破棄するのではなく，製品の原材料として使うことを「是」とするには，科学的根拠をもって社内基準を策定，誠実性と透明性を社内に広く公告，関係記録の保存などの完備が前提であり，それがなされない場合は制裁を受けるというところにあったと思われます．

この不二家を所轄する埼玉県戸田保健所では，行政処分に当たって次のようなコメントを発表しています．

「本事例ではシュークリームに自社が設定した消費期限を1日延長して表示したことおよび消費期限が1日過ぎた牛乳を科学的根拠と検証なしに原材料として使用したことを法令違反と判断し，文書による行政指導を行った．しかし，消費期限は安全率という考え方を取り入れて設定していることから，本事例は食品衛生法違反であり問題となる事例ではあったが，食品安全上直ちに健康被害が想定される事例ではなかった．『期限切れの原材料は使用しない』『期限切れの製品は販売しない』は，人の健康被害を防止するうえで大原則である．しかし，食糧の60%を海外に依存するわが国において，期限が切れた原材料や製品をすべて廃棄するというしくみは大きな課題である．今後，限りある食糧の有効な活用方法について考えていくことも必要ではないだろうか」[9]．

| 法令違反 | 法令違反の疑い |
|---|---|
| **食品衛生法第19条第2項違反**<br>**（食品等の表示の基準違反）**<br>平成18年10月21日から23日に製造したシュークリーム3種類14,600個に，工場長の指示で自社が設定した消費期限を1日越えた期限を表示してB工場に出荷 | **食品衛生法第19条第2項違反**<br>**（食品等の表示の基準違反）**<br>B工場から仕入れたプリンに，自社で設定した消費期限を1日または2日越えた期限を表示し出荷したことが平成17年10月27日以降の入庫と出庫の記録から推測された．また，その疑いを否定するに足る正確な記録の作成・保存がされていなかった |
| **食品衛生法第50条第3項違反**<br>**（埼玉県食品衛生法施行条例第2条に規定する管理運営の基準違反）**<br>平成18年11月8日に消費期限が1日過ぎた牛乳を科学的検証なしに原材料として使用し，シュークリーム3種類，約2,000個を製造したこと<br>第50条＝有毒・有害物質混入対策で必要な処置に関する基準を都道府県が定める | **食品衛生法第50条第3項違反**<br>**（埼玉県食品衛生法施行条例第2条に規定する管理運営の基準違反）**<br>施設および食品等の取り扱い等に係る衛生上の管理運営要領（食品衛生マニュアル等）は作成されていたが，パート社員を含めた従業員に周知徹底されていないことが推測された |

**図7.3** 不二家事件（2007年）での法違反

ここで，賞味期限切れの原材料を使うことの是非について社内で，

① HACCPはこの問題の解決手段たりえるか

② この事件と自社の共通点があるか

③ 賞味期限切れの原材料を製品に使う，またはリワーク（手直し，再加工）することの自社での実現可能性

の3点をケーススタディとして活用することは面白い試みと思われます（**図7.3**）．

■参考文献

1) 厚生労働省：食品衛生法施行規則等の一部改正について，衛食第31号，平成7年2月．
2) 厚生労働省：食品衛生法施行規則等の一部改正について，食安発第0731001号，平成15年7月．
3) 西井成樹：民間検査機関における食品期限表示設定のための検査の現状，日本食品微生物学会雑誌，2015；**32**(1)：36–39．
4) 厚生労働省：食品製造におけるHACCP入門のための手引書焼き菓子編付録I, 2015.

5) 谷川基喜：食品企業における食品賞味（消費）期限設定の実際, 日本食品微生物学会雑誌, 2015；**32**(1)：40–47.
6) 消費者庁：加工食品の表示に関する共通Q＆A第2集：消費期限又は賞味期限について, 平成23年4月改訂.
7) 厚生労働省・農林水産省：食品期限表示の設定のためのガイドライン, 平成17年2月.
8) （財）日本食品分析センターJFRLニュース編集委員会：食品の消費期限・賞味期限の設定JFRLニュース, 2013；**4**(18).
9) 菊池 傑：大手A社洋菓子製造設備における期限切れ原料の使用等の問題に対する行政対応について, 食品衛生研究, 2007；**57**(8)：1–4.

# 第８章　検査の自動化・機械化と培養によらない検査

最新の技術革新は食中毒菌検査法を大きく変えつつあります．これら新規の検査方法が開発された背景は食品衛生事情ではなく，医療事情に負うところが大きいのですが，食中毒菌＝感染症菌の迅速一斉検出が多様な方法で可能な時代となりました．また，汚染指標菌の検査を支援するデバイスも市場に出回っている今日です．

本章では検査の合目的性を述べていますが，検査法もまた合目的視点で選択できる時代です（**図 8.1**）．ただ本書は，自主検査の対象微生物を汚染指標菌に限定していますので，食中毒菌の検出や同定などの最新技術については，概略の記述に留めます．

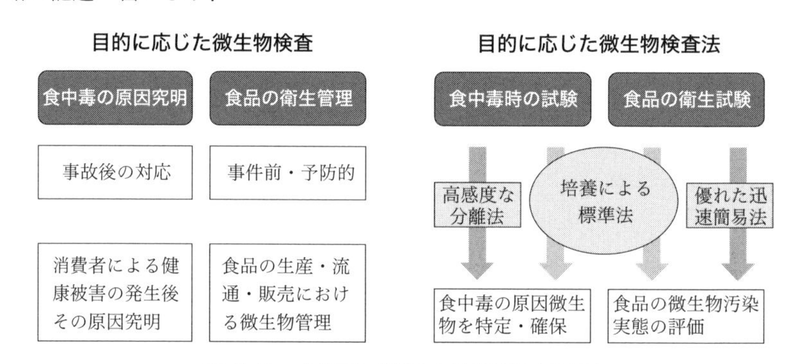


**図 8.1**　合目的で選択する検査と検査法

## 8.1　検査の迅速性―結果の同一性と同等性―

「迅速」は文字どおりに検査時間の短縮を意味しますが，例えば，4 日間を要して大腸菌を検出する方法と比較して，迅速法では 1 日で大腸菌を検出できるとした迅速化です．これを「同一・同等性」といいます．一方，拭取り検査で生菌数 30/10 $cm^2$ の検査に 2 日間を要し，同じ清浄度とみなされる ATP 量 100 RLU を 1 分で測定した場合の迅速化は，同等の清浄度評価であっても同一ではありません.「同一性のない同等性」といいます[1].

同一性と同等性は簡易・迅速検査法やシステムを検討する際に注意しなければならない点ですが，検査の目的によっては，同一性はないが，細菌検査によらなくても同等の評価が得られる方法を選択することができるとしたものです.「それで，ちゃんと結果がでるの？」という簡易・迅速法への疑問は，同一性を厳格に強く求める結果と思われますが，「稀なケース」の対応までを求めることは合理的とはいえません．この点も簡易・迅速検査法やシステムを検討する際に注意すべきことです.

稀なケースとは具体的には95％または99％信頼限界外の現象です．その“稀さ”を解決するのは開発者のテーマであることは間違いありませんが，そのために実用化が遅れ，普及する機会を逸するとしたら食品衛生上の損失以外なにものでもありません．キーワードは「科学的であるか」と「国際的な検証機関で妥当性が評価されているか」です.

## 8.2　多種多様な検査システム

簡易化・迅速化は4つの技術からなっていると考えられます.

第1：培養手順やコロニーを計数する技術の自動化・高精度化を目指したもの,

第2：細菌を分離する技術に改良を加えたもの,

第3：従来の培養して肉眼で確認する方法とは原理的に異なった方法で細菌を検出する技術,

第4：コンピューターの利用技術,

です[2].

食中毒菌の分離・同定は当該菌の大量培養を前提として，生化学的特徴を同定のキー(鍵)としていた伝統的な方法から，PCR（Polymerase Chain Reaction：ポリメラーゼ連鎖反応）に代表される遺伝子レベルでの検出・同定法，食中毒菌の特定部位を抗原としてそれを認識する抗体との免疫反応を利用したELIZA法，リボゾームRNA（16S rRNA）を標的とする蛍光標識DNAプローブとの反応を利用するハイブリダイゼーション法など様々な原理に基づく迅速細菌検査システムが開発されています.

**表 8.1**　培養法によらない簡易・迅速法の測定対象及び測定原理と検出系
（日本薬局方第17版から一部を引用）

| 名　称 | 検出対象 | 原理・特徴 | 装置名 |
|---|---|---|---|
| **1）直接的検出法** | | | |
| 固相サイトメトリー | 菌体 | フィルターなどの担体に捕捉した細菌が発するシグナルを検出する．染色することで生菌と死菌を分別でき，自家蛍光を利用することもある．遺伝子プローブや抗体と反応させて同定が可能 | ・蛍光顕微鏡<br>・レーザースキャナー<br>・サイトメーター |
| フローサイトメトリー | 菌体 | 流路系を通過する細菌が発するシグナルを検出する．染色することで生菌と死菌を分別でき，自家蛍光を利用することもある．遺伝子プローブや抗体と反応させて同定が可能 | ・フローサイトメーター |
| **2）間接的検出法　多種な検出対象** | | | |
| イムノアッセイ | 抗原 | 細菌が持つ抗原に特異的な抗体を反応させ，発色や蛍光をマイクロプレートリーダーなどで検出する．簡易なのもにイムノクロマトグラフィーや酵素免疫測定法（EIA，ELISA）があり，スクリーニング検査としての実用度が高い | ・マイクロプレートリーダー<br>・イムノクロマトグラフィー<br>・ELISA，EIA |
| 遺伝子（核酸）増幅法 | 遺伝子（核酸） | 細菌の遺伝子（核酸）に特異的なプライマーを用いて増幅させ検出する．定量的PCR法により定量も可能である．<br>PCRでの増幅の後には，電気泳動装置を用いて増幅された遺伝子の特定が必要となるが，サーマルサイクルが不要なLAMP法やリアルタイムPCRで迅速化が進み，1時間程度で定性検査ができるようになっている | ・PCR<br>・定量PCR<br>・LAMP<br>・リアルタイムPCR |
| 遺伝子(核酸)ハイブリダイゼーション | 遺伝子（核酸） | 核酸の分子が相補的に複合体を形成することをハイブリダイゼーションといい，DNAまたはRNAの塩基配列の判明している細菌遺伝子の一部と相補的なプローブを作成，検査材料中にそれとハイブリダイズ細菌遺伝子があるかどうかを検出 | ・FISH<br>・ISH |
| 生物発光法・蛍光法 | ATP | 菌体内のATPなどを酵素反応による発光･蛍光発光をもとに検出する．ATPはすべての生物に存在することから，施設環境の清浄度を測定できる．また，選択培地などでの前培養を併用することで汚染指標菌などを検出できる | ・ATPアナライザー<br>・発光測定器 |
| **3）間接的検出法　増殖を対象とする** | | | |
| マイクロコロニー法 | 増殖能<br>マイクロコロニー | コロニー形成初期のマイクロコロニーを検出する．マイクロコロニーの検出は公定法と同じ培地，培養温度であるので，同一・同等な迅速法といえる | ・蛍光顕微鏡 |
| インピーダンス法<br>コンダクタンス法 | 増殖能 | 細菌が増殖する際に培地成分を利用して産生する代謝物の増加に伴う電気抵抗や電気伝導度の変化を利用 | ・電気計測機 |
| ガス測定法 | 増殖能 | 細菌の増殖に伴う$CO_2$の産生や$O_2$の消費等のガス量の変化を利用 | ・ガス測定器<br>・培地の呈色反応 |

これらの検出系はいずれも単独ではなく，多くの技術で検出精度，迅速性および簡易性が補完されています．

HACCPに沿った衛生管理の義務化でその考え方が浸透していくと，これらのシステムが一挙に実用化される可能性があります．また，何らかの培養を必要とする検査システムでは，呼吸や代謝活性を測定するものが多く，二酸化炭素生成，酸素消費，インピーダンス変化やpH変化などをそれぞれモニターしてシステムが構築されます．さらに，短時間の培養で形成されるマイクロコロニーをATP発光量で計測する方法などがあり，多種多様な迅速検査システムが手に入る時代となっています．

**表8.1**は迅速検査法の概略を示したもので，食品微生物の簡易・迅速検査法は選択に困るほどですが，医療領域からスタートしたものなので，食品等事業者の自主検査向けの仕様としては十分に対応できていない実態があります．未だシステムメーカーの食品市場開発の準備が整っている状態とは思われません．「百社が百通り」ではなく，「百社が十通り」となるような市場形成が望まれています[3)]．

自主検査を実施する企業などの増加に伴い，培養プロセスを用いた簡易（代替）法や公定法を支援するデバイスも実用化が進んでいます．検査数が多い事業所では公定法を含めた培養による検査においても簡易化・迅速化の要求は高く，検査の準備に費やす労力，操作の煩雑さや結果を得るまでにかかる時間などの課題が多くあります．培養法の欠点の一つである専門性を解決する手だてが，培養法の簡易化・迅速化といえます．特に公定法による試験結果は，検査担当者の技量に負うことが多いのが現実です．なお，本書は実用書ですので，プロプライエタリな検査システムについてのみを言及します．

### 8.2.1　培養手順やコロニー計数技術の自動化・高精度化

#### 1)　自動生菌数計測装置－培地の調整から結果の記録まで－

**表8.2**は検査を自動化したシステム例です．培養法による検査はある意味「シャーレと培地を用いた前近代的な方法」であり，使用器具の準備，培地の調整，検体調整，希釈，分注，培養，観察と菌数測定および菌数計算，結果記録の一連のプロセスです．

この一連のほとんどのプロセスを自動化した自動生菌数測定装置テンポ（シスメックス・ビオメリュー製）で必要な操作は，サンプリングした検体をマスティケーターでホモジナイズし専用のカルチャーボトルに入れるだけで

**表 8.2**　培養法を支援するデバイス

| 取扱い | デバイス |
|---|---|
| セントラル科学貿易<br>https://cscjp.co.jp/products/index.html | 自動培地分注・混釈装置 |
| | 培地自動作成装置 |
| | 定量塗抹装置 |
| | 自動コロニーカウンター |
| エルメックス<br>http://www.elmex.co.jp/products/products-top.html | 自動培地分注・混釈装置 |
| | 自動コロニーカウンター |
| 和研薬<br>https://www.wakenyaku.co.jp/ctg/det.php?i=355 | 自動培地分注・混釈装置 |
| アズワン<br>https://axel.as-1.co.jp/asone/s/E0090400/ | 自動コロニーカウンター |
| 池田理化<br>https://www.ikedarika.co.jp/catalog/index/sc171.html | 自動生菌数測定装置 |
| | 自動培地分注・混釈装置 |
| | 培地自動作成装置 |
| | 定量塗抹装置 |
| | 自動コロニーカウンター |

す．テンポを評価した小林は[4]煩雑で専門性の高い作業が一掃され，操作性 (Practicability) に過度な専門性が必要ではないとしました．テンポの特徴は菌数計測を平板希釈法から得られたコロニー数から算出せず，MPN 法を利用して自動化した装置です．論理的には MPN 法による菌数と平板希釈による菌数とは異なりますが，生菌数計測（一般生菌数，大腸菌群，大腸菌および腸内細菌科菌群）の精度は AOACI で妥当性が検証されています（**表 8.3**）．

テンポ法の利点にミスの低減があります．テンポ法は培地調製やコロニー数計測，試料の多段階希釈が不要なので検査員の経験や技能差による作業上の人為的ミスの解消につながり，人為的な判定誤差も解消され，検査担当者に必要以上の専門性が不要となっています．

1 検体の検査所要時間は 7.6 分，対照法の約 1/3 としています．テンポは既に令和 4 年現在で相当数の市場実績をもっていますが，適用菌種（グループ）

が多く，またその多くがAOACIなどで承認されています（**表 8.4**）．

**表 8.3** 自動生菌数測定装置テンポの一致率[12)]
（公定法との比較）

| 汚染指標菌 | 検体数 | 菌数の対数値差 | | 一致率*（%） |
|---|---|---|---|---|
| | | ≦ 1.0 | ＞ 1.0 | |
| 一般生菌数 | 121 | 118 | 3 | 97.5 |
| 大腸菌群 | 28 | 27 | 1 | 96.4 |
| 腸内細菌科菌群 | 26 | 26 | 0 | 100.0 |

*菌数の対数値差が 1 以下の検体が検体数に占める割合

**表 8.4** テンポの適用菌種（グループ）

| テンポ試薬（妥当性確認） | 使用目的 |
|---|---|
| テンポ AC 一般生菌計数キット<br>AOAC/AFNOR | 食品および環境検体中の一般生菌数の測定 |
| テンポ STA 黄色ブドウ球菌計数キット<br>AOAC | 食品および環境検体中の黄色ブドウ球菌数の測定 |
| テンポ EC 大腸菌計数キット<br>AOAC | 食品中および環境検体中の大腸菌数の測定 |
| テンポ TC 推定大腸菌群計数キット<br>AOAC | 食品中および環境検体中の推定大腸菌群（乳糖分解性，非芽胞形成グラム陰性細菌）数の測定 |
| テンポ CC 大腸菌群計数キット<br>AOAC/AFNOR | 食品中の大腸菌群（乳糖分解性，ガス産生，非芽胞形成グラム陰性細菌）数の測定 |
| テンポ EB 腸内細菌科菌群計数キット<br>AOAC/AFNOR | 食品中および環境検体中の腸内細菌科に属す菌数の測定 |
| テンポ YM 真菌計数キット<br>AOAC | 食品中のカビ・酵母数の測定 |
| テンポ LAB 乳酸菌計数キット | 食品中および環境検体中の乳酸菌数の測定 |
| テンポ BC セレウス菌計数キット<br>AOAC/MicroVal | 食品中および環境検体中のバシラスセレウスグループに属する細菌の菌数測定 |
| テンポ CAM カンピロバクター計数キット | 食品中および環境検体中のカンピロバクター菌数の測定 |

### 2) 自動コロニーカウンター

これら培養法を支援するデバイスの中で，自動コロニーカウンターは注目のデバイスといえます．生菌数の不確かさと誤りのほとんどは，「コロニーを正しく数え上げ，適切な規約に従って計数とする検査プロセスのミス」を原因としています．技能者（検査専門職）の不要化は簡易・迅速法の必須要件ですが，特に技能者の技能が必要とされるのは，培養後のコロニー観察や評価と考えられます．

例えば，カタラーゼ陰性菌を日頃扱っている技能者は，ごくわずかな発泡を見逃さずカタラーゼ陽性と判定します．しかし，活発な発泡を見慣れている技能者は僅かな発泡は陰性としがちです．経験がものを言い，経験が邪魔をする典型です．コンピューター（AI技術）はこれらの専門性を解決してくれます．

コロニーの観察などは専門性が高く，結果として誤った評価のリスクを高めます．正確性を高めるために教育などで検査担当者の技術レベルを上げることよりは，その専門性を排除する方が現実的です．コロニーの観察は，場合によっては，検査の所要時間の半分から1/3程度を占める負担の大きい検査プロセスなので，自動コロニーカウンターを採用することで検査負担は相当に減少すると考えることができます．

自動コロニーカウンターの原理は画像処理とデータベース化と換言できますので，表8.2の自動コロニーカウンター以外ではスマートフォンアプリの開発が活発です（**図8.2**）．例えば，日水製薬では，自社製品であるコンパクトドライ（プロプライエタリ法）専用スマートフォンアプリ high-Speed@BactLAB を無料公開しています．未だ海外限定ですが，日水製薬と株式会社日立ソリューションズが共同で開発した画像認識システム用のAI技術を使用しています．

コンパクトドライECの例では，培養画像をアプリで取り込むと日付や培地名などの記録に必要な情報とともに3秒後には大腸菌群数と大腸菌数が表示されます．またレポート機能があり，指定先に画像はJPEGで，データはCSV形式で送付される仕様となっています．アプリを使う前の操作は「中学校の理科の実験程度の操作で検体のホモジネートを作り，誰でも扱えるピペッターで，その1 mLをコンパクトドライに注ぐ．これだけです」としています．これ以外にも，Andoroid系のコロニーカウントアプリにはいくつかがあります

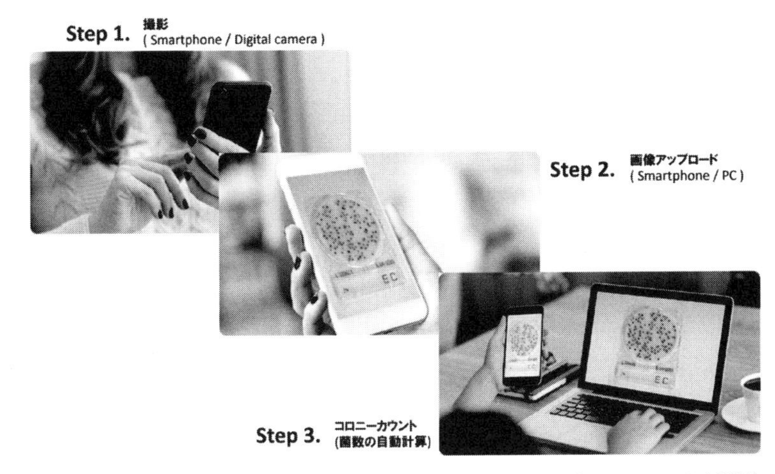


(日水製薬 コロニーカウンターグローバルサービス @BactLAB™ユーザーマニュアルから引用)

**図 8.2** 日水製薬が提供するコロニー自動計測アプリ

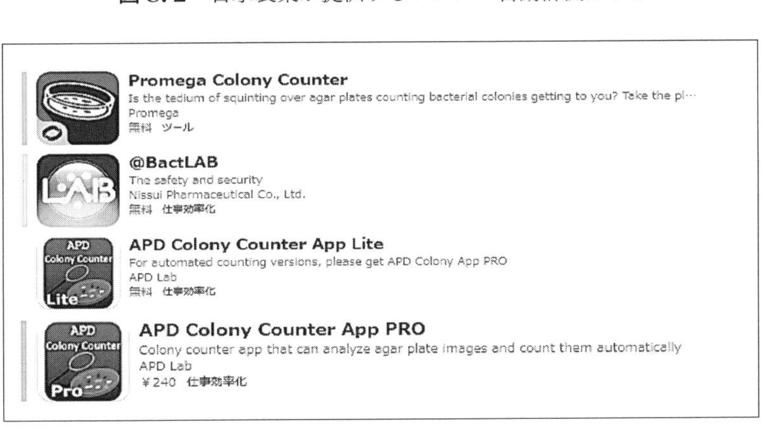


**図 8.3** コロニーカウンターアプリ Andoroid 版

が，アプリ機能の限界を理解して，定期的な検証が必要なのは言うまでもありません（**図 8.3**）.

## 8.2.2 細菌を分離する技術の改良

### 1) 寒天代替培地—ドライゲル

【第 3 章 3.2.1 代替法（プロプライエタリ法)】などで簡易検査法として紹介

している寒天代替培地はドライゲル（乾式培地・フィルム培地）と呼ばれています．その特徴は

① 滅菌済で保管が容易であることから，直ちに検査ができる．
② クロモジェニックな（発光性の）設計で，特別の経験がなくても色の違いなどで標的の細菌が特定できる．
③ 酵素基質法の導入で，複雑な操作なしに標的細菌が測定できる．

などがあげられます．

食品市場で簡易法の普及に大きく貢献した日本細菌検査製の食品等事業者向け検査キットBACcTでは，このドライゲルを構成パーツとして採用し，極めて高い簡便性＝操作簡易性を持たせています．また，このドライゲルの特徴は標的細菌が持つ酵素を利用している点です．

例えば，一般生菌では，細菌増殖の有無の鑑定に用いられるTTC（2,3,5–トリフェニルテトラゾリウムクロライド）の還元によるコロニー赤色化を培地に導入，大腸菌の特定はβガラクトシダーゼとグルクロニターゼの2つの酵素に対応する合成基質（分解で赤色または青色色素を産生）を培地に導入することでコロニーを有色化しています．所要日数は僅か1日です．一方，公定法では最終的にINViC試験で特定しますので5日程度が必要となります．

### 2） 製造環境モニタリングへの利用―酵素基質培地

HACCP義務化時代の検査目的は，最終製品の安全性判断から製造環境のモニタリングにシフトしていきます．食材，食品に直接触れる設備表面（Food Contact Surface）の「拭き取り検査」が重要性を増し，簡易（プロプライエタリ）法とレディーメードされたスワブを用いることで汚染指標菌や食中毒菌を対象とした環境モニタリングが可能となります．

環境モニタリングとは，製造施設，製造装置や用具などの表面付着微生物，作業者の手指や衣服，施設内の浮遊微生物などを対象として汚染の実態を把握し，対策する活動ですが，HACCP手順5：作業現場の実態把握および手順6・原則1：危害要因分析と密接な関係にあります．目に見えない微生物の存在を可視化することで納得性が得られ，漏れのない危害要因分析が可能となるはずです．ここでは，一例として複数菌種を同時検出することが可能なオリエンタシオンJP（酵素反応によりコロニーが発色する培地：関東化学（株））をあげ

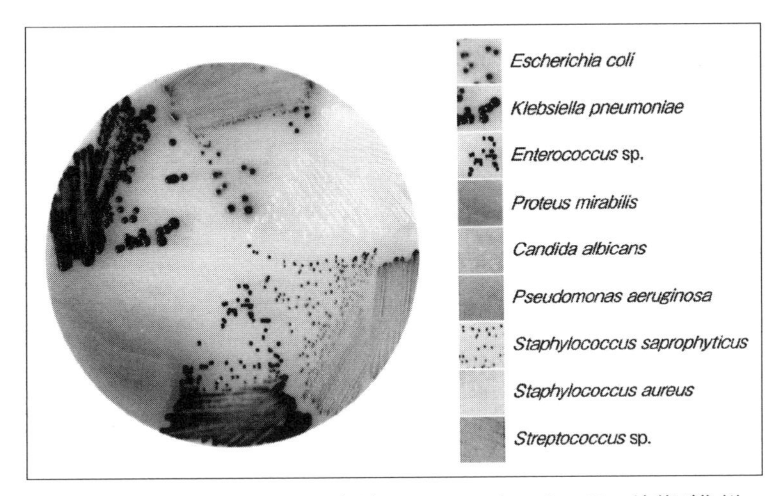


**図 8.4**　環境モニタリングに好適なオリエンタシオン JP の培養画像例
（関東化学提供）

ますが，このように目的に応じたカスタマイズを可能とするためには自主検査の導入が必須です．

オリエンタシオン JP は 24 時間で泌尿器系病原体をスクリーニングすることが可能な酵素基質培地として開発されましたが，検出感度は計算上 1 CFU/100 $cm^2$ と高感度で，検出対象菌が環境モニタリング対象と類似していることから，環境モニタリング検査用として利用できます[5]．オリエンタシオン JP は非選択性であることから一般生菌数の計測も可能であり，洗浄度の確認を細菌数の多少や汚染指標菌や病原性菌の有無で評価する法として注目され，その感度は ATP 法などより高いとされます．視覚的に黄色ブドウ球菌，大腸菌，大腸菌群が判明することから，納得性が高いといえます（**図 8.4**）．

### 8.2.3　培養して肉眼で確認する方法とは原理的に異なった方法で細菌を検出する技術 —サイトメトリー原理（短時間に細胞を定量的に測定する分析手法）を拡張した微粒子分離技術—

(1)　ELESTA® PixeeMo®（株式会社 AFI テクノロジー製）

培養プロセスを経て形成されるコロニー（コロニー形成能）とそれを人に

肉眼の検出するとした古典的な方法によらず，菌体そのものを直接的に計測するフローサイトメトリーや固相サイトメトリーは従来技術として一部の領域で実用化されましたが，サイトメトリーの原理を拡張した微粒子分離技術 AMATAR®を利用したのが，微生物汚染リスクモニタリングシステム ELESTA® PixeeMo®です（**図 8.5**）．

一般的にサイトメトリーの対象となる微粒子は特定の溶媒中において固有の比誘電率を持っています．それぞれの比誘電率の違いを利用し，特定の比誘電率をもつ微粒子が捕捉されるように電極の電気要素とそのマイクロ流路中のサンプルの流速を制御して，大量の微粒子の中から目的とする微粒子だけを分離する技術を AMATAR®（アマタ）と呼び，それを実装したプロプライエタリ法です．

ELESTA® PixeeMo®は微生物と食品由来成分粒子間で高い分離性能を持ち，$10^{6\sim9}$ 個 /mL の食品由来成分粒子濃度のサンプル液中から，わずか 10 cells/mL の濃度の微生物を分離検出できるとしています．さらに，ATP や蛍光染色などのように発光体を検出の指標としないため，自家蛍光物質や ATP を含む脂質残渣などの存在も検出時のノイズにはなりません．また，生菌と死菌の比誘電率は大きく異なることから，生菌のみを捕捉すべき実験条件下において

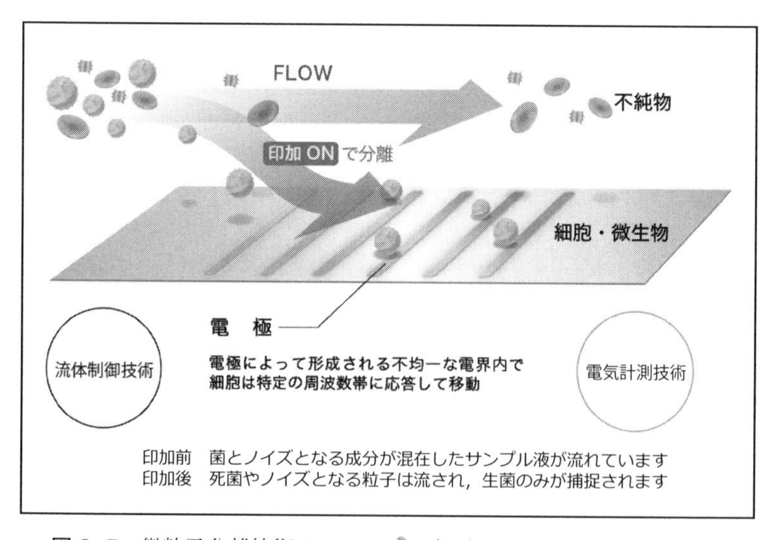


**図 8. 5** 微粒子分離技術 AMATAR®の概略（AFI テクノロジー社提供）[6]

誤って死菌を計測するリスクは小さくなります．補足された微生物は高感度イメージセンサーで画像化され計測されます（**図 8.6**）．

非培養の迅速検査では主に蛍光染色法や ATP 法が利用され，これらの手法は微生物に対して高感度に反応しますが，実際の食品や化粧品サンプルには多種多様な成分が含まれており，多くは現行の迅速検査法において微生物同様に反応してしまうため，検査時の大きな「ノイズ」となります．このことから，低濃度の微生物を短時間に検出することは難しいとされてきましたが，微粒子分離技術 AMATAR® の導入でノイズ要素とされてきた多量のサンプル成分の中から混在する微生物をラベルフリーで 5〜30 分程度の迅速性をもって高感度に検出することができることから，ISO22000 で規定される OPRP（後述）として期待できます[6]．

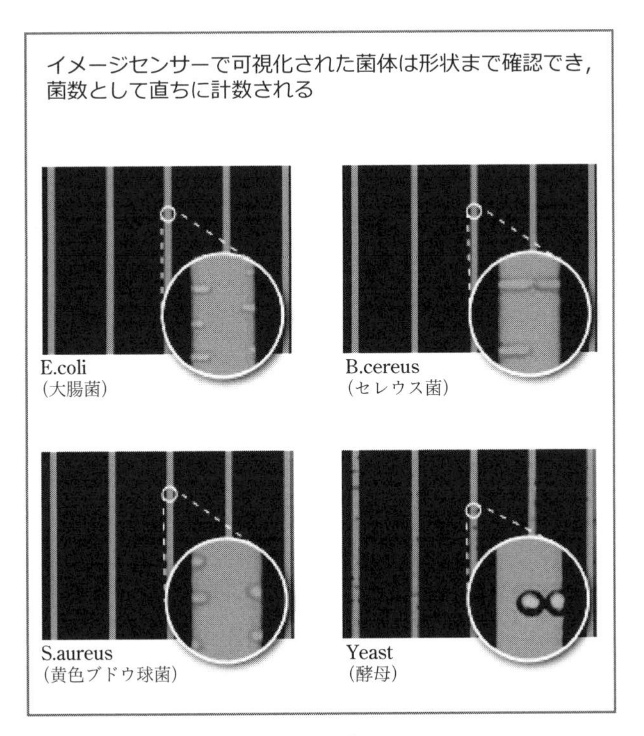


**図 8.6** 微粒子分離技術 AMATAR® を搭載した ELESTA PixeeMo で補足された微生物（AFI テクノロジー社提供）[6]

(2) ELESTA® PixeeMo®と従来の微生物検査との違い

ELESTA® PixeeMo®と従来の微生物検査との違いは次の3点ですが，一般生菌数と同一性は理論的にはない点に着目です．

① あらゆる生体粒子を短時間で定量的に検出できる．
そのため，高温・中温・低温細菌，芽胞，カビ胞子（分生子），酵母などの，微生物すべてが検出対象となる．

② 培地の種類，培養温度，培養時間の影響を受けないため，微生物リスクを網羅的に確認できる．

③ コロニーではなく，微生物の細胞そのもののサイズ・形状を観察できるため，細菌と真菌の分別も可能となる．画像解析の設定により，真菌のみを自動カウントすることもできる．

ELESTA® PixeeMo®の検査対象は一般生菌数という概念ではなく総生菌数の概念に近いものと言えます．この総生菌（＝あらゆる生体粒子）を迅速に定量できるという特徴は魅力的で，次項の清浄度評価に関連しますが，清浄度を食物残渣ではなく直接，生菌（高温・中温・低温細菌，芽胞，カビ胞子（分

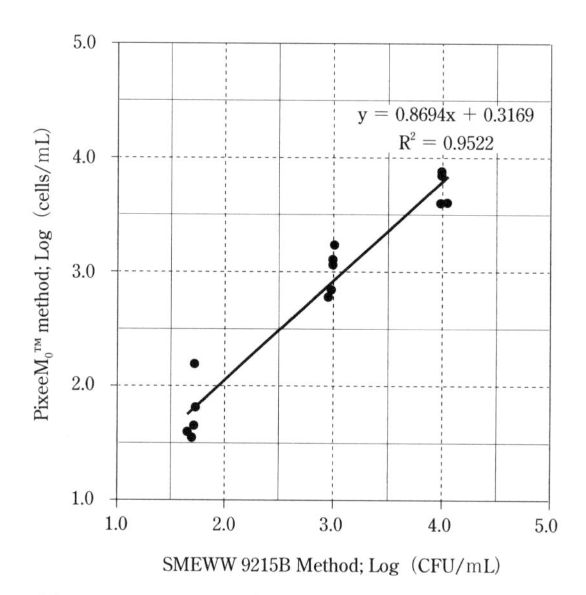


**図 8. 7**　AOAC-PTM 認証での参照法との比較の結果

生子)，酵母などのすべての）数で評価できると考えることができます．具体的には「今，このまな板には微生物が 100/10 cm$^2$ いる」とし，規定された洗浄殺菌手順で洗浄した結果，「このまな板には微生物が 0 個 /10 cm$^2$ になった」このような会話が製造現場のスタッフとできることを想像させるシステムといえます．

なお，ELESTA® PixeeMo®は総生菌を扱うものであっても，AOAC-PTM 認証で実用レベルでの一般生菌数と同一同等性が評価されています[7]．AOAC-PMT での検証は参照法との比較のみならず，以下の 8 項目の妥当性確認が認証条件となっていますが，ここでは④の「参照法との比較」の例を示します（**図 8.7**）．

① 直線性
② 定量限界
③ 併行精度
④ 参照法との比較
⑤ 繰り返し性または再現性
⑥ 堅牢性・頑健性
⑦ 専用消耗品の有効期限とロット間差
⑧ 機器間のばらつき

## 8.3　微生物を直接対象としない衛生検査

HACCP 原則 1：危害要因分析は危害要因の実態が確認（見える化）できないと正しく行えません．広く学術文献などから推定することはできても，自社施設での実態は自主検査によってのみ「見える化」，することができることを再三，本書で述べてきました．培養による微生物検査の欠点は迅速性が乏しい点です．求められる迅速性は具体的には検査結果を得るための所要時間は 1 分以内〜30 分程度を指し，培養プロセスを経る検査法は基本的に対象外となります．すなわち，同一性のない同等性です．

### 8.3.1　食品製造環境の清浄度と OPRP

清浄度とは，金属表面，潤滑剤，空気など，対象として考えている物体，物質の清浄度の度合いを指し，一定面積または一定容積中に含まれる汚染物の大きさと数または質量によって表されます．よく知られているのはクリーンルームの規格です．クリーンルームの空気清浄度はISO 14644-1で1 m$^3$中の0.1 μm以上の粒子数と規定されていますが，食品衛生領域での清浄度は，クリーンルームでの製造が要求される分野を除き，食品製造環境表面の微生物数や食品残渣量で表わされます．HACCPに沿った衛生管理で言う一般衛生管理の達成度評価の指標または洗浄手順の検証に用いられるものです．

ISO22000はCodexのHACCPプランにある必須管理行程CCPとは別に，OPRP（Operational Prerequisite Program：オペレーションPRP）を重要な管理点として要求しています．CCPが食品から危害要因を直接的に減少・除去していますが，OPRPは製造環境に洗浄度などの数値管理ルールを設け，食品から間接的に危害要因を減少させるものです．OPRPは，HACCPの重要管理点（CCP）ではありませんが，危害要因を管理するために不可欠な管理手段とされ，CCPと同様に同時性が確保できるモニタリングを不可欠なものとしています．次項のATP検査や残留タンパク質検査キットなどは，OPRPのモニタリングデバイスとして優れているといえます．

### 8.3.2 清浄度検査とそのデバイス

安全な食品作りは「清潔な原料を，清潔な加工場で，清潔な人が作る，で達成できる」は食品衛生の大原則ですが，清潔度を数値化または限度内評価するのが清浄度検査です．清浄度検査としての微生物検査の欠点は迅速性が乏しい点です．清潔か？洗浄法に誤りはないか？などのプロセスチェックは微生物検査以外の法でも可能であり，培養プロセスのないデバイスはいずれも高い実用性があります．

**表8.5**は，清浄度検査の特徴を示したものです．ATP検査は食品が直接触れる設備や用具の洗浄適切性を高感度に検出することができます．食品残渣とは生物的汚れであり，そこに微生物が棲息，残存し，その中に食中毒菌が含まれるかも知れないとした考え方をベースにしたものです．それは微生物検査の代替というよりは，清浄度検査により衛生的な食品製造環境を構築するとしたものです．そして，基本的には「ATP量と微生物検査の結果（生菌数）に相関性はない」という認識が必要です．

表 8.5 清浄度検査の特徴

| 清浄度検査 | 検出物質 | 検査コスト | 迅速性 | 感度 | メリット | 備考 |
|---|---|---|---|---|---|---|
| 残留タンパク検査 | タンパク質 | 安価 | 10秒以内 | 適 | 非可視的な食品残渣による汚れを検出できる | 微生物そのものの検出ではない |
| 残留デンプン検査 | デンプン | 安価 | 10秒以内 | 適 | 非可視的な食品残渣による汚れを検出できる | 微生物そのものの検出ではない |
| ATP 検査 | ATP 関連物質 | 初期費用と検査単価がやや高い | 1分以内 | 高感度 | 非可視的な食品残渣による汚れを検出できる | 微生物そのものの検出ではない |
| イムノクロマト検査 | アレルゲン | 検査単価がやや高い | 20分程度 | 高感度 | 非可視的な食品残渣（アレルゲン）による汚れを検出できる | 微生物そのものの検出ではない |

ATP 検査は微生物や食品残渣などの「生物的汚れ」をトータルに測定するとしたものです．また残留タンパク検査と残留デンプン検査はそれぞれタンパク質を多く含む食材を扱う製造環境と，デンプンを扱う製造環境に適応できるものですが，タンパク質は一般にほとんどの食品に含まれると考えられますので，実質的にはどの食品環境にも利用できます．これらはいずれも綿球（スワブ）などで製造環境表面を拭き取り，次いでデバイスで検出します．この項では実用度の高い ATP 検査と残留タンパク質検査の 2 つについて解説します．

### 1） ATP 拭き取り検査

(1) 監視手段としての ATP 関連物質

ATP（アデノシン三リン酸：Adenosine triphosphate）は塩基のアデニンにリボースが結合したアデノシンに 3 つのリン酸が結合した物質で，ほぼすべての生物（微生物，動物および植物）のエネルギーはこの ATP に貯蔵され，リン酸を放出する際に蓄えたエネルギーを放出することで生命活動がなされます（**図 8.8**）．細菌も，人も，牛も，野菜もこの ATP なしには生きることができず，生体のエネルギー通貨と呼ばれています．一方，製造環境の素材である金属やプラスティック等は非生物ですので ATP は存在しません．ゆえにプラス

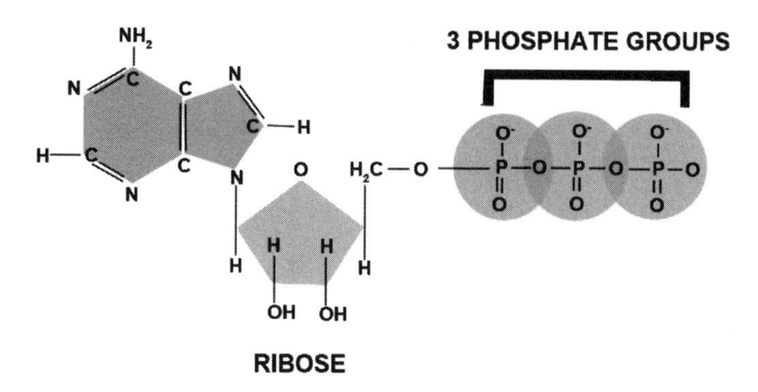


図 8.8　アデノシン三リン酸：Adenosine triphosphate

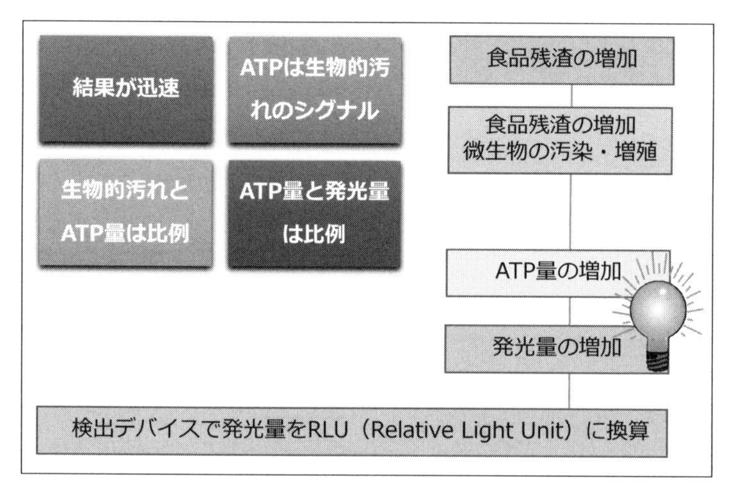


図 8.9　ATP 検査の仕組みと特徴

ティック製のまな板表面で ATP が検出された場合は，まな板になんらかの生物的，微生物的汚染があった＝洗浄不良と判断できるとしたものです．

ATP 拭き取り検査が食品衛生の監視デバイスとして実用化された背景には，発光に関与する酵素の大量生産があります．ホタルの発光は発光反応の基質であるルシフェリンがルシフェラーゼによって ATP と反応，生じた中間体がさらに酸素と反応し，発光体であるオキシルシフェリンが生成され，オキシルシフェリンはエネルギーの高い状態にあり安定した状態になるためにエネルギーを光という現象で放出させます．キッコーマンバイオケミファが1988年に遺伝子組換え大腸菌を用いてルシフェラーゼ大量生産を可能にしたことを契機にATP量を測定する技術開発がなされました（**図8.9**）．

(2)　ATP拭き取り検査での注意点（1）：メーカーによって異なるRLUの定義

ATP拭き取り検査とその数値（RLU；relative light unit：発光量）を用いたプラン，例えば「食品製造で使用する設備，用具は使用前にATP試験を行い，基準値以下であることを確認して作業に入る．基準値以上であった場合は再洗浄して，基準値以下であることを確認する」等はよく用いられる衛生管理手法で，OPRPとして位置づけることができます．

**表8.6**は，3M社製のクリーントレースATP測定装置UNG3を用いた場合の基準値の例ですが，RLU値はATP検査装置のメーカー毎に定義が異なり，

**表8.6**　3M™クリーントレース™ATP測定装置UNG3およびATP測定試薬ULX100を使用した場合の基準例（キッコーマンバイオケミファ社提供）

| 検査対象 | 合格（RLU） | 要注意（RLU） | 不合格（RLU） | サンプル採取方法 |
|---|---|---|---|---|
| 包丁（刃） | 200以下 | 201〜399 | 400以上 | 包丁の刃の両面から採取 |
| まな板（一般，野菜用） | 200以下 | 201〜399 | 400以上 | まな板の中央部分の100 cm$^2$ |
| まな板（肉，魚用） | 300以下 | 301〜599 | 600以上 | まな板の中央部分の100 cm$^2$ |
| ステンレス製容器（ボウル，バット，保存容器） | 200以下 | 201〜399 | 400以上 | 器の中央部分の100 cm$^2$ |
| 樹脂製容器（ボウル，バット，保存容器） | 300以下 | 301〜599 | 600以上 | 器の中央部分の100 cm$^2$ |
| 調理台 | 300以下 | 301〜599 | 600以上 | 作業台の中央部分の100 cm$^2$ |
| シンク | 500以下 | 501〜999 | 1000以上 | シンク台の底部分の角100 cm$^2$ |
| 取っ手（冷蔵庫，電子レンジ，オーブン，扉） | 300以下 | 301〜599 | 600以上 | 取っ手の内側と外側全体 |
| 調理用器具（お玉，しゃもじ） | 150以下 | 151〜299 | 300以上 | 食べ物が触れる部分（両面） |

同一のRLU値であっても，ATP量＝生物的汚染（食品残渣などの汚れ）は異なる場合があるという点を知っておく必要があります．

すなわち，文献などから参考にできるRLU値は同一メーカーでの基準値例でないと参考にはできません．そこで，後述のATP・迅速検査研究会では，ATP量を基準にとり，1pmole（$10^{-12}$mol）に当たる数値を1000とした指標（この指標を，ATP・迅速検査研究会では「汚染度指標」と名付けている）を提案しています．RLU値の標準化が望まれる所以です．

(3) ATP拭き取り検査での注意点 (2)：拭き取り法の標準化

ATP検査は施設・用具表面などを拭き取ることを前提とした検査法です．微生物の拭き取りでも課題の多い標準化ですが，微生物の場合には感染症菌の定性的検出で済む場合が多く，厳格な標準化の必要性はやや薄らぐのが実態です．

一方，ATPは定性試験ではなく，定量性の検査ですので，RLUとして数値化した基準値が有効となるためには，少なくとも同一施設内での検査法の標準化が必要となります．前述のATP・迅速検査研究会は普遍的な拭き取り法の標準化を提案し，個差の最小化を図ろうとしていますが，検査担当者の個人差を勘案した基準値を設定しないと混乱を招く恐れがあります（**図8.10**）．

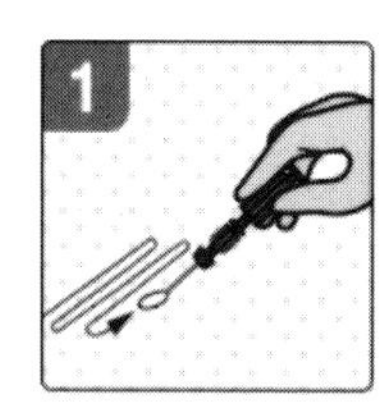

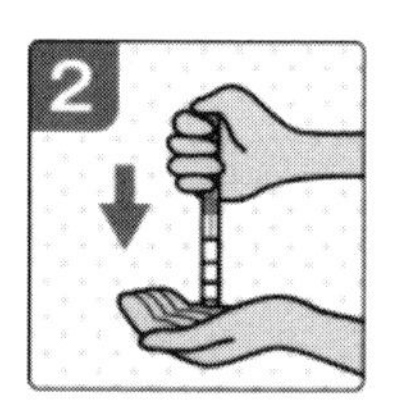

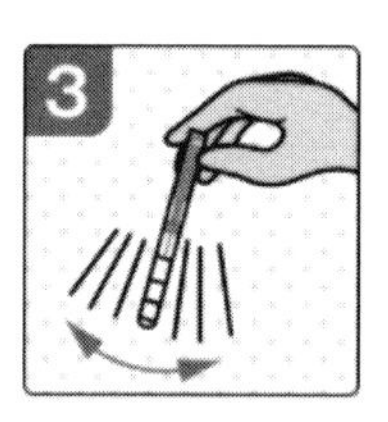

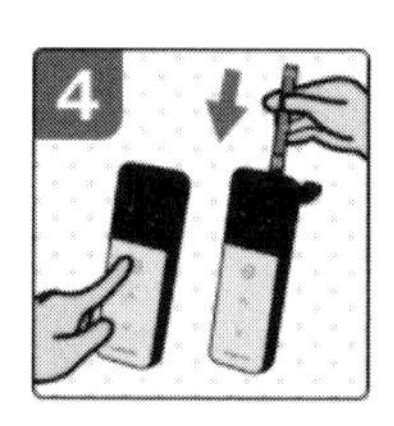


（キッコーマンバイオケミファ社製ルミテスターSmartの例）

**図8.10**　ATP拭き取り検査のイメージ

(4) ATP拭き取り検査での注意点 (3)：判定基準の設定

HACCPは妥当性の確認が必須であり，RLUの基準値を設定する場合にも同様です．RLU値が基準値より高く，再洗浄するとした場合，基準値は許容される清潔と許容されない清潔の境界であるといえます．すなわち，清潔という状態をどう検証したのかを明確にしなければなりません．その検証は文献や資料から引用できず，施設ごとに微生物検査など他の方法で清潔であると考えることが合理的である．例えば作業台のRLU値を測定した平均値を基準値とするとかあるいは，不十分な洗浄による例えばまな板を，汚染限度見本として基準値とするなどの工夫で，妥当性を確認しなくてはなりません．

ATP拭き取り検査を運用する際の最大のポイントは，判定基準値の設定です．ATP・迅速検査研究会のATP拭き取り検査Q&A集で，「同じ対象をふき取った場合であっても得られるRLU値は測定装置のメーカーによっても異なる，拭き取る場所によっても，基準値は異なると考えた方が良い，洗浄方法によっても手洗浄とCIP洗浄では，異なる基準値が設定されるかもしれないなどの判定基準値の設定では各現場が，検査対象ごとに，それぞれ最適な基準値を設定する必要があります」とし，この設定作業は，各現場で行うことが肝要と回答しています．すなわち，測定機器のメーカーが提示している基準値は参考にはなりますが，絶対的な指標ではないことを理解することが大切です．ATP拭き取り検査の手技は簡易なものですが，判定基準設定には中小規模の事業者にはやや負担が大きい場合があります．

ATP拭き取り検査Q&A集では，「基準値の設定で悩んでいる場合は，測定機器のメーカーに問い合わせてください」としています．なお，**表8.7**はRLU（ATP量）に影響を与える可能性のある消毒剤や食塩の濃度を記したものです．拭き取り部分に付着した食塩とエタノールは濃度によって影響がやや高いですが，殺菌剤は使用目安濃度では余り懸念する必要がないと考えられます[8]．

**表8.7** RLU（ATP量）に及ぼす食品製造施設で多用される物質

| 食塩 | | エタノール | | 次亜塩素酸Na | | 逆性石鹸 | |
|---|---|---|---|---|---|---|---|
| 濃度（%） | 発光率 | 濃度（%） | 発光率 | 濃度（ppm） | 発光率 | 濃度（%） | 発光率 |
| 0 | 100.0 | 0 | 100.0 | 0 | 100.0 | 0 | 100.0 |
| 0.1 | 90.2 | 1.0 | 95.7 | 20 | 103.4 | 0.01 | 96.7 |
| 0.2 | 77.7 | 2.0 | 99.6 | 50 | 99.8 | 0.05 | 95.6 |
| 0.5 | 62.3 | 5.0 | 89.2 | 100 | 96.9 | 0.1 | 98.2 |
| 1.0 | 43.3 | 10.0 | 80.1 | 200 | 91.9 | 0.5 | 76.7 |
| 2.0 | 27.4 | 20.0 | 65.0 | 500 | 73.2 | 1.0 | 64.6 |
| – | – | 50.0 | 32.4 | 1000 | 38.0 | – | – |

(5) ATP拭き取り検査での注意点 (4)：検証・校正

ATP検査装置も検証・校正は必要です．日常的には，装置自身が行う自動校正の後に何も拭き取らないか，水道水を測定して低値を示すことを確認し，一方で手洗い前の手のひらを拭き取って高値を示すか，という方法が提案されています．しかし，誤差が生じないように「検証・校正」のための性能確認用の標準ATPやポジティブコントロールを含めた校正ツールの普及が，ATP検査の普及にもつながると考えます．また，各メーカーは装置の点検を有償で受け付けていますので定期的な校正が必要です．

このように基準値の妥当性確認と装置の検証および拭き取り法の標準化など，ATP検査運用開始前には煩雑な作業を伴いますが，その欠点を補っても有用性は高いと考えられます．危害要因に結び付く生物的，微生物的汚れを迅速に定量できる機能は唯一のもので，衛生管理ツールとして，使いこなすべきものと確信しています[9]．

なお，ATP拭き取り検査については「ATP・迅速検査研究会」事務局が鶏卵肉情報センター東京支社（〒162-0801 東京都新宿区山吹町332，電話番号03-3267-4595　https://atp-jinsokukensa.com/）にあり，実践的な情報の入手が可能です．

### 2) 残留タンパク質拭き取り検査

(1) 監視手段としての残留タンパク質測定キットの利用

清浄度検査の第1選択として自施設の汚れ状況を把握したい場合には好適なデバイスです．高価な専用機器や試薬を必要とせず，また，特別な技術を要求しないので，だれでも製造現場のモニタリングが迅速に行えます．残留タンパク質測定キットは，製造施設・設備等の清浄度を，拭き取り対象物の表面に残存するタンパク質を色素判定によって間接的に確認するものです．

検出のメカニズムは新規なものではなく広く臨床検査，尿中タンパク検査などで用いられていたタンパク誤差法を食品衛生領域に導入したものです．タンパク誤差法とは，アミノ基と試薬（pH指示薬）が結合したときに，pH指示薬本来の変色点（pH 3-4）が酸性側（pH 2-3）に移行する性質を利用したタンパク質検出法です．

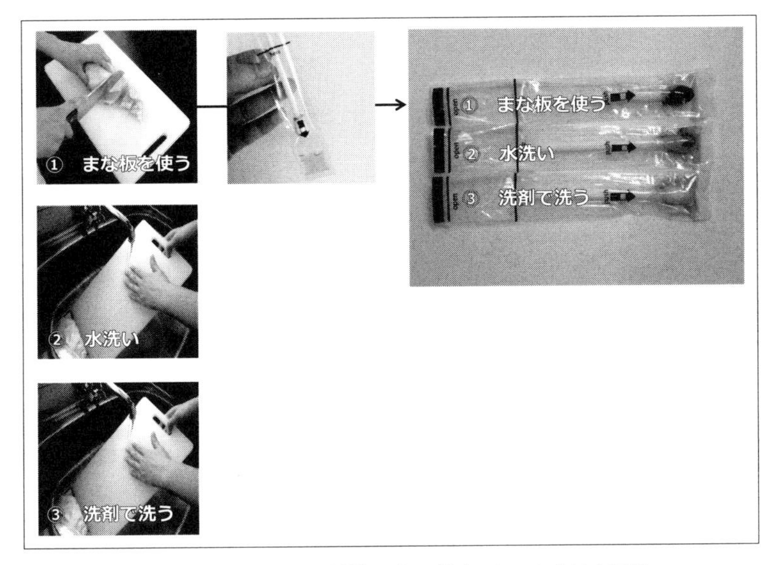


**図 8.11**　タンパク質拭き取り検査（日本細菌検査提供）

pH 指示薬自体の pH はタンパク質結合前後でほとんど変化しませんが，変色点が酸性側に移行するため，pH 3 付近であってもこの pH で示す色素本来の呈色（黄色）を示さず，本来は高めの pH で示される呈色（青緑色～青色）に変化します [10)]．**図 8.11** は，まな板を使った直後に水洗し，中性洗剤で洗浄，次いですすぎでのまな板表面に残存するタンパク質を日本細菌検査製 SWAB-Pro で検査した結果を示しています．

ATP とは異なり定量性がありませんが，検出限界はアルブミン換算で 0.02 mg（20 μg）程度ですので，限度内検査として利用できます．すなわち，明らかな変色が見られない場合は「陰性」と評価し，陰性をアルブミン換算で＜20 μg とします．

(2) 残留タンパク質拭き取り検査での注意点：洗剤や消毒薬の影響

残留タンパク質拭き取り検査は，食品製造設備等の清掃後の洗浄度を確認するために使用されることが多いことから，リンス不足などによる残留洗剤の影響に注意しなくてはなりません．ATP 拭き取り検査より残留タンパク質拭き取り検査の方が洗剤や消毒薬の影響を受けやすく，使用目安濃度の酸素系漂白剤やグルコン酸クロルヘキシジンでも正しく反応しないことがわかっています．また台所用中性洗剤や塩素系漂白剤の使用目安濃度では異常反応はなく，タンパク質の測定は可能であるとしています[11]．

### 8.3.3　残留タンパク質拭き取り検査と衛生監視と指導

―長野市保健所食品衛生課の取組み―

飲食店の食品衛生監視及び指導で残留タンパク質拭き取り検査の利用を試みた長野市保健所食品衛生課の取り組みの中に，残留タンパク検査の有用性をみることができます．汚染や洗浄不足を残留タンパク質で即時的に「見える化」することで，行政側はその場で汚染状況が把握でき，指導を受ける側では，汚染や洗浄不足を行政からの「見せる化」で理解度が高まります．

長野市保健所の活動目的は，汚染の実態を事業者に提示し，理解を促し，改善し，検証する一連の PDCA 活動で食中毒の一掃を図るとしたものです．この目的を達成する合理的な方法は決して複雑な専門性の高い方法に限定するものではないことを証明しています．長野市保健所から引用許可を頂きましたので，以下に取り組みと結果についての報告内容を掲載します．

********************

飲食店におけるまな板の衛生状況について～簡易残留タンパク質測定キットを用いた調査～

長野市保健所食品生活衛生課　宮下雅行・後藤恵・寺島園子・笠原美絵・他 4 名

1.　はじめに

飲食店におけるまな板の取り扱いについては，二次汚染を防ぐために生肉用，生魚用，野菜用及び加熱後食品用等，食材や調理工程により使い分け，洗浄及び消毒を徹底するよう指導を行っています．まな板の管理において，その洗浄が不十分であると，タンパク質等が残留し，そのタンパク質を栄養源として細菌等が繁殖してしまう可能性や，次亜塩素酸 Na による消毒効果が妨げられる可能性があります．このことから，今回，まな板のタンパク質の残留に注目し，市販の簡易残留タンパク質測定キットを使用し，長野市内の食品取扱施設でのまな板の衛生管理状況を調査しました.

## 2.　実施方法

対象施設等：市内で営業許可を取得している36施設（飲食店営業34件，菓子製造業2件，魚介類販売業3件，食肉販売業3件，食肉処理業1件）において45検体

調査方法：食品衛生監視時，施設で使用しているまな板について次の項目を調査した．なお，②，③の評価は，無（－），有（＋），多（＋＋）の三段階で評価.

①　営業者からの聞き取り

用途：使い分け無し，肉，魚，加熱後食品用 等

材質：合成樹脂，木 等

洗浄方法：手洗いブラシ，自動食器洗浄機（以降「食洗機」とする），洗剤の有無

消毒方法：塩素系消毒剤，電解水，オゾン水，アルコール 等

②　食品衛生監視員の目視によるまな板の状態汚れ，傷

③　残留タンパク質キットを用いた拭き取り検査残留タンパク質の有無

残留タンパク質評価方法：日本細菌検査株式会社が販売しているタンパク残留測定用試薬SWAB-Proを使用．本キットの陽性検体では，菌が増殖する可能性があることが示されています.

## 3.　結　　果

### (1)　まな板の使い分けと汚れについて

調査した施設のうち，まな板の用途を分けていない施設は4施設でした．用途を分けていないまな板を目視により状態を評価したものを**表8.8**へ，用途を分けていないまな板と加熱後食品用として使用しているまな板について，残留タンパク質の検出状況を比較したものは**表8.9**へ示します（施設数を記載）.

この結果から，用途を分けていない施設のまな板は汚れも傷も目視による判定評価の低いものが多く，残留タンパク質の検出「多（＋＋）」の比率が高くなりました.

### (2)　まな板の汚れと残留タンパク質の検出状況について

**表 8.8**　用途を分けていないまな板の目視による状態の評価

| | | まな板の汚れ | | |
|---|---|---|---|---|
| | | 無（−） | 有（+） | 多（++） |
| まな板の傷 | 無（−） | 0 | 0 | 0 |
| | 有（+） | 0 | 0 | 0 |
| | 多（++） | 0 | 2 | 2 |

**表 8.9**　用途を分けていないまな板と加熱後食品に使用しているまな板の残留タンパク検出状況

| | 残留タンパク質検出 | | |
|---|---|---|---|
| | 無（−） | 有（+） | 多（++） |
| 使い分け無し | 0 | 1 | 3 |
| 加熱後食品用 | 0 | 8 | 2 |

**表 8.10**　まな板の汚れと残留タンパク質の検出状況

| | | 残留タンパク質検出 | | |
|---|---|---|---|---|
| | | 無（−） | 有（+） | 多（++） |
| まな板の汚れ | 無（−） | 3 | 15 | 5 |
| | 有（+） | 6 | 4 | 7 |
| | 多（++） | 1 | 2 | 1 |

**表 8.11**　食洗機で洗ったまな板の残留タンパク検出状況

| | 残留タンパク質検出 | | |
|---|---|---|---|
| | 無（−） | 有（+） | 多（++） |
| 食洗機で洗浄したまな板 | 1<br>(野菜) | 5 | 4 |

まな板の汚れと残留タンパク質の検出状況については**表 8.10** へ示します（検体数を記載）.

(3)　食洗機による洗浄と残留タンパク質の検出状況について

食洗機で洗浄したまな板の残留タンパク質の検出状況を**表 8.11** に示します

(検体数を記載)．また，1 施設において，調査方法①及び②で同一結果の，洗浄前のまな板（簡易的に汚れを落とした物）1 検体と食洗機で洗浄したまな板 1 検体で残留タンパク質を検査したところ，どちらも「多（++)」でした．

## 4. 考　　察

### (1)　まな板の使い分けと汚れについて

衛生管理の認識が不足している営業者は，まな板の用途の使い分けが徹底されていないと考えられ，まな板の不衛生を招いている可能性が考えられます．実際，表 8.9 及び 8.10 の結果からも，用途を分けていないまな板は，目視判定による評価が低く，残留タンパク質の検出率も高くなっています．このことからも，まな板の用途を使い分けるよう指導を徹底する必要があると思われます．

残留タンパク質キットを使って営業者の前で検査を実演することにより，残留タンパクが検出された場合は，営業者の理解を得ることができ，適切にまな板を洗うように指導することができました．このように監視の際に残留タンパク質キットを使用し，具体的に目で見える形で汚れを示すことにより，営業者に，より効果的な指導ができると考えられました．

### (2)　まな板の汚れと残留タンパクの検出状況について

表 8.10 から，まな板が目視では清潔であるように見えても，タンパク質が残留している検体が多いことが分かりました．監視の際に目視で確認したまな板が清潔と思われても，実際はタンパク質が残留しており，清潔ではない可能性が示唆されます．これは，目視で認識し難い汚れであることや，塩素系消毒剤による漂白作用が原因と考えられました．目視で認識し難い汚れを検出するために，普段の監視でこのような残留タンパク質キットを携帯しておく必要性を感じられます．

### (3)　食洗機による洗浄と残留タンパク質の検出状況について

表 8.11 について，残留タンパク質を検出しなかったまな板があり，このまな板の用途は，野菜のカットでした．野菜は含有するタンパク質量が少ないため残留タンパクを検出しなかったと考えられました．結果 (3) とこの点から，まな板に付着したタンパク質に対する食洗機の洗浄効果が低い可能性が示唆されます．本調査においては，食洗機用洗浄剤の使用の有無でまな板の清潔度に差は認められませんでした．まな板は構造上汚れが落ちにくく，傷が多くなる

といっそう汚れが蓄積されてしまいます．

食洗機のみでまな板が適切に洗浄されているかどうかは，今後さらに調査する必要があると思われましたが，本調査からは，食洗機で洗浄する前に，洗剤とブラシを用いて物理的に汚れを落とすよう指導する必要性を感じます．しかし，食洗機で洗浄したまな板でも，残留タンパク質が検出されなかったものと微量のものがあります．一方は泡スプレーにより塩素系消毒剤をかけ，消毒剤ごとブラシでこすってから食洗機にかけるというもの，もう一方は簡易的に洗浄した後，一晩適正に希釈した塩素系消毒剤に浸した後，そのまま食洗機で洗浄するというものです．

これらの洗浄方法と，単に食洗機で洗浄したものとの違いを検討したところ，前者は，食洗機内で，事前に使用した消毒剤の次亜塩素酸Naと食洗機用のアルカリ性洗浄剤とが混ざり洗浄力が増大し，タンパク質汚れがより落ちやすくなったと考えることができます．よって，洗浄方法によっては，食洗機でもまな板を十分に洗浄することができる可能性が示唆されました．

5. まとめ

残留タンパク質キットで検出するのはタンパク質だけです．しかし，洗浄後の器具等にタンパク質が残留しているということは脂質や糖等の汚れも残留している可能性があり，菌の温床となる可能性があります．監視の際に本キットを用い，まな板の残留タンパク質について検査し，目視で判断できる方法で汚れを示すことにより，営業者に，器具等の汚染状況をより具体的に提示することができ，効果的に指導することができました．

また，目視で認識し難い汚れもその場で検査することができ，食品衛生監視員が営業者を指導するための手助けになり得ると思われます．食洗機のみに頼った洗浄ではまな板についてはタンパク質を十分に除去できない可能性が示唆されたため，今後の検証が必要であると感じられました．

**************************

**表 8.12** は，市販されているATPと残留タンパク質の検出デバイスの例です．

食品等事業者からの簡易・迅速検査の期待は大きく，2023年の現在ではそれに応えるだけのシステムや装置が整ったといえます．HACCPは安心な製品

**表 8.12**　主な ATP 検査キットと残留タンパク検査デバイス

| 分　類 | 製品名 | 取り扱い |
|---|---|---|
| ATP | ルミテスター | キッコーマンバイオケミファ株式会社<br>https://biochemifa.kikkoman.co.jp/ |
| | ハンドヘルドルミノメーター | ニッタ株式会社<br>https://nitta-monitoring.com/ |
| | クリーントレース | スリーエム・ヘルスケア株式会社<br>https://www.3mcompany.jp/3M/ja_JP/ |
| | ハイジーナ社製 System Sure | アズマックス株式会社<br>https://www.azmax.co.jp/science/product/ |
| | AccuPoint Advanced | エア・ブラウン株式会社<br>https://arb-ls.com/products/accupoint/ |
| 残留タンパク | Swab-Pro | 日本細菌検査株式会社<br>http://www.bacct.com/ |
| | スワブインスタント | スリーエム・ヘルスケア株式会社<br>https://www.3mcompany.jp/3M/ja_JP/ |
| | プロチェック E-W | 株式会社日研生物<br>https://www.nikken-bio.co.jp/ |
| | クリーン Do II | コロナ技研工業株式会社<br>https://coronagiken.co.jp/361 |
| | CIT50 | 東京硝子器械株式会社<br>https://www.tgk.co.jp/products/ |

作りのシステムではなく，安全でない商品は出荷しないシステムです．そのためにCCPを特定し，許容限界を設定し，許容限界を逸脱しないようモニタリング（監視）し，逸脱した場合の措置が規定されています．モニタリングは出荷前までにジャッジできることが必須で，微生物検査はモニタリングには不向きとされましたが，迅速を「出荷までの時間内に収まる」とすると，簡易・迅速法による細菌検査はISO22000のOPRPとなり得ます．さらに，食材を検査対象としていた従来から，食品製造施設の環境（設備や用具）の清潔度を評価する簡易で迅速性に富んだ手段が容易に入手できる時代でもあります．

筆者の簡易・迅速検査の開発に携わった経験からの感想ですが，検査の最終目的は「消費者に信頼してもらえる食品を提供する」であると思われます．それは人の活動なしには解決・達成できないものです．正確性や精密性を厳格に求めるだけが正道ではありません．検査法で求められる最低特性は，「陽性を陰性と判定しない，陰性は誤って陽性とする場合がある」として，厳密性を過度に求めない“安価”な法であっても，その方法をもって検査する体制を社内に作ることが最優先です．

「やらなければわからない．彼らは目に見えない異物だから，先ずは可視化する」が基本です．その意味では，検査方法にこだわらず検査結果を迅速に可視化すると考えることが重要です．食品加工段階での微生物のプロセスチェックに携わる人達がイキイキ，ワクワクとした仕事振りを内外に「見せる化」することで会社全体の衛生管理が向上します[3]．この社風があれば，Codex 7原則のHACCPは容易に組み込めるはずです．

## ■参考文献


1) 佐々木次雄：第7改正日本薬局方参考情報新規収載微生物迅速試験法 ―バイオ医薬品等の品質管理のための実践ガイド―，94, じほう，2016.
2) 和田正道：細菌数の測定，食品と微生物，1993；**9**(4)：201–209.
3) 三ツ井光晴：食品微生物の迅速測定サービスの現状と課題，同志社商学，2003；**54**(5・6)：142–160.
4) 小林亜珠香：自動生菌数測定装置テンポによる食品中の微生物菌数測定の検討，日本食品微生物学会雑誌，2008；**25**(3)：120–126.
5) 古川理予ら：食品製造環境の清浄度検査における卵黄加クロモアガーオリエンタシオンの有用性評価，日本食品微生物学会雑誌，2016；33(4)：187–193.
6) 森田智士：生菌数モニタリングによりHACCPシステムの健全性を確認していく時代へ，技術レポート，2020；**10**(3).
7) AFI Corp. PixeeMo for Enumeration of Aerobic Bacteria in Drinking Water: AOAC Performance Tested Method：Yoshikazu Wakizaka, Takayuki Itoi, Masayo Takano, Eiko Kato,Yusei Sato, Satoshi Morita, and Takaharu Enjoji, Journal of AOAC INTERNATIONAL, 2020；**103**(6)：1610–1618.
8) ATP・迅速検査研究会：ATPふき取り検査Q&A集，第23回講演会要旨，2010.
9) 戸ヶ崎恵一：HACCP義務化を迎えて，微生物検査などの体制・運用を再構築～キーワードは検証，合目的と第三者～，月間HACCP，2016；**22**(8)：20–26.
10) 加藤孝広・菅沼由樹子：洗浄度チェック用「プロチェックE－W」を用いたタンパク質ふき取り法による食品製造環境の衛生管理に関して，月刊HACCP，2007；**13**(4)：69–71.
11) 菅沼由樹子他：プロチェックE－Wを用いた製造設備の清浄度拭き取り試験法に関する報告第2報，月刊HACCP，2008；**14**(4)：107–111.
12) 山田和子：自主検査での自動生菌数測定装置テンポの活用，月刊フードケミカル，2010-3, 1, 2010.

# 第９章　経営戦略としての自主検査の取組み

自主検査には自前検査と外部委託検査がありますが，自前検査を強く推薦し，また，その方法等は国際機関によって検証されたプロプライエタリ法と呼ばれる簡易法から選べば良いことを述べました．検査体制を自施設内で運用する場合，「検査目的」の明確化が重要であることを【第４章 4.2.1 リステリアに対する環境モニタリング】などを例として示しました．

「検査は必要か？」は論議としては興味深いですが，ほとんど不毛ということができます．「何のために検査しているのか？」を問えば自明であり，検査目的に合致したものなら「検査は必要」であり，目的が「不確か」であれば，検査の必要性も「不確か」ということです．

目的が不明確であれば，いかなる検査法であっても安全性対策や品質改善に十分な効果を発揮できません．本章は，自主検査運用の実例の紹介で，「中小の食品事業所が自主検査導入の動機付けとなれば」と表したものです．自主検査の仕方や運用のヒントなどの**「生の声」**です．自社製品の安全性確保や品質向上のみならず営業戦略としての自主検査が明らかになると思われます．

## 9.1　自主検査導入の目的と成果の事例

### 9.1.1　株式会社かねふく本社工場にみる菌数目標管理

私たちの会社は，博多で有名な「からし明太子」や「その他明太利用食品」を製造・販売している株式会社かねふくです．弊社は昭和 46 年（1971 年）創業以来，食品メーカーとして“食のこころ”を大切にし，潤沢な原料を与えてくれる自然や，信頼で結ばれた顧客・消費者様への深い感謝の気持ちを忘れることなく明太子の製造・営業を行って参りました．昭和 56 年（1981 年）には，株式会社東京かねふくを設立し，東西合わせて９つの製造拠点と販売拠点を持つ企業です．従業員数は，かねふく（本社）約 260 名 東京かねふく約 370 名　売上げ規模は，かねふく（本社）58 億 東京かねふく 96 億（令和３年度決算期）です（**写真1**）.

主要製品は，「からし明太子・たらこ」を主軸に，バラコ製品（業務用バラコ製品・パスタソース類・おにぎり用製品等）や和え物製品（いか明太・数の子明太・いわし明太等）加熱商品（焼き手羽めんたい・明太ウインナー・めんたいチーズかまぼこ等）等を製造販売しています.

また，特に，近年ではお客様のお顔を直接見ながら販売できる販売方法として，めんたいこ原料から製品までを勉強できる工場見学通路を併設した「めんたいパーク」を大洗（茨城県）・常滑（名古屋）・神戸三田（兵庫県）・伊豆（静岡県）に開業し，好評を頂いており，更なる地域展開も計画されています

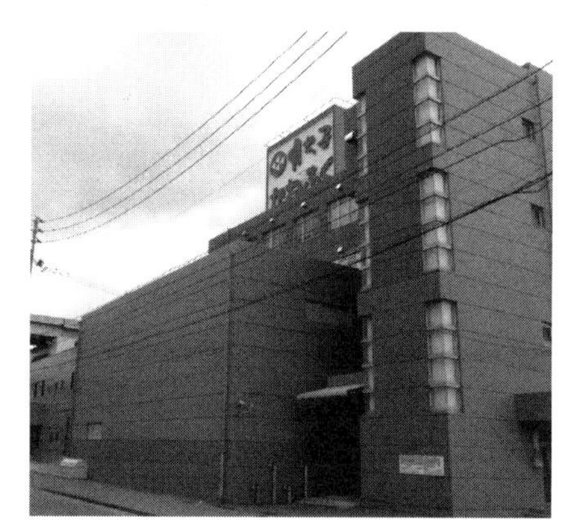

**写真1**

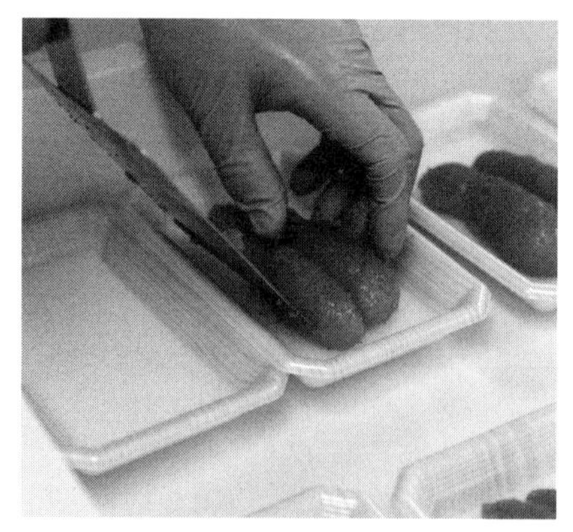

**写真2**

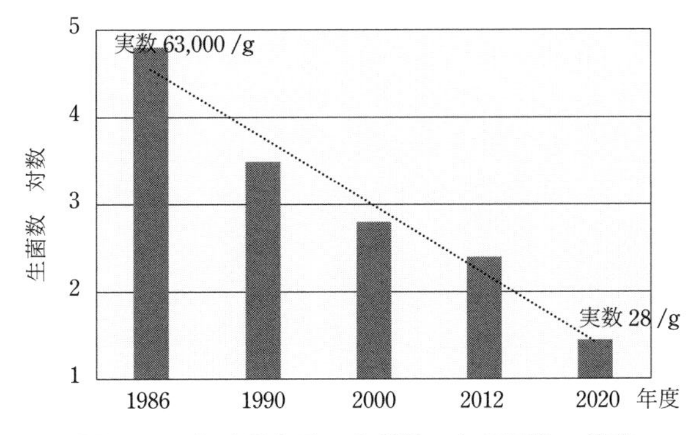


**図 9.1**　辛子明太子の生菌数　年度平均の推移

（**写真 2**）.

からし明太子は，そのまま食べられる非加熱摂取食品です．そのまま食べられる性質から，安心して食べられるように工程中で薬品による洗浄や殺菌を一切行っておりません．からし明太子の原料はすけとうだらの卵巣，つまり細菌的には無菌の原料です．

しかし，そうでないのは環境的に汚染させているからです．弊社は会社設立当初から品質管理部門がありましたが，初めから菌数の少ない商品ばかりではありませんでした．しかし，現在の商品では一般生菌数の年平均で 30 未満 /g に至るまでになっています．30 未満 /g とは，公定法での検出限界を指します．では，どのようにして一般生菌数を限界まで低下できたのかを以下に説明します（**図 9.1**）.

1.　己（自社の商品の実力）を知る

検査手段（品質管理部門：自前の検査体制）を持ち，製品の検査を日々行うことで自社の製品の状況を十分把握し，どの工程が悪いのかもすぐに判断できる体制を取っています．

2.　目標を持つ

把握した状況から目標（一般細菌数の平均値を 50％引き下げる等）を具体的に決め，問題解決に取り組んで参りました．

3.　取り決めを継続する

継続的な品質向上を維持するために，かねふくグループでは業界初となる国際認証のSQFを取得し，HACCP手法を取り入れて日々継続的な改善に役立てています．

「目標を達成するための“ルール”（作業手順・洗浄方法・5S等）は，それを厳守し，問題解決のための努力は継続しなければならない．」を合言葉に，様々なルール決めを行い，着実にゆっくりと菌数を減らしてきました．その結果として，今に至っている訳ですが，その他の効果として，

① 廃棄原料が減り，逆に積極的に利用できる原料が増え，原料コストが大幅に引き下げられました．
② 細菌数が原因のクレームばかりかその他（異物夾雑物の混入・人為的ミス等）のクレームも減少しました．
③ 製品が安定し，品質が向上できたので，会社としての信用も上がったように思います．

現在は，パートさん3名で，30検体前後のサンプルの細菌検査（毎日）と塩分・水分・pHなどの理化学検査（週1回）を半日作業で行っています（**写真3**）．そこから出た数値管理を社員が行っており，製造段階毎に菌数検査を行っていますので，対応が早く取れ，大きな事故になり得ない管理体制となっています．環境検査（ふきとり検査）や衛生チェックの内容は，月に一度，月例会の形で従業員へ講習会としてフィードバックされ，具体的な指導と意識向上にも繋げています．製品の品質の向上は，一朝一夕にはできませんが，まず

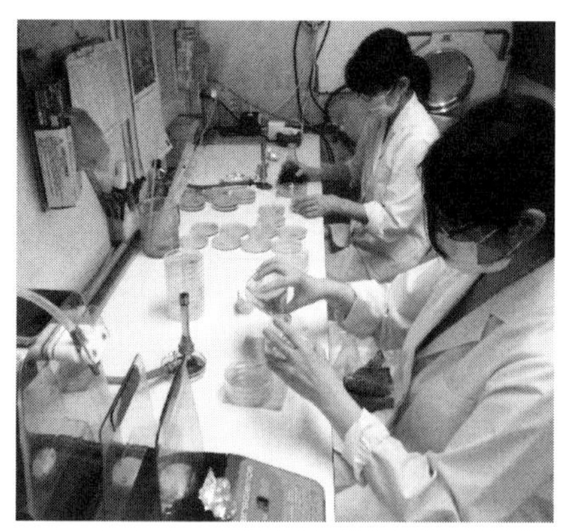

**写真3**

は己を知ることから始められ，徐々に商品の実力を上げて，最終的には会社の実力を上げて行けば良いと思います．

(株式会社かねふく本社工場 研究室　　鈴木浩征氏記す)

---

からし明太子はそのまま食べられる非加熱摂取食品（RTE）であり，消費者が安心して食べられるよう薬品による洗浄や殺菌を一切使いません．品質管理は，「明太子の原料であるすけとうだらの卵巣は本来，無菌です．よって，検査した結果の細菌数はすべて二次汚染によるものである．」という事実に即して，二次汚染を排除し，原料のありのままの製品をお客様にお届けすることを目的としています．そのためには当たり前のように従業員に情報公開され，現場へフィードバックされています．なお，かねふく本社工場の検査方法は公定法準拠としたものですが，これも自主検査の一つのあり方です．（著者記す）

### 9.1.2　有限会社一蘭のレビューとクレンリネスライセンス

天然とんこつラーメン専門店『一蘭』は，2021年7月時点で国内外86店を展開しております．

有限会社一蘭は，グループ会社として全店舗分の食材の製造・提供を行っています．

一蘭は2015年4月にラーメン飲食業界としては初めてISO22000を取得するなど，衛生・品質管理は全社を通して徹底した取組を行っており，常に安

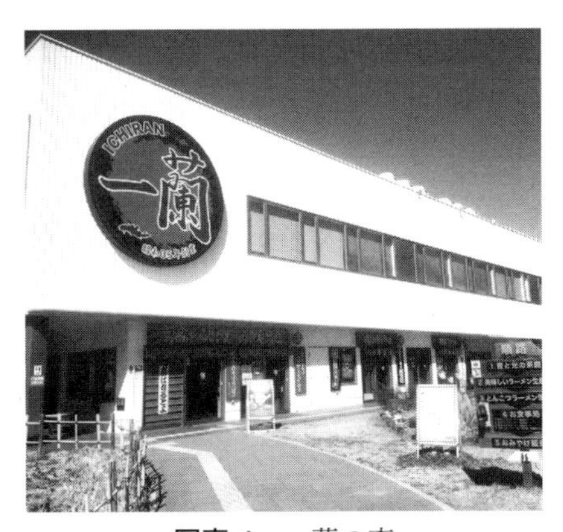


**写真4**　一蘭の森

心・安全なラーメンの提供に努めています（**写真4**）.

## 1. 製造現場での衛生管理の概要と，細菌検査の自主検査導入の経緯とその目的

製造現場では，品質管理者の監修のもと作成した全製品の製造マニュアルが常備されています．製造マニュアルでは，機器や原料の取扱い，各機械類の洗浄方法や洗剤希釈などを作業工程にのっとり，写真付きでまとめています．この製造マニュアルをもとに製造担当者が作業し，品質の維持を図っています．現在，一蘭の森の生産能力は100店舗まで対応できるよう生産体制を整えております．

店舗展開に合わせ食材供給が増える中，一蘭はスキルのステップアップを明確化した『ライセンス制度』を設けることで従業員のスキルを保っております．2015年4月，ラーメンの食材に関わる製造・供給において，ラーメン飲食業界初のISO22000を取得いたしました．

また2021年にはISO22000:2018への更新が認定され，フードチェーン全体における食の安全を守るための仕組みとして，食品安全システムが国際的に認められました．今後も安心・安全なラーメン作りに取り組んでいきたいと考えております．

細菌検査の自主検査導入の経緯にいたっては，今まで，アウトソーシングで細菌検査をおこなっていましたが，店舗数の増加や家庭用商品の展開が増えることで，より「多く」「早く」「確実な」検証が必要になると同時に，様々なケースでの細菌検査が必要となったため，一蘭の森の衛生管理体制を築くべく，より効率的な自主検査の導入にいたりました．

## 2. 細菌検査の自主検査の運用

自主検査の運用開始時の6カ月間は，各作業場の環境検査（製造前の機器，従業員の手指）と食材検査を行ってきました．この6カ月の検査結果をもとに，すべてのマニュアルの製造工程を見直し，同時に適正な細菌検査の頻度と微生物管理基準値を設定いたしました．自主検査の運用を開始してから，衛生管理の基礎を作り終えた現在は，週1度の頻度で細菌検査を実施しています．内容として作業者の手指の衛生状態の確認です．手指の検査は作業場の人員数に応

じて，2～4 名の拭き取り検査を実施しています．

また原料に直接触れる製造ラインを中心に5～10 箇所の拭き取り検査を実施しています．その後，検査済みの製造ラインから作られた製品から検体を採取し，細菌検査を行っています．現在，一蘭の製造工場は福岡県糸島市に 1 施設，神奈川県横浜市に 1 施設あり，衛生管理に携わる従業員が福岡工場に 3 名，横浜工場に 2 名が常駐しており，工場内に設置されている菌検査室で製品の安全を日々管理しています（**写真 5**）．

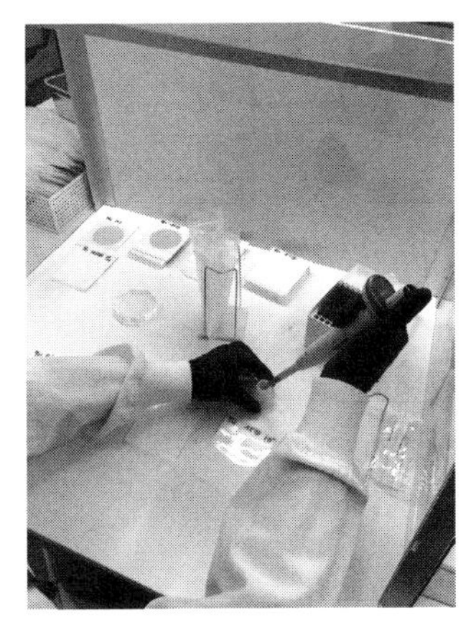

**写真 5**

衛生管理は「検査員」と「品質管理者」と「ISO 担当者」と 3 つの役割で ISO・クレンリネスチームという部署を構成し，改善維持に努めています．検査員の役割としては，まず検出した検体の培養作業およびデータ管理を行います．その際，検査員は作業前や作業中など様々なケースで検体を採取し，細菌検査を行います．検査の結果はデータベース化し，社内のグループウェアにて関係社員に共有されます．その検査結果をもとに品質管理者は原因追及と改善に向け，対策を講じます．

品質管理者が考案した改善案は，製造担当者と話し合いのうえ，作業工程や清掃方法が見直されていきます．その後，再度細菌検査を実施します．安全を確認できた場合は，担当者がマニュアルとして編集および書面化を行います．作られたマニュアルは製造担当者を通じて，従業員に伝達され，作業の徹底が図られます．細菌検査の自主検査を実施後，清掃方法を大幅に変更いたしました．

細菌検査は目に見えない環境の衛生状態を微生物単位で数値化することができるため，改善点を繰り返し検証することにより，確実な清掃の仕組みを構築することができました．繰り返し検証するなかで，作業環境を一から見直すことができ，より安全で安定した製品を製造することが可能となりました．これから店舗の販促企画に応じて，さらなる製品の品質向上や新製品の開発を行っていきます．製品の安全性を確保するため細菌検査を活用し，お客様に安心していただける商品をこの世に送り出していきたいと考えております.

(有限会社一覧の森糸島工場　クレンリネスチーム記す)

---

ISO9001では，レビューを「設定された目標を達成するための検討対象の適切性，妥当性，及び有効性を判定するために行われる活動」と定義していますので，単なる「見直し」という意味ではないことがわかります.

検査にISO9001のレビューを対応させると，検査対象，方法，頻度など5W1Hに相当する項目が適切であったか，その結果を情報源にして改善などが図られたかの有効性を質的，量的に検討するという意味となります．このレビューなしに検査することは，検査の意義，目的を失っていると言って過言ではありません．レビューなしなら検査データを集めるなどはしないことです.「データを集めることが目的化していないか」，「従来から実施しているので検査をしないわけにはいかない」などで「見直し」に無感覚とならないように留意しなければいけません.

ISO9001では更にマネジメントレビューを規定しています．その詳細はここでは記しませんが，インプットに必須な情報として「プロセスの成果を含む実施状況及び製品の適合性」があり，マネジメントレビューを実施した結果のアウトプットとして，決定と処置が含まれていなければならないとされます.

すなわち，検査にはPDCAが必須であるということです.

手指の黄色ブドウ球菌検査を全社員に行うとします．これはP：プランです.検査は酵素基質法を利用したドライゲル培地を用いた拭き取り検査をD：実行しました．これにより結果は，陽性（+）または陰性（−）のいずれかです.ここまでは見える化の手段です．この場合のC：チェックは，情報の評価・利用法となります．例えば，陽性者率を社員に公開して，直接食材に触れることで製品の安全性が保てなくなるとした衛生教育を実施，A：改善（展開）で，手袋着用厳守が徹底しているかの調査により一部の社員が破損した手袋の着用が判明したので，再度，社員教育を実施するとしたものです.

ここで肝要なのは，完全で立派な検査体制やプランを構築することを机上で論じるよりは，PDCAサイクルが上手く回らず，「どう評価・利用したらよいかわからない」ということであってもよいとする柔軟思考です．最初のPDCAはこれでよいとし，この最初のPDCAの失敗を，次のPDCAサイクルの質向上に役立てるとする常に改善を継続していくという正しいPDCAサイクルを定着させます.

日本のみならず世界へ展開する天然とんこつラーメンの一蘭「一蘭の森糸島工場」での検査を起点とした作業標準更新の仕組みについて紹介しました.(著者記す)

### 9.1.3　株式会社ヤマナシヤの衛生管理情報の全公開とHACCPの「見せる化」戦略

自主検査を安全戦略として位置づけ,「安全戦略は営業戦略そのものである」として事業拡大を図る卵・卵製品製造の株式会社ヤマナシヤの取り組みを紹介します(**写真6**). 株式会社ヤマナシヤのホームページhttps://www.yama05.com/omelet.htmlでは, 微生物検査を含むすべての検査結果と衛生管理運用の良否判定が記録されている工場管理衛生報告書を毎月, 月次として公開しています. **図9.2**この報告書は,"一般社団法人HACCPと経営"が提供するiOSのアプリ安全保障プログラムCSを利用したものですが, 次の5つで構成されています(**写真7**).

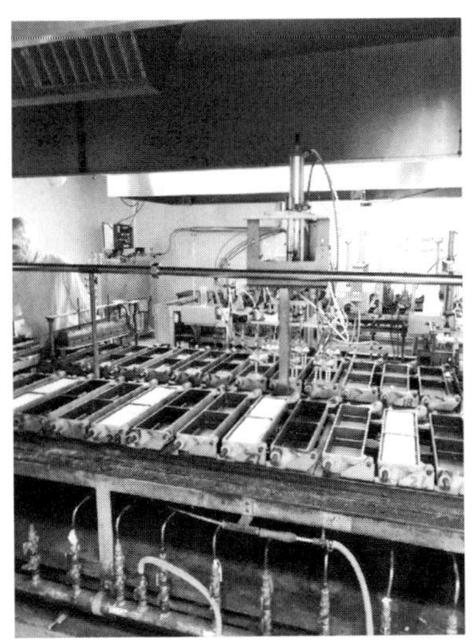

**写真6**　玉子焼き生産ライン

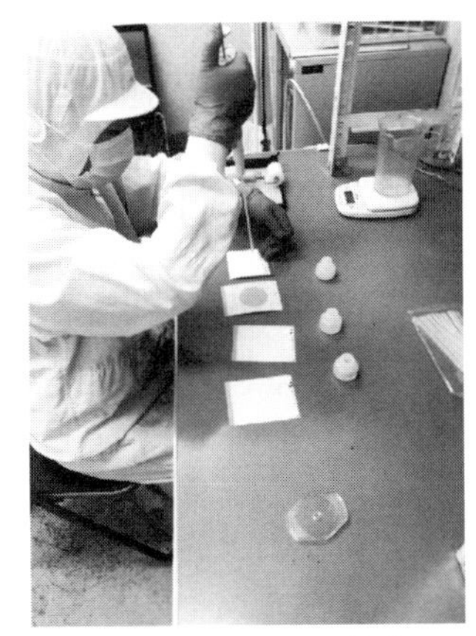

**写真7**　玉子焼き検査

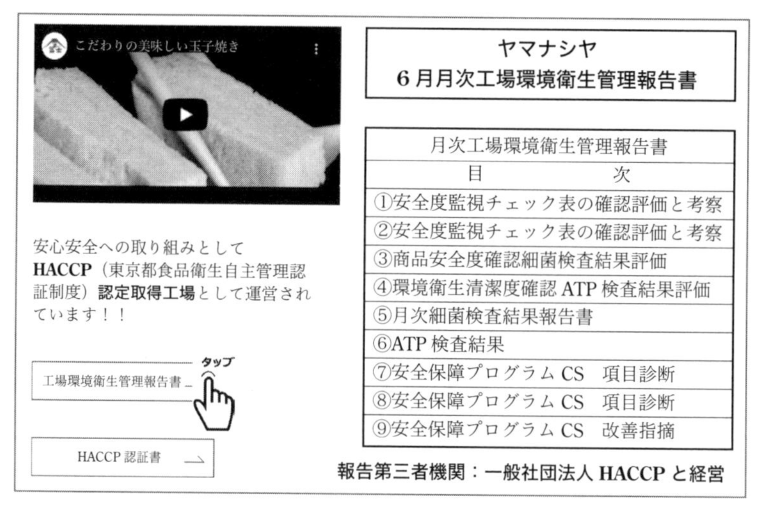


**図 9.2**　検査結果の公開　工場環境衛生管理報告書　2021 年 6 月
ヤマナシヤのホームページ：https://www.yama05.com/omelet.html から引用

1. 安全度監視チェック表の確認評価と考察
2. 商品安全度確認細菌検査結果評価と細菌検査結果一覧
3. 環境衛生清潔度確認 ATP 検査結果評価と ATP 検査結果一覧
4. 安全保障プログラム CS による診断
5. 安全保障プログラム CS による改善指摘

＜安全保障プログラム CS とは＞
“一般社団法人 HACCP と経営” が提供する iOS のアプリで安全保障プログラム CS サーバーと連携して，各食品事業者が自ら指定した衛生項目について自己監査するものです．チェック項目は自治体 HACCP や農林水産省の FCP（フードコミュニケーションプロジェクト）にある協働の着眼点などに準ずるものですが，契約事業者の実情に合わせて自由にカスタマイズできます．また，解析結果（改善措置の提案や責任の所在など）は，クライアントに返され，自社の衛生管理がワンストップでレビューできる仕様となっています．
一般社団法人 HACCP と経営　https://www.haccp-management.org/

株式会社ヤマナシヤの 2021 年 6 月次工場環境衛生管理報告書の一部を示しますが，この月次工場環境衛生管理報告書は作成，衛生管理の評価を第三者に委ねています．第三者機関の評価で客観性と公正性を担保している点が重要です（**表 9.1**・**表 9.2**・**表 9.3**・**表 9.4**）．

**表 9.1** 検査結果の公開例 6月月次工場環境衛生管理報告書 ヤマナシヤ

| 安全度監視チェック表の確認評価と考察から一部を抜粋 | | | |
|---|---|---|---|
| 番号 | 管理表名 | 評価 | 第三者機関評価 |
| 27 | 機械類の洗浄点検不適時の対応記録簿 | 適正 | 安全度維持活動が適切に実施されていることを確認しました |
| 28 | 器具類の洗浄点検不適時の対応記録簿 | 適正 | 安全度維持活動が適切に実施されていることを確認しました |
| 29 | 器具類の洗浄点検状況記録簿 | 適正 | 安全度維持活動が適切に実施されていることを確認しました |
| 30 | 機械類の洗浄点検不適時の対応記録簿 | 適正 | 安全度維持活動が適切に実施されていることを確認しました |
| 31 | 原材料使用日報 | 適正 | 安全度維持活動が適切に実施されていることを確認しました |
| 32 | 添加物の使用不適時の対応記録簿 | 適正 | 安全度維持活動が適切に実施されていることを確認しました |
| 33 | 製造の管理手順（焼成）不適時の対応記録簿 | 適正 | 安全度維持活動が適切に実施されていることを確認しました |
| 34 | 焼成データ表 | 適正 | 安全度維持活動が適切に実施されていることを確認しました |
| 35 | 焼成点検表 | 適正 | 安全度維持活動が適切に実施されていることを確認しました |
| 36 | 焼成／包装管理表 | 適正 | 安全度維持活動が適切に実施されていることを確認しました |
| 37 | 異物発見記録簿 | 適正 | 安全度維持活動が適切に実施されていることを確認しました |
| 38 | 粘着ローラーチェック表 | 適正 | 安全度維持活動が適切に実施されていることを確認しました |
| 39 | 金属検出機作動チェック表 | 適正 | 安全度維持活動が適切に実施されていることを確認しました |
| 総評 | 安全度監視チェック表は全て適正に記録保管されており，品質管理業務を正常に稼働していると考えます | | |

**表 9.2** 検査結果の公開例 6月月次工場環境衛生管理報告書 ヤマナシヤ

| 安全保障プログラム CS による項目診から一部を抜粋 | | | | | |
|---|---|---|---|---|---|
| 番号 | エリア | 管理表名 | 評価<br>今回 | 評価<br>前回 | 評価<br>前々回 |
| 5 | 清潔区 | 洗浄終了後の器具が十分清潔である 5 | OK | OK | OK |
| 6 | 清潔区 | 洗浄終了後の器具が十分清潔である 6 | OK | OK | OK |
| 7 | 清潔区 | 洗浄終了後の器具が十分清潔である 7 | OK | OK | OK |
| 8 | 清潔区 | 洗浄終了後の器具が十分清潔である 8 | OK | OK | OK |
| 9 | 清潔区 | 洗浄終了後の器具が十分清潔である 9 | OK | OK | OK |
| 10 | 清潔区 | 洗浄終了後の器具が十分清潔である 10 | OK | OK | OK |
| 11 | 清潔区 | 金属検出機の適正稼働確認表に記入漏れがない | OK | OK | OK |
| 12 | 清潔区 | 製造施設内にダンボールが持ち込まれていない | OK | OK | OK |
| 13 | 清潔区 | 清掃用具置き場に名札があり整頓されている | OK | OK | OK |
| 14 | 清潔区 | 清掃用具の機能が果たせない用具がない | NG | OK | OK |
| 15 | 清潔区 | 製造場所に衣服または私物が持ち込まれていない | OK | OK | OK |
| 16 | 清潔区 | 製造場所では喫煙・飲食（水を除く）を行っていない | OK | OK | OK |
| 17 | 清潔区 | 床の目につかない場所に残滓が落ちていない | OK | OK | OK |
| 18 | 清潔区 | ワイヤーブラシ・スポンジ・スクラブパッド等，使用時に屑がでる清掃用具は劣化していない | NG | OK | OK |
| 19 | 清潔区 | 清掃用具が床に直置きされていない（清掃用具の保管場所が決められ，吊り下げ式に保管されている＝清掃用具が決めれれた所に決められた方法で保管管理されている | OK | OK | OK |

表9.3 検査結果の公開例 6月月次工場環境衛生管理報告書 ヤマナシヤ

| 6月 月次細菌検査結果報告書から一部を抜粋 | | | | | | | | | | | |
|---|---|---|---|---|---|---|---|---|---|---|---|
| 検体名 | 初発／消費 | 検査日 | 保存 | 大腸菌群 | | 黄色ブドウ球菌 | | 一般生菌 | | 綜合評価 | |
| | | | | 菌数 | 点数 | 菌数 | 点数 | 菌数 | 点数 | ポイント | 判定 |
| だしまき | 初発 | 6月9日 | 5℃/1日 | 陰性 | 5 | 陰性 | 5 | <50 | 5 | 15 | 合格(>13) |
| だしまき(あご) | 初発 | 6月9日 | 5℃/1日 | 陰性 | 5 | 陰性 | 5 | <50 | 5 | 15 | 合格(>13) |
| 玉子焼 300g | 初発 | 6月9日 | 5℃/1日 | 陰性 | 5 | 陰性 | 5 | <50 | 5 | 15 | 合格(>13) |
| 錦糸 500g | 初発 | 6月17日 | 5℃/1日 | 陰性 | 5 | 陰性 | 5 | <50 | 5 | 15 | 合格(>13) |
| 錦糸 200g | 初発 | 6月17日 | 5℃/1日 | 陰性 | 5 | 陰性 | 5 | <50 | 5 | 15 | 合格(>13) |
| だしまき(冷凍) | 初発 | 6月17日 | 5℃/1日 | 陰性 | 5 | 陰性 | 5 | <50 | 5 | 15 | 合格(>13) |
| ノーマル | 初発 | 6月11日 | 5℃/1日 | 陰性 | 5 | 陰性 | 5 | <50 | 5 | 15 | 合格(>13) |
| カツオ | 初発 | 6月11日 | 5℃/1日 | 陰性 | 5 | 陰性 | 5 | <50 | 5 | 15 | 合格(>13) |
| おぼろ | 初発 | 6月16日 | 5℃/1日 | 陰性 | 5 | 陰性 | 5 | <50 | 5 | 15 | 合格(>13) |
| ミックスそぼろ | 初発 | 6月16日 | 5℃/1日 | 陰性 | 5 | 陰性 | 5 | <50 | 5 | 15 | 合格(>13) |
| 寿司 | 初発 | 6月16日 | 5℃/1日 | 陰性 | 5 | 陰性 | 5 | <50 | 5 | 15 | 合格(>13) |
| だしまき | 消費 | 6月20日 | 5℃/2日+10℃/9日 | 陰性 | 5 | 陰性 | 5 | $<1.0\times10^2$ | 4 | 14 | 合格(>13) |
| だしまき(あご) | 消費 | 6月20日 | 5℃/2日+10℃/9日 | 陰性 | 5 | 陰性 | 5 | $<1.0\times10^2$ | 4 | 14 | 合格(>13) |
| 玉子焼 300g | 消費 | 6月20日 | 5℃/2日+10℃/9日 | 陰性 | 5 | 陰性 | 5 | $<1.0\times10^2$ | 4 | 14 | 合格(>13) |
| 錦糸 500g | 消費 | 6月22日 | 解凍後 10℃/3日 | 陰性 | 5 | 陰性 | 5 | $<1.0\times10^2$ | 4 | 14 | 合格(>13) |
| 錦糸 200g | 消費 | 6月22日 | 解凍後 10℃/3日 | 陰性 | 5 | 陰性 | 5 | $<1.0\times10^2$ | 4 | 14 | 合格(>13) |
| ノーマル | 消費 | 6月22日 | 5℃/2日+10℃/10日 | 陰性 | 5 | 陰性 | 5 | $7.0\times10^2$ | 3 | 13 | 合格(>13) |

**表 9.4**　検査結果の公開例　6月月次工場環境衛生管理報告書　ヤマナシヤ

| 6月　安全保障プログラム CS にとる安全度診断から一部を抜粋 | | | | | |
|---|---|---|---|---|---|
| 項目 | 得点 | 配点 | 評価点 | | |
| | | | 今回 | 前回 | 前々回 |
| 安全品質の維持 | 334 | 367 | 91 | 98 | 96 |
| 3S | 179 | 197 | 91 | 96 | 95 |
| クレーム対策 | 158 | 178 | 89 | 96 | 93 |
| 記録 | 286 | 315 | 91 | 100 | 96 |
| 教育（しつけ） | 225 | 230 | 98 | 100 | 100 |
| 毎日やるべきこと | 152 | 165 | 92 | 100 | 97 |
| 定期的にやるべきこと | 236 | 259 | 91 | 97 | 94 |
| 食中毒起因菌の除去 | 281 | 314 | 89 | 98 | 95 |
| 害虫の侵入防止 | 103 | 118 | 87 | 94 | 94 |
| 害虫の発生防止 | 120 | 135 | 89 | 95 | 95 |
| 合計（または平均） | **2074** | **2278** | **91** | **97** | **96** |

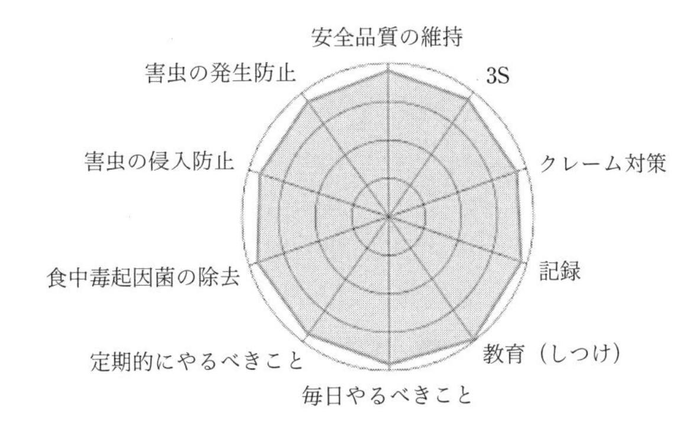


挿入検査は必ず自社にとっての好都合と不都合のいずれかの結果がでますが，それを公開することで安心を伴った安全が醸成されます．衛生管理項目が満点だから優良な衛生管理とする考えは今日的ではありません．なぜなら，完璧，絶対はないと誰もが知り始めているからです．すなわち，公開された工場環境衛生管理報告書は不適当な結果や誤った作業があると判断されるものを含

んでいますので，消費者から衛生的な製造環境ではないのではと誤解される危険がありますが，「前月で指摘された点や検査結果が翌月にどう変わっているか」がわかる仕組みで，すべてを公開するとした透明性が企業の信頼獲得に繋がっていると思われます．

日本の特殊性かも知れませんが，市場は安全な食品を求めるのではなく，安心な会社を求めているとみることができます．安全を確保するためのツールである検査で得られた結果を公開することで安心を頂くことができるとした「攻めの戦略」が今後のキーワードといえるでしょう．株式会社ヤマナシヤでは，工場環境衛生管理報告書の公開によって前年比で約10％増の引き合いがありました．

（株式会社ヤマナシヤ　代表取締役 久松一弘氏記す）

---

HACCP制度化の背景には2つの側面があると考えられます．“衛（る）”と“攻める”です．2012年のI社製造の浅漬による大規模な腸管出血性大腸菌事故（北海道）を受け，漬物の衛生規範にHACCPを直ちに導入，同年末のD社の弁当による大規模なノロウイルス事故（広島）では，「食品等事業者が実施すべき管理運営基準に関する指針（ガイドライン）」を短期間の内に2度改正，HACCPによる管理の制度化の実質的開始に当たる出来事でした．

明確に合理的な方法であるHACCPで，「生命を衛（る）」を国民に示したものですが，一方ではHACCPを法律として制度化し，国内外へ公告することでWTOの「内外無差別の原則」*の適用から逃れることができますので，戦略的な食品輸出と国内産業の保護を目論む経済的課題として重要な政策課題となりました．

*：〈衛生植物検疫措置の適用に関する協定（WTO/SPS協定）第2条3　所謂内外無差別の原則〉

WTO加盟国は他の加盟国に国内生産に保護を与えるように輸入産品または国内産品に適用してはならない旨の一般原則を定めており，国内規則については，同種の産品の間では，輸入産品に国内産品より不利でない待遇を付与することを定めています．

国内品も輸入品も同じような衛生管理を要求することを原則とし，科学的根拠なしには輸入品だけ厳しい規格を適用することはできないと定めています．HACCP制度のない国が食品を輸入する際，相手国に対してHACCP管理を要求することができず，安全で良質な製品を輸入できません．また，HACCP制度がない国が食品を輸出する場合は，HACCP制度の国には輸出できないとする原則です．HACCP制度国同士（またはHACCP制度のない国同士）で，無差別の原則が成立するということです厚生労働省はHACCPに沿った衛生管理を「見える化」と表現しています．HACCPでは，常に5W1Hを明確にしなければなりませんが，「見える化」は「誰に見えるようにするのか」が鍵となります．衛生管理計画を作成→実行→その証として記録を「見える化」，としていますので，この「見える化」は実質的に保健所の立入監査・指導の立場で考えてみると，製造施設・設備の状態の確認ではなく，衛生管理の活動自体を「見えるようにして下さい」を意味すると思われます．

検査にも同様な視点が必要です．検査は見えない微生物をビジュアルに見える化し，判断できる言語に変えてくれます．判断できる言語とは，菌数であり，陽性/陰性，数値などを指しますが，それらは製造現場に落とし込まれて機能します．すなわち，衛生状態を製造現場に「見せる化」することに他なりません．「見える化」は「見せる化」のシステム構成要素といえます．その見せる相手は，現場管理者から経営者にまで広げなければなりませんが，まだ内向きな検査運用と言わざるを得ません．

安全な商品を消費者に提供するのが，HACCPに沿った衛生管理義務化の目的です．食品等事業者が目指すゴールは，お客様から「信頼を頂く，安心して自社の製品をお買い上げ頂く」ことです．信頼や安心はあらゆる手段を講じて達成しなければならない付加価値増加の源泉であり，検査結果を消費者と潜在的販売先に公開することで，消費者には安心して頂くメッセージとして，潜在的事業者に対してはマンパワーを要しない新規開拓営業の主体とするシステムであるということになります．

落（元愛知ヤクルト工場社長）は，「食品企業の第一の責任は安全な食を消費者に供給すること　これ以外の責任は比較すれば問題にならないほど小さい」と看破しており，見える化した情報を製造現場の衛生改善にどう活かしていくか，製品の安全性をどう確保するかは食品等事業者にとって最優先課題であるとしました．ここで，「見える化」した情報を「見せる化」という言葉に転じると，“衛（る）”ための検査から“攻める”ための検査となります．すなわち，社員全員に検査結果を公開することで醸成される信頼関係と衛生意識の向上は，まだ内なる“衛（る）”ですが，ホームページなどを通じて検査結果を公開すると，納品先はもとより消費者との信頼関係が形成され，検査結果そのものが営業戦略のツールとなります．消費者との信頼関係は一朝一夕に作られるものではありませんが，検査一切の「見せる化」を「魅せる化」に展開する経営視点は，今日的に最重要な付加価値戦略と言えます．(著者記す)

### 9.1.4 しげ食品株式会社―コンサルタントとの出会い

大阪市東住吉区にあるしげ食品はすじ肉やチャーシューなどの食肉製品の製造会社です．腸管出血性病原大腸菌などの事故を受け，製造施設のオールステンレス化などに取り組んでいましたが，実質的な品質管理部門を自社内に持っていませんでした．令和2年6月のHACCP義務化に対応するため，コンサルタントのMF氏を招き，品質管理機能の充実と自主細菌検査を開始し，令和3年6月にHACCPの考え方を取り入れた衛生管理計画と同一な「大阪版食の安全安心認証制度」の承認を取得しています．

MF氏はコンサルタントを引き受ける際に，「最終製品の検査のみでは製品の安全保証とならないという考えに立脚することが肝心であり，製品の検査結果と合わせて製品の安全が維持管理されていることを示す衛生情報との協働がなければ成り立たない」，「従って安全が維持管理されている情報は，製造現場は勿論のこと，取引先やマーケットに対してのフィードバックシステムや情報開示システムの整備は必然である」と経営トップに伝えたとされます．

HACCP義務化の昨今，HACCPコンサルタントやアドバイザーなどの養成研修が実施され，修了者にHACCPに関する資格を与えていますが，HACCPの導入を支援（コンサルタント）することを業とする時，絶対的に必要とされる資格はありません．一方，HACCPコンサルタントやアドバイザーとしていかせる資格としては，FSSC2200審査員，ISO22000審査員，JFS/A-C監査員などがあげられます．これらの審査（監査）員資格および各種団体が開催した研修の終了者は，いずれも「HACCPについて一定程度の知識とHACCPの導入を支援する力量を持ち合わせている人」と導入支援を検討している事業者側からは認識されますが，その人が関わってきた領域や経験数量などによってコンサルタントの力量に大きな個人差があることは自明です．コンサルタントの力量如何で経営が変わる，衛生管理が変わると言われる所以です．

MF氏はFSM（食品安全マネジメント）を主とするコンサルタントですが，細菌検査の実務に20年以上の経験があり，事業規模に応じた検査計画書をコンサルタント契約前に提示しています．筆者はHACCPコンサルタントやアドバイザーに必要な素養に実際の微生物検査の経験が必須ではないかと考えます．例えば，「HACCPは得意だが，FSM（食品安全マネジメントシステム）やGMP（適正製造規範）は経験が乏しい」ではコンサルタントやアドバイザーとして素養を欠くと言えますが，「微生物検査の経験はありません」では通用しない時代に来ていると思われます．

B to Bで事業展開をする場合の対応はB to Cとは異なります．特に納品先の企業規模が大きいと必然的に受入要求項目が多くなりがちです．納品先側ではHACCPに沿った衛生管理，FSM（食品安全マネジメントシステム）によって購買管理がなされていますので，納品元評価は当たり前です．企業規模が大きい納品先とのB to Bビジネスは経営安定に寄与しますので対応が多岐にわたりますが，コンサルタントとプロプライエタリな微生物検査キットとの出会いがそれを可能にしたと言え，事業拡大と製品への信頼確保を確固たるものにしたのがしげ食品株式会社ということができます．

## 9.2　自主検査導入後の変化

仮にバイイングパワーを持つ納品先から要求があってやむを得ず導入し，最終製品検査に終始することでスタートした自主検査であっても，検査経験を重ねてくると，運用や検査に対する期待が自律的に高まり，作業の妥当性や効果の検証へ展開されていくまで組織や人を変えていくことができるものです．自主検査の導入はそれほどに多くの派生効果を生むものです．

### 9.2.1　検査して初めてわかること―自主検査を導入した28社からの回答

筆者は日本細菌検査株式会社の協力を得て細菌検査導入（2014年当時）の経緯や目的等について調査を行っています．この調査は1）自主検査導入の経緯・目的など　2）検査の運用について　3）活用や今後の展望についてなどを自由形式で回答頂いたもので，その運用や課題について率直な意見を頂きました．協力頂いた28社は次の通りですが，一次産業から三次産業までの幅広い食品事業者が対象となっており，食品関連事業者の全体像が理解できるものと

なっています（**表9.5**）．なお，第3章で自施設内に検査設備を導入する自前

**表9.5**　自主検査の実情調査に応じて頂けた食品事業者28社（2014年現在で自主検査導入済み）

| 自主検査導入事業者 | 従業員数 | 業種 | 主要製品サービス |
|---|---|---|---|
| アイ・ケイ・ケイ株式会社 | 540 | 冠婚葬祭 | 披露宴などで飲食提供 |
| あづまフーズ株式会社 | 100 | 惣菜製造 | 寿司用食材，小鉢物 |
| 株式会社いいなダイニング | 650 | 弁当・惣菜製造 | 米飯，弁当，惣菜など |
| イズミフード株式会社 | 300 | 弁当・惣菜製造 | 和惣菜，お弁当 |
| 有限会社一蘭 | 3289 | 飲食店向食材製造 | ラーメン専門店一蘭 |
| 尾鷲物産株式会社 | 214 | 養殖・鮮魚加工 | 鮮魚取り扱い，干物など |
| 株式会社香り芽本舗 | 42 | 加工食品製造 | わかめふりかけ，わかめスープ |
| 株式会社かねふく | 200 | 水産物加工 | 辛子明太子，魚卵加工品 |
| 株式会社京都タンパク | 210 | 大豆加工 | 豆腐，油揚げ |
| 富栄海運有限会社　唐津営業所シーボーン昭徳 | 80 | 水産物加工 | 塩干品，塩サバ |
| 株式会社ジャパンシーフーズ | 180 | 水産物加工 | 鯵刺身，鯖刺身 |
| ジャパンミート株式会社 | 80 | 食肉処理 | 畜産物のアウトパック |
| 株式会社松栄堂 | 120 | 菓子製造業 | 菓匠松栄堂の和菓子 |
| 株式会社城ケ島水産 | 50 | 水産物加工 | カジキマグロ切り身 |
| 株式会社真誠 | 304 | 調味料製造 | 胡麻，胡麻だれ，ごま塩など |
| 株式会社瑞逢社 | 62 | 加工食品製造 | 餃子の皮，生うどんなど |
| ダイド青果株式会社（2017年廃業） | 48 | 農産物製造 | 緑豆もやし |
| 株式会社俵屋吉富 | 125 | 菓子製造業 | 雲龍に代表される京菓子 |
| 若尾製菓株式会社 / タンドール製菓株式会社 | 232 | 菓子製造業 | クッキー，サブレなど |
| ニッショク株式会社 | 50 | 健康食品製造 | 青汁，ハーブティなど |
| 株式会社廣八堂 | 85 | 農産物加工 | 本葛粉，冷凍わらび餅など |
| 株式会社フィルド食品 | 100 | 青果物加工 | 機内食向けカットフルーツなど |
| 株式会社ベジカフーズ　ベジカ倶楽部事業部 | 40 | 青果物加工 | カット野菜，ボイル野菜など |
| ベストアメニティ株式会社 | 250 | 農産物加工 | 雑穀米 |
| 丸二株式会社 | 112 | 調味料製造 | めんつゆ，ラーメンスープ |
| 有限会社みはし | 120 | 飲食店 | 甘味処みはしのあんみつ |
| 株式会社麦の穂 | 1481 | 洋菓子販売 | ビアドパパのシュークリーム |
| 株式会社山田製玉部 | 37 | 卵加工品製造 | 各種玉子焼き |

の検査と第三者検査機関での委託検査のいずれもが自主検査であるとしていますが，この項に限っては自前の検査を自主検査とします．

### 1)　事業規模

自主検査を導入した28社の事業規模を従業員数（アルバイトを含む）でみると1000人規模は2事業者ですが，2社とも全国レベルで店舗展開している事業者ですので，生産施設ベースでは200名程度です．一方，全体の約70%が中小企業であり，100名規模の事業者が半数を占め16社となっています（**表9.6**）．また，6事業所が50名以下です．この調査・聞き取りは日本細菌検査株式会社と取引関係にある事業者ですので若干のバイアスがあると考えますが，企業規模が大きいこと（=中小零細規模では導入できない）ではじめて自主検査体制が構築できるとした先入観を払拭させるものです．

**表9.6**　自主検査を導入した28社の事業規模

| 従業員数 | 事業者数 | 比率 |
|---|---|---|
| 50以下 | 6 | 21.4% |
| 50-100 | 6 | 21.4% |
| 100-250 | 10 | 35.7% |
| 250-500 | 2 | 7.1% |
| 500以上 | 2 | 7.1% |
| 1000以上 | 2 | 7.1% |

### 2)　動　　機

自主検査導入の動機は一様に消費者へ安全・安心な製品を届けるために必要なものと位置付けていますが，その起点は多様です．この調査では，施設新設や建替，品質管理部門の創設，店舗数・商品アイテムの増加などそれまでとは一線を画すような事業環境の変移が起点となっている点があげられます．HACCPによる衛生管理導入が起点となるは自明ですが，漠然しかし的確な経営者の不安が直接に自主検査体制導入に繋がることも稀ではありません．経営危機管理としてのトップダウンと考えると，自主検査体制の有無は会社継続の鍵と言えるかも知れません．28社の導入の起点は次の通りです．

・HACCP関連の認証取得
・HACCPによる衛生管理
・施設新設または建替
・第三者検査機関への委託検査経費の増加

・委託検査では即時性がない
・納品先からの強い要請
・品質管理部門創設
・他社での食中毒事故
・経営者の指示（経営者の自社製品への不安）
・輸入原材料への不安
・店舗数・商品アイテムの増加

### 3）導入時の不安や戸惑い

この調査でも導入を不安視する事業者が少なからず見受けられます．これらの不安や戸惑いはどの事業者であっても必ず直面する課題と推定できますが，「微生物の自主検査は知識などなくても簡単に始めることができます．『とりあえず，やってみよう』という気持ちが大切だと思います」（株式会社城ヶ島水産）に象徴されるように，適切なサポートがあれば不安は解消されることがわかります．

(1) 自主検査導入当初は，本当に整合性の取れた検査を自分たちが出来るのかという半信半疑の気持ちと戸惑いがありました（アイ・ケイ・ケイ株式会社）
(2) 微生物学的な知識を持ち合わせた従業員はおらず，まずは外部からの指導を受けることになりました（イズミフード株式会社）
(3) 検査機関に依頼をすれば結果に対しての信憑性もありますが，検査手順については前任者より引継ぎ検査業務をおこなっていたものの，実際に自社でおこなった検査結果について，精度は本当に大丈夫だろうかという不安を抱えながら取組んでいました（富栄海運有限会社唐津営業所シーボーン昭徳）
(4) 自主検査導入当初に私は品質管理に配属され，しかも一人．その品質管理も出来たてホヤホヤの状態であり，何をどうすればいいのかさっぱり解らない状態でした（ジャパンミート株式会社）
(5) 衛生管理はHACCPシステムで十分．なぜ社内で細菌検査までする必要があるのか？　導入予定のキットの信用性は公的機関に匹敵するのか？　納品先の要望で公的機関のデータしか信用しない（株式会社松栄堂）

### 4）検査担当者

検査担当者を指名することは運用上で重要課題です．高い専門性を持ったスタッフがいる場合は別ですが，自主検査の検査法は「だれでも，いつでも，どこでも」を基本コンセプトとしてプロプライエタリ法から選定すべきです．高い専門性は不要です．では誰を担当させるかは専門性とは別の視点で考える必要があります．この調査では検査担当者の属性までを調査していませんが，「現在，品質管理課計6名のうち，検査はパートを含め主として3名が担当しております（イズミフード株式会社）」や「検査は基本的にパート社員2名で毎日実施しております（ベストアメニティ株式会社）」のように所謂，パート社員が検査担当者として活躍している実態がうかがえます．

(1) 最初は2名体制で検査を開始しました．しかし2人とも専門の教育を受けていたわけではないので，全くのゼロからのスタートでした．いつ・どんなタイミングで検査をしたらいいのかも決まっていなかったため，本当に手探り状態で検査をしていました．そのような状況のなかで，お客様のほうから「品質の管理はちゃんとやっているのか」という要求が出てきて，それに対応して検査をしたり記録を取ったりといったことを積み重ねていくうちに，徐々にやり方が分かってきて現在に至っています（あずまフーズ株式会社）

(2) 検査品目も，現在は種類毎，ロット毎に検査を行い，恒常的な安全確保を目指しています．弊社の場合，検査業務は製造部署より3人の女性の方々に半月の交代制でお願いしています（株式会社山田製玉部）

(3) 弊社では現場で製造する担当者から検査員を指名し，経験を積むことによる「確かな目」と複数による審査・判定で精度の高い結果を創出する努力を重ねています．判定での原料廃棄や行程の差し戻しをする決断の根拠となる重要な業務であるからです．特定の個人の手に委ねることは，偏った判断や慣れを生みかねない環境を創ることを恐れています（ニッショク株式会社）

(4) 弊社の品質管理は社員3名で構成され，作業ごとに専任の担当者を決めることはせずに，社員はすべての業務ができるようにしています（株式会社ジャパン・シーフーズ）

### 5) 自主検査をしてわかった事

検査対象のほとんどは製品とその原料食材および製造設備（Food Contact Surface：食材に直接，触れる面）です．検査結果はそれらの汚染の程度を表すもの以外に情報はありませんが，自主検査というツールを自社内に持つこと自体に付加価値が生まれる現実があります．自主検査の自律的作用です．スタッフの意識改革やコミュニケーション不足の解消などに頭を悩ませることが多いですが，この28社での調査から自主検査がこれらを解決する期待が読み取れます．自主検査・検査結果の運用の実像，そこから得られるヒントなどを紹介します．

(1) 検査報告は，すべて経営層へ報告し，調理部長へスピードを持って報告しています．また検査結果が悪い支店に対しては，直接店舗の施設長へ指示と指導が入ります．検査キットを導入することにより，経営層が全体の管理をし，状況を把握することができるようになりました．また，すぐに改善がおこなわれ問題点も抽出できますので，やるべきことや優先順位がわかり，先の一手が打てる状態になります．また店舗での情報の共有が明確になりますので，他店舗でも新たな取り組みや改善案が可能になります（アイ・ケイ・ケイ株式会社）

(2) 検査結果が悪かった場合は，その事実を従業員に目で見せて伝えることができます．そうすることにより，従業員が自分達のどこが問題だったのかということを自ら分析でき，改善にもつながります（あずまフーズ株式会社）

(3) 自主検査を行うためには，検査機器や検査資材の購入の他，検査室の維持（人件費，水道光熱費など）の費用として相当額の経費が必要であるが，これらは食品事故を未然に防止する“予防コスト”であるとの観点から食品製造企業としての社会的責任（CSR）を果たすために必要であると考えている（尾鷲物産株式会社）

(4) 自主検査は「目に見えない細菌にどの様に対応していくのか」その部分の解決に役立っている．外部機関に検査依頼をすれば，日数，費用ともかかるが，自主検査をすることでそれが抑えられる点は大きい．取引先からの検査報告依頼にすぐに応えられるなど，自主検査を導入してから約20年，

年々重要性を増してきた．今ではなくてはならないものとなっている（株式会社香り芽本舗）

(5) 検査を重ねていくうちに畜種別の菌数やバラつきの動向が解り，異状があった場合速やかに発見できるようになりました．ある程度の判断が出来てくると，より衛生的な製品を作るためにはどうすれば良いのかを考えて検証するようになりました．工程上の気になる箇所をすべて拭き取り検査し改善・指導を行い，改善後の工程にて製品を検査し検証し，また改善するルーチンに至っております．自主検査を通して一番改善されたのは意識であり，より良い製品を製造するためにどうすれば良いのかを真剣に考えるようになりました．その結果，より良い製品を製造すべく自発的な取り組みを行う様になり，HACCP 講習会への参加や食品表示検定への取組等行っております（ジャパンミート株式会社）

(6) 自主検査を導入することになったきっかけは，会社内で自主検査を行い，その結果を元に衛生管理を実施することに非常に価値があるのではないかと，社長が考え，判断されたことです．その後，自主検査を導入したことで，お客様に衛生管理を実施している会社だと判断していただき，取引先の幅が広がる結果となりました（株式会社ジャパン・シーフーズ）

(7) 「手袋をするから大丈夫！」と勝手に思っている人もいるので，施設・設備に関しては清掃をした人の名前と検査結果の数値，手指に関しては名前と検査結果の数値を表にして張り出し，誰が見ても判るようにしています．数値という目に見えるもので表すことで従業員の意識にも変化があり，自分が担当している場所や手指の汚れを指摘されると「どうしたらきれいになるのか？」，「清掃の仕方が間違っていないか？」などの疑問を持ち始め，従業員同士で話し合ったり品質管理部に聞きに来る回数も増えてきました（株式会社城ヶ島水産）

(8) 最大のメリットは，やはりお客様からの信頼を得られることです．また，自主検査体制が構築されたことで現場の意識が変わってきたというのも非常に大きなメリットです．微生物は目に見えないので，口で言ってもなかなか納得してもらえなかったのですが，拭き取り検査をして実際に数値で示すことにより衛生レベルの向上につなげることができました（株式会社真誠）

(9) 製品検査をおこない問題があった時は，それぞれの原料→製造ライン→人と遡って検査をしていきました．その際に従業員の協力を得るために培地の結果を見せると，口で説明するよりずっと説得力があり，すんなり協力を得られて問題解決につながっていきました．また，従業員も結果が見えることで，自分たちがやっていることに確信が持て，衛生に関する意識が高くなっていくのを感じました（株式会社瑞逢社）

(10) 拭き取り検査については，自主検査導入時には，現場の従業員から仕事を見張られているようだと抵抗もあった．しかし，拭き取り検査を継続していくうちに，漠然と「ここが汚い」などというより，検査結果の数値や培養画像のコピーなどを現場の従業員に見せることにより，どれだけその時に汚染されていたのかなどをよりわかりやすく伝えることができ，現場の従業員の納得も頂き，それまでよりスムーズに現場環境の改善を行うことができた（株式会社俵屋吉富）

(11) 自主検査を導入した当初は，製造現場は監視されているような気持ちにもなったようですが，今では現場でも安全に対する意識が芽生え，生産社員自らの検査依頼が多く来るようになりました．また，導入当初は製品ごとの適切な基準を設定するのに苦労しましたが，お取引先様の見解や自社でのデータを蓄積することにより設定がスムーズに行えるようになりました．そういったことも自主検査を継続して実施することにより，それらのデータを蓄積して活用できるようになったおかげだと思っています．外部機関に依頼すると，単発のデータだけで，データの蓄積は出来ず，点を線につなげるということにはなりません（若尾製菓株式会社 / タンドール製菓株式会社）

(12) 当初はこんな簡単な方法で正確にできるのだろうかという心配もありましたが，継続することでその運用効果も得られ，5Sが進められることは間違いないと確信しております．衛生検査室等の専用場所がなくてもデスク1～2個分のスペースさえあれば，充分に検査が可能であることと，経験と専門知識が無くても検査はできます．あとは，運用をどうするか，検査結果をどう生かすかが課題となるでしょう．食品事業所にとって，微生物対策は永遠のテーマですが，簡単に自前でできる自主検査の活用方法はいろんな事が考えられます．最終製品の制御に利用することは勿論ですが，

工程を管理する上での指標とすることも可能であり，制御ポイントを絞り込むことも可能になると思われます（株式会社廣八堂）

(13) 細菌は見た目ではわかりませんので，口頭で指導しても説得力が低いのですが，やはり数値になると状況の理解もしやすく，日常的にふき取り検査を行うようになって以降は，以前よりも機械・器具の殺菌に関心を深めているように見受けられます．自主検査を実施し始めた当初から比較しますと，成績も向上してきました．衛生管理として行われる殺菌工程や清掃などの作業は，直接的な生産性を生む作業ではないため，いつの間にか省略されてしまうケースがありますが，それは即ち品質の劣化につながり，結果としてお客様からの期待を裏切ってしまうことになります．それを未然に防ぐためにも自主監査や自主細菌検査を行いますと，顕著に成績に表れてきますので，再指導を行うことができ，お客様からの期待に応えていくことができます（株式会社フィルド食品）

(14) 弊社では「食の安全」という言葉が，掛け声だけでなく具体的な数字として目に見える管理が行われていることで，衛生管理の取組みとその考え方が，社員一人ひとりにまで広く浸透しています．そのため，従業員の衛生意識を高く維持することができ, また「安全なものを提供しているのだ」という自信につながっています（株式会社ベジカフーズ　ベジカ倶楽部事業部）

(15) 例えば，器具・用具類やラインの拭取検査を行うことで，清掃・洗浄方法の効果の確認を行っております．また，手洗いの効果確認も良い例です．洗剤を用いての手洗いやアルコール殺菌の効果を拭取検査で確認することで，手洗いの重要性も明確になり，意識付けにも繋がります．勉強会などの場を活用し，拭取検査を行った場所の写真と検査結果をプロジェクタースクリーンに映し，ポイントを明確に示すことで，検査結果を他の現場に水平展開しています（ベストアメニティ株式会社）

(16) 微生物検査結果より，これまでの洗浄方法を更新することで，昔ながらの体質の改善に繋がり，これからの情勢変化への対応や会社の発展や信用，仕事に関わります．微生物検査としての操作方法は全く難しい事はありません．弊社でもこれまで操作や知識がない者でも行えています．専用の場所や器具, 時間があり, 衛生的に取り扱う事ができれば誰でも可能です（丸

ニ株式会社）

(17) 衛生管理にゴールはないとよく言われますが，何の根拠もなく，ただ単に管理体制を厳しくすることだけが良いのではなく，自主検査を通じてきちんとした検証をもとに改善を進めることが大切であり，スタッフに受け入れられたのだと思います（有限会社みはし）

(18) 自主検査導入の目的としては，それまで問題であった検査費用の低減と検査結果の即時性の向上が主な目的でした．そのうえでさらに検討のポイントとなったのが「検査機器のコスト並びに設置の容易さ」「日々の検査業務の簡便さ」の2点でした．外部委託から自主検査に移行するにあたり，委託費用が低減しても機器投資が過大であったり日々の運用に手間・時間がかかったりするようでは問題解決に至りません．検討過程では，検査室設備の投資費用（償却費用）と日々の運用コストが，既にかかっている外部委託費用の範囲内で収まるかどうかを何度もチェックしました（株式会社いいなダイニング）

(19) 衛生管理に関しては，しつこいくらいに言い続ける事が非常に大切であり，言い続ける事によって相手はその重要性を理解し意識・認識するものだと考えています．皆の協力があってこそ物事は成り立つものであることから，同じ目標に向かって進む意志の統一を図ることが重要です．衛生管理に関する（微生物検査を含めた）取組みが，その会社自体の指標となり，取引先からの大きな信用・信頼へと繋がり，ひいては会社の動向（顧客の満足度をアップさせ，会社の発展）を左右するものと言っても過言ではないと思います（富栄海運有限会社唐津営業所シーボーン昭徳）

## あとがきに代えて

# HACCP時代に即応した自主検査，簡易・迅速検査法の導入を

ガラパゴス化したと揶揄される公定法は，しかしながら，絶対的信頼感を損なうことは未だにありません．その結果，簡易・迅速法と呼ばれる検査法は二次的，補完的な扱いを受けてきましたが，1996年に学校給食に起因する腸管出血性大腸菌O 157による堺市学童の集団食中毒発生を契機に，食の安全性を確保する一貫としての自主検査は，中小規模レベルの事業者にまで注目されるようになります．

市場をみますと，当時は，理化学機器を専門に扱う会社が研究機関・施設を顧客として検査関連器具や装置を販売しており，中小の食品等事業者を市場とは考えていなかったふしがあります．そのような市場背景の中，1993年に食品等事業者向けに微生物検査関連資材の販売を開始した島久細菌検査機器株式会社（現在の日本細菌検査株式会社）などが，中小事業者へ専門性を不要とする自主検査を提案し，簡易・迅速検査の普及が一気に加速されました．そして，

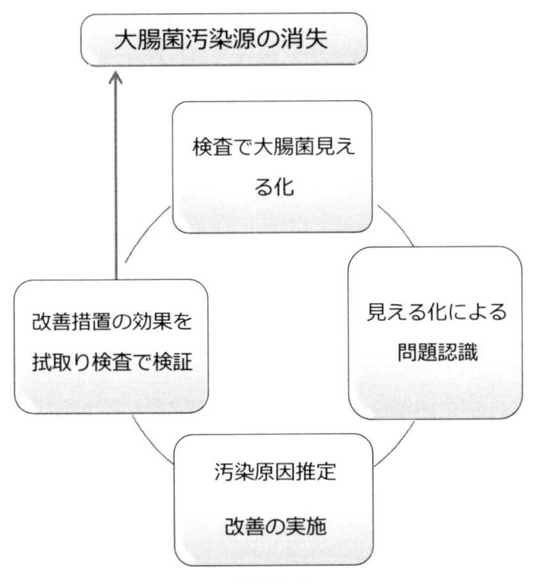


**図9.3**　自主検査のPDCA

令和3年，改正食品衛生法でHACCPに沿った衛生管理が実質的に義務付けられましたが，HACCPの思想は「自主・自主的」です．衛生管理をする上で検査が必要となった場合，もはや公定法の流用に固執する必要はありません．

検査は文字通り自主であり，自らが検査の目的を明確にし，それに適用する方法を採用すれば良い時代を迎えています．簡便で迅速な優れた方法が次々と市場に登場する今日は，検査法選択の時代といえます．

仮にバイイングパワーを持つ納品先から要求があってやむを得ず導入し，最終製品検査に終始することでスタートした自主検査であっても，検査経験を重ねていくうちに，運用や検査に対する期待が自律的に高まり，作業の妥当性や効果の検証へと展開されていくほど組織を人を変えていくことができるものです．自主検査の導入はそれほどに多くの派生効果を生むものです．

私たちは改めて自主検査の結果を現場で活かさなければほとんど意味がない，と知るべきです．検査は見える化であり，見えてきた情報を現場に落としこむ品質活動の起点，PDCAの起点です．食品等事業者の施設から食中毒が排除され，良質な製品が継続的に生産され，各社に繁栄をもたらす鍵が微生物自主検査の実施とその結果であると信じて疑いません（**図9.3**）．「なにもしない」は「なにもわからない」と同じです．検査には経費がかかりますが，検査を通じて「なにがわかったか」を体験すると検査という科学的作業がより身近なものになると確信しています．

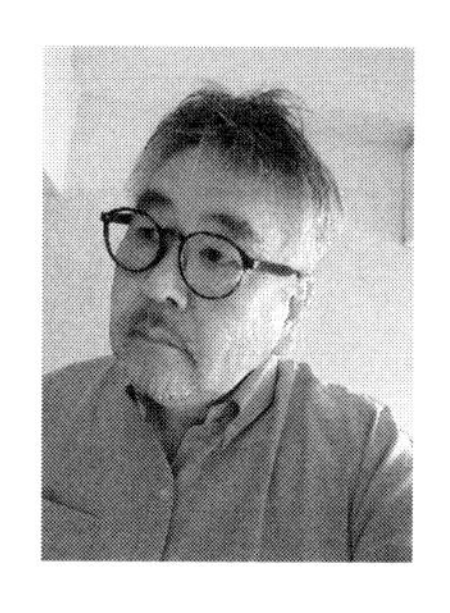

編著者　プロファイル
戸ヶ崎恵一（とがさき　けいいち）

1952年　東京生まれ
近畿大学農学部水産学科海洋増殖学卒業後，同，水産研究所においてマダイ稚仔のビブリオ感染症に関する研究などで研修生として入所．次いで島久薬品株式会社（現：日本細菌検査株式会社）に入社，食品衛生管理者を兼務しながら商品開発に従事し，同社食品科学研究所長を経て，代表取締役に就任，2016年に取締役を退任，現在に到る．

**研究**
生物ラジカル研究所（山形県）とポリフェノール類のSOD様活性についての共同研究
ポリフェノールオキシダーゼ阻害物質，天然抗菌剤などの研究に長年従事
直近では，マルチ蛍光スペクトル分析FISHFCによる食品衛生細菌迅速一括検査システムの商品モデルの実用開発で，北海道工業技術センター・北海道大学らとの共同研究

**公的活動など**
食品保全研究会認定　厚生省・衛食第31号規定の総合衛生管理過程の承認制度に係る実務者
内閣府食品安全委員会モニター
特定非営利活動法人　HACCP実践研究会　（主幹研究員　幹事）
特定非営利活動法人　近畿HACCP実践研究会　（最高技術アドバイザー　理事）
一般社団法人　HACCPと経営（技術顧問　理事）

**著書など**
『活性酸素　その分子生物学的背景』＜共著＞　井上正康編　共立出版
『エビ・カニ類の多様性と重要性』＜共著＞　（日本水産学会シリーズ）　恒星社厚生閣
『細菌・ウイルス・真菌便覧』（リステリア・モノサイトゲネスの項）＜共著＞　技術情報協会
『厚生労働省認定HACCPの考えを取り入れた衛生管理計画の手引書（小規模な玉子焼き製造事業）』＜著・作成指導＞　HACCPに沿った衛生管理で玉子焼きを生産する小規模事業者の協議会
その他，月刊HACCPに定期的に小論を発表．直近では2021年10月号『食品事業者が知っておくべき食品微生物の必須事項　～その検査は正しいですか？　大腸菌群検査の是非と一般生菌検査の必要性を再考する』，2022年5月号『経営者・上司が陥りがちな食品微生物検査の間違いと誤解』，2022年10月号『“見える化”をステップアップHACCP時代は“魅せる”時代』を執筆

**HACCPを支える**
**食品微生物の自主検査 ―「見える化」から「見せる化」へ**

2023年3月20日　初版第1刷発行

著　者　戸ヶ崎惠一
発行者　田中直樹
発行所　株式会社　幸書房
〒101-0051　東京都千代田区神田神保町2-7
TEL03-3512-0165　FAX03-3512-0166
URL　http://www.saiwaishobo.co.jp

装　幀：㈱クリエイティブ・コンセプト（松田晴夫）
カバーイラスト：安部　豊
組　版：デジプロ
印　刷：シナノ

Printed in Japan. 

ISBN978-4-7821-0472-9　C3058